机械通气简明教程

朱 蕾 编著

上海科学技术出版社

图书在版编目（CIP）数据

机械通气简明教程 / 朱蕾编著． -- 上海：上海科学技术出版社, 2025. 3． -- ISBN 978-7-5478-7070-9
Ⅰ. R459.6
中国国家版本馆CIP数据核字第2025W8D774号

机械通气简明教程
朱　蕾　编著

上海世纪出版（集团）有限公司
上海科学技术出版社 出版、发行
（上海市闵行区号景路159弄A座9F-10F）
邮政编码 201101　　www.sstp.cn
山东韵杰文化科技有限公司印刷
开本 889×1194　1/32　印张 12
字数 350千字
2025年3月第1版　2025年3月第1次印刷
ISBN 978-7-5478-7070-9/R·3219
定价：88.00元

本书如有缺页、错装或坏损等严重质量问题，请向印刷厂联系调换

内容提要

本书编者朱蕾教授是我国著名的呼吸病学专家，其基于多年的危重症救治经验、研究成果和对机械通气的深入理解，化繁为简，以清晰的逻辑、简明的语言，提炼出机械通气的精华。全书共3篇25章。第一篇为呼吸机的基础知识，重点介绍了呼吸机的基本结构、模式、参数、监测和报警，以及呼吸机性能下降的评估与处理对策。第二篇为机械通气技术，主要介绍了常用机械通气模式及其临床应用、人机同步的问题和处理对策、机械通气的生理学基础和策略、无创和有创机械通气、呼吸系统的引流和撤机，以及非常规呼吸支持技术和机械通气患者的监测。第三篇为机械通气临床应用，主要介绍了机械通气在不同疾病或不同情况中的应用。

本书文字精练，配有100余幅插图，并附有实际临床病例分析，科学性高，可读性及实用性强，是呼吸科、重症医学科和急救医学科临床医生必备工具书，更适合初中级专业人员的日常学习。

前言

《机械通气》出版于2001年,已成为全国呼吸机临床应用领域的主要工具书,广受欢迎,至今已更新至第5版,该书系统、全面、深入,适合读者深入学习机械通气。为了方便初学者快速学习、掌握机械通气的临床应用,编者以《机械通气》(第5版)为蓝本,编写了这本《机械通气简明教程》,化繁为简,着重针对呼吸机及其具体应用进行阐述,实操性强,附有临床病例分析,指导作用突出,便于广大专业医务人员能较快熟悉、掌握和应用呼吸机;应用至一定水平或需要解决更复杂问题时再学习和查阅《机械通气》(第5版),以及系列专著中的《临床呼吸生理学》(第2版)、《体液代谢的平衡与紊乱》和《围术期重症监测与治疗》等。

本书共3篇25章,主要内容包括氧气疗法,呼吸机结构、性能、功能、工作原理、监测和报警,通气模式的基本特点、应用方法、监测要点、应用效果评价、人机同步、应用问题及处理对策,呼吸生理与机械通气策略,不同疾病、不同病理或工作状态下的呼吸机应用,以及其他呼吸支持技术的合理应用等。本书是编者理论知识、临床实践经验和科研成果的总结,且为编者独立完成,保持了较好的系统性、准确性和完整性。

由于编者水平所限,书中难免存在不足之处,望同道指正。

复旦大学附属华东医院　朱　蕾
2025年1月于上海

缩写词英汉对照

A	albumin	白蛋白
A/C	assist-control ventilation	辅助/控制通气
A/C+autoflow	flow adapted volume assist-control ventilation	流量适应容积辅助/控制通气
ACM	alveolar capillary membrane	肺泡毛细血管膜
ACPE	acute cardiogenic pulmonary edema	急性心源性肺水肿
AF	atrial fibrillation	心房纤颤
APRV	airway pressure release ventilation	气道压力释放通气
ARDS	acute respiratory distress syndrome	急性呼吸窘迫综合征
ASV	adaptive support ventilation	适应性支持通气
ATC	automatic tube compensation	自动导管补偿
auto-CPAP	auto-continuous positive airway pressure	自动持续气道正压
AV	assisted ventilation	辅助通气
BiPAP	bilevel positive airway pressure	双水平气道正压
BIPAP	biphasic positive airway pressure	双相气道正压
CaO_2	arterial oxygen content	动脉血氧含量
CHF	chronic heat failure	慢性心力衰竭
C_L	lung compliance	肺顺应性
CLT	cuff leak trial	气囊漏气试验
CMV	continuous mandatory ventilation	持续指令通气

续　表

CO	cardiac output	心排血量
COPD	chronic obstructive pulmonary disease	慢性阻塞性肺疾病
CPAP	continuous positive airway pressure	持续气道正压
CPE	cardiogenic pulmonary edema	心源性肺水肿
CPPV	continuous positive pressure ventilation	持续正压通气
Crs	respiratory system compliance	呼吸系统顺应性,胸肺顺应性
CSAS	central sleep apnea syndrome	中枢性睡眠呼吸暂停综合征
CV	controlled ventilation	控制通气
CVP	central veinous pressure	中心静脉压
DaO_2	arterial blood oxygen delivery	动脉血氧运输量
DP	drive pressure	驱动压
DPH	dynamic pulmonary hyperinflation	动态肺过度充气
$ECCO_2R$	extracorporeal CO_2 removal	体外二氧化碳清除
ECMO	extracorporeal membrane oxygenation	体外膜氧合
Edi	electrical activity of the diaphragm	膈肌电活动
EELV	end-expiratory lung volume	呼气末肺容积
EIT	electrical impedance tomography	电阻抗断层扫描
EPAP	expiratory positive airway pressure	呼气相压力
Ers	respiratory elastance	呼吸系统弹性阻力,胸肺弹性阻力
FEV_1	forced expiratory volume in one second	第1秒用力呼气容积
F	flow	流量
FiO_2	fraction of inspired oxygen	吸入气氧浓度
FRC	functional residual capacity	功能残气量
f/VT	respiratory index	呼吸指数
Hb	hemoglobin	血红蛋白
HFV	high frequency ventilation	高频通气

续　表

I∶E	inspiratory to expiratory ratio	吸呼气时间比
IMV	intermittent mandatory ventilation	间歇指令通气
IPAP	inspiratory positive airway pressure	吸气相压力
IPPV	intermittent positive pressure ventilation	间歇正压通气
IPV	invasive positive ventilation	有创正压通气,有创通气
IRV	inverse ratio ventilation	反比通气
LV	liquid ventilation	液体通气
MC	mucociliary clearance	黏膜纤毛清除率
MEP	maximal expiratory pressure	最大呼气压
MIP	maximal inspiratory pressure	最大吸气压
MMV	mandatory minute ventilation	指令分钟通气
MV	mechanical ventilation	机械通气
MVV	maximal voluntary ventilation	最大自主通气量,最大通气量
NAVA	neurally adjusted ventilatory assist	神经调节辅助通气
NO	nitric oxide	一氧化氮
NPPV	non invasive positive ventilation	无创正压通气
NPV	negative pressure ventilation	负压通气
NRDS	neonatal respiratory distress syndrome	新生儿呼吸窘迫综合征
OI	oxygenation index	氧合指数
OR	oxygen radicals	氧自由基
OSAHS	obstructive sleep apnea hypoventilation syndrome	阻塞性睡眠呼吸暂停低通气综合征
$P_{0.1}$	0.1 s oral closing pressure	0.1秒口腔闭合压
$PaCO_2$	partial pressure of carbon dioxide in arterial blood	动脉血二氧化碳分压
P_ACO_2	pulmonary alveolar partial pressure of carbon dioxide	肺泡气二氧化碳分压
P-A/C	pressure assist-control ventilation	压力辅助/控制通气
Pal	pulmonary alveolar pressure	肺泡压,肺泡内压

续 表

PaO$_2$	partial pressure of oxygen in arterial blood	动脉血氧分压
P$_A$O$_2$	pulmonary alveolar partial pressure of oxygen	肺泡气氧分压
PA	pressure augment	压力放大
PAV	pressure assisted ventilation	压力辅助通气
PAV	proportional assist ventilation	成比例辅助通气,成比例通气
Paw	airway pressure	气道压,气道内压
PCEF	peak cough expiratory flow	最大咳嗽流量
PCV	pressure controlled ventilation	压力控制通气
PEEPel	actual positive end-expiratory alveolar pressure	实际呼气末肺泡正压
PEEPi	intrinsic positive end-expiratory pressure	内源性呼气末正压
PEEP	positive end expiratory pressure	呼气末正压
PEF	peak expiratory flow	呼气峰流量
PE	pulmonary embolism	肺栓塞
Pes	esophageal pressure	食管内压
PFC	fluorocarbon	氟碳化合物
PHC	permissive hypercapnia	允许性高碳酸血症
PH	pulmonary hyperinflation	肺过度充气
PH	pulmonary hypertension	肺动脉高压
PiCCO	pulse indicator continuous cardiac output	脉搏指示连续心排血量监测
PIF	peak inspiratory flow	吸气峰流量
P-IMV	pressure controlled intermittent mandatory ventilation	压力控制间歇指令通气,定压型间歇指令通气
Pin	pulmonary interstitial pressure	肺间质压
PLV	partial liquid ventilation	部分液体通气
PLV	pressure limited ventilation	压力限制通气
Pmean	mean airway pressure	平均气道压

续 表

Ppeak	peak airway pressure	气道峰压,峰压
Pplatmax	maximum plateau pressure	最大平台压
Pplatmin	minimal plateau pressure	最小平台压
Pplat	plateau pressure	平台压
Ppl	intrapleural pressure	胸膜腔内压
P	pressure	压力
PRVCV	pressure-regulated volume control ventilation	压力调节容积控制通气
P-SIMV	pressure controlled synchronized intermittent mandatory ventilation	压力控制同步间歇指令通气,定压型同步间歇指令通气
Psmax	maximum safety pressure	最大安全压
PS	pulmonary surfactant	肺表面活性物质
PS	support pressure	支持压力
PSV	pressure support ventilation	压力支持通气
PTV	pressure targeted ventilation	定压通气
PV	prone ventilation	俯卧位通气
PVR	pulmonary vascular resistance	肺循环阻力
$\dot{Q}s/\dot{Q}t$	venous-arterial shunt rate	静动脉血分流率
Raw	airway resistance	气道阻力
RC	time constant	时间常数
RQ	respiratory quotient	呼吸商
RR	respiratory rate, breathing frequency	呼吸频率
Rrs	respiratory viscous resistance	呼吸系统黏性阻力,呼吸阻力
RV	residual volume	残气容积,残气量
SaO_2	saturation of oxygen in arterial blood	动脉血氧饱和度
SAHS	sleep apnea hypopnea syndrome	睡眠呼吸暂停低通气综合征
SBD	sleep related breathing disorder	睡眠呼吸障碍
SBT	spontaneous breathing trial	自主呼吸试验

续　表

SCMV	synchronized continuous mandatory ventilation	同步持续指令通气
SCSS	semiquantitative cough strength score	半定量咳嗽强度评分
SIMV+autoflow	flow adapted synchronized intermittent mandatory ventilation	流量适应同步间歇指令通气，流量适应间歇指令通气
SIMV	synchronized intermittent mandatory ventilation	同步间歇指令通气
SPH	static pulmonary hyperinflation	静态肺过度充气
SpO_2	percutaneous arterial oxygen saturation	经皮动脉血氧饱和度
S	trigger sensitivity	触发灵敏度
ST	surface tension	表面张力
Te	expiratory time, expiratory phase time	呼气时间，呼气相时间
TGI	intratracheal gas insufflation	气管内吹气
Ti	inspiratory time, inspiratory phase time	吸气时间，吸气相时间
TLC	total lung capacity	肺总量
Ttot	respiratory cycle, total cycle time	呼吸周期
UIP	upper inflexion point	高位拐点
$\dot{V}_A$	alveolar ventilation	肺泡通气量
V-A/C	volume assist-control ventilation	容积辅助/控制通气
VALI	ventilator associated lung injury	呼吸机相关性肺损伤，机械通气相关性肺损伤
VAP	ventilator associated pneumonia	呼吸机相关性肺炎，机械通气相关性肺炎
VAV	volume assisted ventilation	容积辅助通气
VCi	inspiratory vital capacity	吸气肺活量
$\dot{V}CO_2$	carbon dioxide output	二氧化碳产生量
VC	vital capacity	肺活量
VCV	volume controlled ventilation	容积控制通气
VD	physiologic dead space	生理无效腔

续　表

Vei	end inspiratory volume	吸气末肺容积
VE	minute ventilation	每分钟通气量
VI	inspiratory ventilation per minute	每分钟吸气通气量
V-IMV	volume controlled intermittent mandatory ventilation	容积控制间歇指令通气,定容型间歇指令通气
$\dot{V}O_2$	oxygen consumption	氧耗量
$\dot{V}/\dot{Q}$	ventilation perfusion ratio	通气血流比例
VSV	volume support ventilation	容积支持通气
VTi	inspiratory tidal volume	吸气潮气量
VT	tidal volume	潮气量,潮气容积
V	volume	容积
WOB	work of breathing	呼吸功

目录

第一篇 呼吸机的基础知识

第一章 氧气疗法 / 3
第一节 氧气疗法的临床应用 / 3
第二节 经鼻高流量氧疗 / 10
第三节 高氧血症与氧中毒 / 15

第二章 呼吸机的基本结构与管理 / 18
第一节 呼吸机的动力 / 18
第二节 呼吸机的连接部分 / 20
第三节 呼吸机的主机 / 24
第四节 漏气的判断与定位 / 26
第五节 呼吸机的启动、关闭与保养 / 29

第三章 呼吸机的通气过程 / 31

第四章 机械通气的基本概念 / 34
第一节 机械通气的压力 / 35
第二节 机械通气的流量与潮气量 / 41
第三节 机械通气的时间参数 / 44
第四节 呼吸机的监测和报警 / 47
第五节 机械通气的密闭性和单一性 / 51

第五章 呼吸机性能下降的评估与处理对策 / 54
  第一节 基本通气波形图的分析和评估 / 55
  第二节 通气阀异常的基本波形图变化 / 56

第二篇 机械通气技术

第六章 机械通气模式与临床应用 / 69
  第一节 通气模式简介 / 69
  第二节 容积辅助/控制通气及临床应用 / 86
  第三节 容积辅助/控制通气的智能化 / 106
  第四节 压力辅助/控制通气及临床应用 / 108
  第五节 压力辅助/控制通气的智能化 / 118
  第六节 压力支持通气及临床应用 / 120
  第七节 容积支持通气 / 131
  第八节 自主呼吸与持续气道正压通气 / 134
  第九节 同步间歇指令通气 / 138
  第十节 容积控制同步间歇指令通气加压力支持通气 / 142
  第十一节 压力控制同步间歇指令通气加压力支持通气 / 148
  第十二节 反比通气 / 151

第七章 机械通气时的人机同步 / 156
  第一节 呼吸气流与呼吸动作的同步 / 156
  第二节 吸气触发同步的影响因素与处理对策 / 160
  第三节 吸呼气过程同步的影响因素及处理对策 / 169
  第四节 特殊形式的人机不同步——双吸气与双触发 / 172
  第五节 影响人机同步的患者因素 / 176

第八章 机械通气的呼吸生理学基础与策略 / 180
  第一节 机械通气与组织供氧 / 180
  第二节 压力-容积曲线与机械通气策略 / 183
  第三节 允许性高碳酸血症 / 188

第九章　机械通气的适应证和禁忌证 / 197
第一节　机械通气的适应证 / 197
第二节　机械通气的禁忌证 / 198

第十章　机械通气的应用技术 / 201
第一节　呼吸机的选择 / 201
第二节　通气模式的选择原则 / 205
第三节　通气参数的调节原则 / 207
第四节　初始机械通气 / 213
第五节　镇静剂和肌松剂的合理应用 / 214

第十一章　人工气道机械通气 / 220
第一节　人工气道的类型 / 220
第二节　人工气道的管理 / 228
第三节　人工气道机械通气的临床应用 / 232
第四节　停机时导管气囊的管理 / 234

第十二章　经面(鼻)罩无创正压通气 / 238
第一节　双水平气道正压呼吸机 / 238
第二节　双水平气道正压呼吸机的使用方法 / 242
第三节　单水平、双水平与三水平气道正压 / 243
第四节　无创正压通气的程序与注意事项 / 244
第五节　影响无创正压通气疗效的因素 / 248
第六节　无创正压通气的优点、问题和处理对策 / 253
第七节　无创正压通气改善气道引流的理论与实践 / 256
第八节　无创正压通气应用的进一步拓展 / 258

第十三章　有创无创序贯机械通气 / 260

第十四章　气道分泌物和呼吸道引流能力的评估 / 264
第一节　气道的分泌功能和分泌物的评估 / 264

第二节　痰液清除能力的评估 / 265
第三节　机械通气的引流作用与引流方法 / 267

第十五章　其他呼吸支持技术 / 271
第一节　非常规呼吸支持技术 / 271
第二节　不同呼吸支持技术的联合应用 / 277

第十六章　机械通气患者监测的综合评估 / 279

第十七章　机械通气的撤离技术 / 281
第一节　撤机标准和撤机原则 / 281
第二节　自主呼吸试验 / 283
第三节　间断停机法 / 289
第四节　呼吸中枢功能低下或紊乱患者的撤机 / 290
第五节　拔管及拔管后的管理 / 294

第三篇　机械通气在不同疾病或不同情况中的应用

第十八章　颅脑及神经-肌肉疾病患者的机械通气治疗 / 301
第一节　中枢神经疾病 / 301
第二节　周围神经疾病或肌肉疾病 / 305

第十九章　慢性阻塞性肺疾病患者的机械通气治疗 / 308

第二十章　支气管哮喘患者的机械通气治疗 / 318

第二十一章　急性呼吸窘迫综合征患者的机械通气治疗 / 325

第二十二章　重症肺炎患者的机械通气治疗 / 339

第二十三章 左心功能不全患者的机械通气治疗 / 342
第一节 急性心源性肺水肿 / 342
第二节 机械通气相关性肺水肿 / 347
第三节 慢性左心衰竭 / 348

第二十四章 特殊疾病状态的机械通气 / 351
第一节 单肺 / 351
第二节 肺大疱 / 352
第三节 低血压 / 354

第二十五章 救治力量受限条件下的呼吸支持技术选择 / 356

参考文献 / 363

第一篇

呼吸机的基础知识

第一章

氧气疗法

人体生命活动必须有氧参与,但体内储存的氧非常少,健康成人仅为1 500 mL。静息状态下每分钟氧耗量(oxygen consumption,$\dot{V}O_2$)约为250 mL,运动时可增加10倍以上,因此储存氧维持生命的时间非常短暂,为此人体需通过肺通气和换气将氧气摄入体内,通过血液循环将氧气输送到全身,通过代谢活动消耗氧,产生能量,以维持正常生命活动。任何一个环节发生障碍均可导致缺氧,不同环节缺氧的治疗要求不同。

第一节 氧气疗法的临床应用

氧气疗法(oxygen therapy)简称氧疗,主要用于低氧血症所致的缺氧,对某些特殊类型的缺氧患者也有一定作用或较大作用。

一、氧疗的基本知识

1. 概念 氧疗有两种含义:① 各种可能增加吸入气氧浓度(fraction of inspired oxygen,FiO_2)的措施,包括机械通气供氧和高压氧等;② 通过简单的连接管道,在常压下向气道内增加氧浓度的方法,本书指后者。

2. 指征 氧疗是治疗低氧血症的重要手段,正确合理氧疗可使因低氧血症引起的代谢障碍和生理功能紊乱得到改善或缓解,防止并发症,改善生命质量。具体适应证为:① 动脉血氧分压(partial pressure of oxygen in arterial blood,PaO_2)<60 mmHg 的急性低氧血症;

② PaO_2<55 mmHg 的慢性低氧血症,或 PaO_2 在 55~60 mmHg 伴有慢性肺动脉高压(pulmonary hypertension,PH)所致的右心衰竭或继发性红细胞增多症;③ 睡眠低氧血症。

某些患者静息状态下 PaO_2 在合适范围,运动后出现明显低氧血症,该部分患者是否氧疗有较大争议,建议有条件者在运动时吸氧。

3. 目标 改善低氧血症导致的代谢障碍和病理生理紊乱,一般要求氧疗后使 $PaO_2 \geqslant 60$ mmHg 或动脉血氧饱和度(saturation of oxygen in arterial blood,SaO_2)$\geqslant 90\%$;若合并慢性高碳酸血症可允许氧合目标适当降低,具体要求是 $PaO_2 \geqslant 55$ mmHg 或 $SaO_2 \geqslant 85\%$。绝大多数情况下,60 mmHg$\leqslant PaO_2 \leqslant 80$ mmHg 或 $90\% \leqslant SaO_2 \leqslant 97\%$ 是合适的,继续提高 FiO_2 使 PaO_2 或 SaO_2 更高并不能增加疗效,反而增加负效应。

4. 时间 总体原则:在 $SaO_2 \geqslant 90\%$ 的基础上,采取持续低流量(低浓度)氧疗。因为高浓度氧疗可诱发或加重高碳酸血症,或导致肺泡萎陷、引流不畅等;间歇性氧疗时,在氧疗间歇期,动脉血二氧化碳分压(partial pressure of carbon dioxide in arterial blood,$PaCO_2$)较少下降至氧疗前的水平,PaO_2 反而常比吸氧前更低。

对于慢性低氧血症的康复或家庭氧疗,要求每日氧疗时间$\geqslant 15$ h,夜间睡眠时应持续氧疗。长程氧疗是延长慢性低氧血症患者生存时间和改善生命质量的有效手段。总体上可持续数月、数年或终身。短程氧疗可改善生命质量,但不能延长寿命。

5. 浓度 大体分三类:① 低氧浓度,$FiO_2 \leqslant 40\%$;② 中等氧浓度,$40\% < FiO_2 \leqslant 60\%$;③ 高氧浓度,$FiO_2 > 60\%$。一般认为中、低浓度氧疗不会发生氧中毒;高浓度氧疗容易发生氧中毒,且随着氧浓度升高,氧中毒的机会增加。

二、氧疗的主要问题与处理对策

(一) 氧疗升高慢性高碳酸血症患者 $PaCO_2$

主要有两种学说,详见下述。

1. 抑制呼吸中枢的兴奋性 一般认为,在慢性高碳酸血症患者,呼吸中枢对 $PaCO_2$ 变化的敏感性低,主要靠低氧血症对外周化学感受器的兴奋作用维持,给予较高 FiO_2 后,PaO_2 上升,低氧血症对外周感受器的兴奋作用减弱,患者自主呼吸受抑制,使每分钟通气量(minute ventilation,VE)和肺泡通气量(alveolar ventilation,$\dot{V}_A$)减小,导致 $PaCO_2$ 升高,此为习惯说法。

呼吸调节的基本特点为延髓呼吸中枢表现为自律性活动,脑桥呼吸调整中枢发挥核心调节作用,化学性或机械性刺激引起的反射调节也有重要作用。对健康人而言,通气效应结果(PaO_2、$PaCO_2$、pH)的化学调节使呼吸中枢更稳定,更适合静息和运动变化。对呼吸疾病患者而言,化学感受器的呼吸中枢调节作用明显减弱,机械感受器或非呼吸性气体的化学感受器的神经反射性调节发挥更重要作用,如支气管哮喘(哮喘)或慢性阻塞性肺疾病(chronic obstructive pulmonary disease,COPD)急性发作(阻塞性肺疾病)、急性呼吸窘迫综合征(acute respiratory distress syndrome,ARDS)或心源性肺水肿(cardiogenic pulmonary edema,CPE)(限制性肺疾病)等患者都有低氧血症,伴呼吸性碱中毒,即使氧疗使 SaO_2 达 100%,患者过度通气导致的呼吸性碱中毒仍然存在,其中前两者主要为气道阻力增大,呼吸肌本体感受器兴奋,本体反射发挥更重要作用;后者肺容积减小,牵张感受器兴奋,肺牵张反射发挥更重要作用。

临床上因呼吸中枢兴奋性下降导致 $PaCO_2$ 升高较少见,其基本特点是 VE 下降,多表现为潮气量(tidal volume,VT)下降和呼吸频率(respiratory rate,RR)减慢同时存在;若进一步测定 0.1s 口腔闭合压(0.1s oral closing pressure,$P_{0.1}$),则表现为氧疗后 $P_{0.1}$ 下降。尽管还有多种评估方法,但较复杂,重复性差,不推荐应用。主要见于中枢性低通气、COPD 重度呼吸衰竭或 COPD、慢性心力衰竭等伴呼吸中枢兴奋性下降患者。

2. 通气血流比例失调加重　低通气血流比例(ventilation perfusion ratio,$\dot{V}/\dot{Q}$)肺区,氧疗后肺泡气氧分压(pulmonary alveolar partial pressure of oxygen,P_AO_2)升高,缺氧性肺血管收缩缓解,肺血流量增加,气体交换量增加,主要是 O_2 弥散量增加;由于肺泡氮浓度下降,肺泡萎陷,$\dot{V}_A$ 下降;高 $\dot{V}/\dot{Q}$ 肺区的血流量相应减少,CO_2 和 O_2 的交换量皆下降,肺泡无效腔和生理无效腔(physiologicdeadspace,VD)增大。由于已有 $PaCO_2$ 升高,基础 $\dot{V}_A$ 不足,氧疗后 $\dot{V}_A$ 下降必然导致

$PaCO_2$ 上升,此为氧疗导致 $PaCO_2$ 升高的主要机制。该类患者的基本特点为 VE 不下降,VD 和 VD/VT 增大;$P_{0.1}$ 不下降。

(二) 氧疗加重医院获得性肺炎或机械通气相关性肺炎

较高浓度氧疗将导致肺泡氮浓度明显下降,自主呼吸较弱或控制通气患者容易引发或加重肺泡萎陷,使肺泡引流不畅,加重医院获得性肺炎(hospital acquired pneumonia,HAP)、呼吸机相关肺炎(ventilator associated pneumonia,VAP)或使 HAP、VAP 治疗困难。该问题极易被错误解读或忽视,是临床治疗失败的常见原因。

肺主要由气体和血流组成;结构成分少,非常适合气体交换。由于重力作用,上肺区气体多,毛细血管有陷闭倾向;下肺区血流量多,肺泡有陷闭倾向。健康人自主呼吸时,通过神经-内分泌及局部调节作用,特别是膈肌的作用,可明显改善上述情况,使上肺区血流增加,下肺区通气增加,从而使各肺区 $\dot{V}/\dot{Q}$ 接近 0.8,并防止上肺毛细血管和下肺肺泡陷闭。机械通气患者,自主呼吸被大部分或全部取代后,上述代偿作用特别是膈肌的代偿作用显著减弱或消失,通气正压和/或镇静-肌松剂的抑制作用将引发低位肺泡陷闭,不仅导致大量低 $\dot{V}/\dot{Q}$ 肺泡出现低氧血症,也容易发生肺微不张和静动脉血分流,还容易将分泌物和病原菌包绕其中,形成感染源。吸入较高氧浓度将置换肺泡内氮气,氧气可被肺泡毛细血管迅速吸收,更容易发生肺泡萎陷和感染。

(三) 防治措施

1. 患者的选择 P_AO_2、肺泡气二氧化碳分压(pulmonary alveolar partial pressure of carbon dioxide,P_ACO_2)与 $\dot{V}_A$ 的关系曲线皆呈双曲线形,皆有前段陡直、后段平坦的特点,但方向相反(图 1-1);$\dot{V}_A$ 较低时,FiO_2 轻度升高即可导致 P_AO_2 明显升高(伴 PaO_2 升高),$PaCO_2$ 也容易明显升高,因此对轻症患者,单纯氧疗是合适的;重症患者不宜单纯氧疗,应选择合适机械通气(mechanical ventilation,MV)治疗。

2. 维持合适氧疗目标 在维持适当氧合的情况下,将 FiO_2 尽可能控制在低水平,以保障较高肺泡氮浓度和肺泡的持续开放;即使没有 CO_2 潴留,若患者自主呼吸较弱或被显著抑制,$90\% \leqslant SaO_2 \leqslant 97\%$ 也是必要和安全的,而持续 $SaO_2 \geqslant 98\%$,特别是 100% 是不合适的,临床上常被忽视。

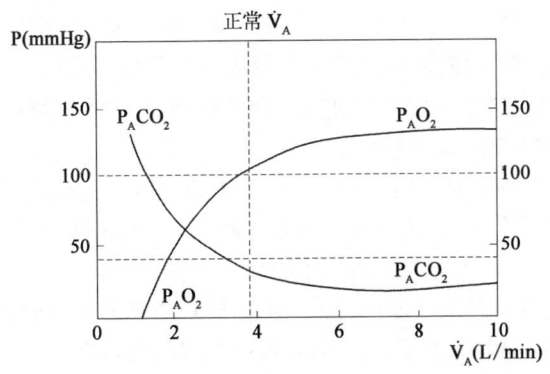

图 1-1 $\dot{V}_A$ 与 P_AO_2、P_ACO_2 的关系

3. 大 VT 呼吸或通气 除非气道阻塞导致的严重肺过度充气（主要见于重症哮喘或人工气道细或呼吸机设置不当）或严重 ARDS 需小 VT 通气外，对于大部分呼吸衰竭患者或机械通气患者，大 VT(12～15 mL/kg 及以上)呼吸或通气是必要的，还需间歇进行更大 VT 的呼吸或通气（类似叹气），从而保障陷闭肺泡开放、$\dot{V}/\dot{Q}$ 失调改善、肺泡引流通畅。

4. 氧疗的调整与综合治疗 随着 PaO_2 升高，可能出现 $PaCO_2$ 升高，故应采取改善呼吸道通畅、增加 $\dot{V}_A$ 的综合治疗措施。随着 $\dot{V}_A$ 改善，需要的 FiO_2 也会下降，PaO_2 稳步上升至一定程度（由基础疾病的轻重和现有疾病的恢复水平决定），伴 $PaCO_2$ 下降。

三、常用氧疗工具

理想的氧疗工具应能够提供比较稳定的氧浓度；患者无不适感，易于接受；不影响咳痰或进食；不存在或很少重复呼吸。目前常用的氧疗工具简述如下。

1. 鼻导管与鼻塞

(1) 鼻导管：为一细长、顶端和侧面开孔的橡胶或塑料导管，插入鼻前庭。鼻导管有价格低廉、使用简单、不存在重复呼吸、患者乐于接受等优点；同时也存在吸氧浓度不易控制、插入时易损伤鼻黏膜等缺点。它是目前国内各级医院普遍使用的氧疗工具。

(2) 鼻塞：一般是用较硬而光滑的硅橡胶、有机玻璃或塑料材料制作而成的球形体,与导管连接。使用时置于鼻前庭,较鼻导管舒适,易被患者接受,吸氧浓度的稳定性、氧疗效果与鼻导管相似。

临床上也经常使用双侧鼻导管和鼻塞,同时插入双侧鼻前庭,插入较浅,患者易接受,依从性好。

(3) 适应证:鼻导管、鼻塞吸氧时,FiO_2 一般不会超过 40%,吸氧流量不超过 5 L/min,故适用于有自主呼吸、需要 FiO_2 较低的患者,特别适用于 COPD 等所致的慢性呼吸衰竭患者。

(4) 氧流量与氧浓度的关系:经鼻导管或鼻塞氧疗时的吸氧浓度与氧流量密切相关,即 $FiO_2(\%)=21+4\times$吸氧流量(L/min)。此公式仅适用于健康成人或类似健康成人呼吸形式的患者,对大部分呼吸衰竭患者是不适用的;不适用于小儿患者。

2. **吸氧面罩** 与鼻导管相比,经面罩供氧可提供相对恒定的中等氧浓度,并能根据需要调整,可部分或全部避免重复呼吸;面罩属于固定装置,使用时不方便咳痰或不能进食,主要用于急救或需较高氧浓度的患者。现阶段常用下述类型面罩。

(1) 简单吸氧面罩:无储气囊、无活瓣的开放式面罩,面罩两侧有气孔,以排出呼出气。为消除面罩无效腔所产生的重复呼吸,氧流量必须大于 4 L/min。FiO_2 不稳定,不适用于伴明显 CO_2 潴留的低氧血症患者。

(2) 可调式通气面罩(adjustable ventilation mask):又称文丘里(Venturi)面罩。氧气通过一狭窄管道,利用氧射流产生的负压从面罩侧口夹带空气,空气夹带量受管道狭窄程度及侧口大小控制。管道越狭窄或侧口越大,夹带空气量就越多,FiO_2 越低;反之越高。面罩根据该原理调节 FiO_2。FiO_2 可以较精确、恒定地控制,氧的消耗量较多。

上述两种面罩提供的最高 FiO_2 较鼻导管高,但一般不会超过 60%,氧流量不超过 10 L/min。

(3) 非重复呼吸面罩:具有防止呼出气进入储气囊的单向活瓣面罩,临床上常用呼吸机的通气单向活瓣,可接储氧袋。单向活瓣可防止呼出气进入面罩,保障高 FiO_2,也可提供纯氧,无重复呼吸。它主要用于单纯严重低氧血症患者的短时治疗。

四、氧疗要点

为达到预期效果,合理改善或纠正低氧血症,避免不良作用,氧疗需注意以下几点。

1. 合理选择吸氧浓度　合适 FiO_2 能有效改善低氧血症,又能避免引起 CO_2 潴留或肺泡萎陷或氧中毒等不良反应,总体上以 60 mmHg≤PaO_2≤80 mmHg 或 90%≤SaO_2≤97% 为原则,在此基础上,除病情波动较大的情况外,尽可能降低 FiO_2。慢性高碳酸血症患者的 FiO_2 一般不超过 30%,急性高碳酸血症可稍高,也无须超过 60%,否则需机械通气治疗。单纯低氧血症患者宜选择中等浓度氧疗,避免长时间高浓度氧疗,否则也需机械通气等治疗。

2. 吸入气湿化　氧气湿化有助于保护气管和支气管黏膜,防止分泌物干结。目前常用方法是将氧气先经过湿化瓶湿化,然后吸入,湿化效果有限。

室温下,吸入气即使在湿化器内 100% 湿化,到达呼吸道时的相对湿度也会降至 50% 左右。为充分湿化,宜将吸入气适当加温,如利用电热器将湿化罐内的水加温并产生蒸汽,使吸入氧气加温湿化。加温后吸入气到达呼吸道时的温度≤38℃,否则可能影响纤毛运动,亦可能造成呼吸道烫伤。

3. 氧疗的监护　密切观察患者的神志、发绀程度、呼吸频率及幅度、心率、心律等,特别是进行经皮动脉血氧饱和度(percutaneous arterial oxygen saturation,SpO_2)和动脉血气检测。前者简单、方便,常规持续应用,可比较准确地判断氧疗效果;动脉血气分析可以确切了解氧疗效果及整体酸碱情况,有效指导吸氧流量或 FiO_2 调整,以及综合治疗,以达到最佳氧疗效果和避免氧疗的不良效应。

4. 器械的消毒　所有吸氧装置,包括鼻导管或鼻塞、面罩、水封瓶等,在使用前皆必须严格消毒,定时更换,防止交叉感染。使用鼻导管时要经常检查是否有分泌物堵塞。

5. 停止氧疗的指征　氧疗的目的在于提高 FiO_2,纠正严重低氧血症及其导致的代谢障碍和生理功能紊乱,维护脏器功能。如前述,血氧达到并稳定在 60 mmHg≤PaO_2≤80 mmHg 或 90%≤SaO_2≤97% 即能满足机体的生理需要,因此呼吸空气时 PaO_2≥60 mmHg 或 SaO_2≥90% 即可停止氧疗。当然不同疾病或患者的具体情况不同,停止氧疗的指征可适当放宽,如 COPD 可以降低,ARDS、重症肺炎应适当升高。

6. 停止氧疗后的观察　必须密切观察患者的神志、发绀、呼吸、心率、心律、血压的变化并进行 SpO_2 检测，必要时复查动脉血气；如变化达氧疗指征需恢复氧疗。

第二节　经鼻高流量氧疗

经鼻高流量氧疗(transnasal high flow oxygen therapy, HFNC)由比较古老的氧疗方法衍化而来，早期由于未能有效解决湿化温化问题，没有获得临床应用；随着问题的解决，HFNC 成为目前最理想的氧疗方式；加之应用简单方便，仅需简单培训即可，临床应用日益广泛。由于 HFNC 被部分学者认为是"新技术"，并将之与无创正压通气(non invasive positive ventilation, NPPV)或有创正压通气(invasive positive ventilation, IPV)进行不合理的比较，导致较多问题，故本节将单独阐述 HFNC。

一、基本概念

HFNC 是经过特制鼻塞持续高流量(8～80 L/min)的供氧方式，能够提供可自由调节并相对恒定的氧浓度(21%～100%)、温度(31～37℃)和充分湿化的吸入气。实现 HFNC 的设备主要包括高流量产生装置、空氧混合装置、湿化温化装置、高流量鼻塞和连接管路(图 1-2)。

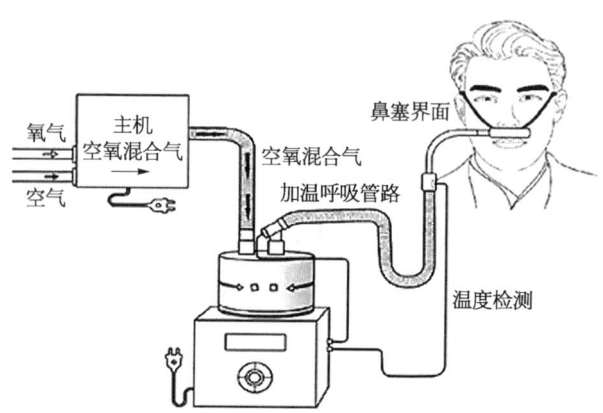

图 1-2　HFNC 的基本结构和应用示意图

二、基本组成

按结构、功能特点分类,HFNC 分为三部分。

1. 空氧混合装置和高流量产生装置　将空气和氧气按预设氧浓度混合,通过涡轮等装置产生可调节的高流量气流输出。

2. 气体加温湿化装置　将输出的高流量空氧混合气充分加温湿化。

3. 气体输送管路　将充分加温湿化的空氧混合气以恒定流量输送至鼻塞,进入患者气道。高流量鼻塞的尖端呈斜面型出口,质地柔软,通过具有弹性、可调节的过耳头带固定于患者面部。

三、生理学作用

基本和主要作用是提供浓度相对恒定、充分湿化温化的空氧混合气,改善低氧血症;其次,因气流量高,有一定的通气作用和持续气道正压(continuous positive airway pressure,CPAP)效应。

1. 提供合适的供氧方式和浓度　FiO_2 可调节范围大,与传统多功能呼吸机相同;充分湿化温化;不影响进食、咳痰,故可安全有效地改善低氧血症,这是 HFNC 的基本和主要作用方式。

2. 一定通气效应　HFNC 通过提供恒定、可调节的高流量空氧混合气,冲刷鼻腔、口腔及咽部的解剖无效腔;而无效腔减少必然伴 $\dot{V}_A$ 增大。高流量导致的湍流有一定通气效应,气流量越大,通气效应越强,故 HFNC 不仅可用于单纯低氧血症患者,也可用于较轻的高碳酸血症患者。

3. 一定 CPAP 效应　高流量气流必然产生一定水平的 CPAP,而不是呼气末正压(positive end expiratory pressure,PEEP),但两者的作用相同,对改善或维持上气道开放、对抗周围气道陷闭、扩张肺泡内径、改善肺水肿皆有一定作用。与呼吸机密闭送气、自由调节的 CPAP 不同,HFNC 是开放性的,上气道 CPAP 的压力最高,下气道和肺泡内压力明显下降;漏气越多,CPAP 越低;流量越大,CPAP 越高。有研究显示,HFNC 流量每增加 10 L/min,咽腔 CPAP 增加 $0.5\sim1\ cmH_2O$。流量增加至 60 L/min,口腔闭合条件下,女性受试者的咽腔压可达约

8.7 cmH$_2$O，男性约为 5.4 cmH$_2$O；张口呼吸时女性为 3.1 cmH$_2$O，男性为 2.6 cmH$_2$O 左右。张口呼吸时的大量漏气必然导致 CPAP 下降。

4. 改善气道分泌物引流　HFNC 提供温度和湿度相对恒定的高流量空氧混合气，匹配机体正常呼吸道的气体温度和湿度，改善黏液纤毛系统的功能；高流量刺激也有助于改善纤毛运动和咳嗽反射，进一步改善引流。

四、临床应用

本节从呼吸衰竭分类和病因两方面进行阐述。

(一) 呼吸衰竭类型与临床应用

1. Ⅰ型呼吸衰竭　HFNC 是优良的供氧装置，其他治疗作用有限，故主要用于不需要较高治疗压力的单纯低氧血症患者，如重症肺炎或轻度 ARDS 或轻度肺水肿；较普通鼻导管吸氧或面罩吸氧的应用范围广；价格昂贵，主要用于普通鼻导管或面罩吸氧效果差或依从性差的患者。HFNC 不能像呼吸机一样提供可调节的较高压力，缺乏对疾病的有效治疗作用，不宜作为 NPPV 或 IPV 的替代方法。

2. Ⅱ型呼吸衰竭　HFNC 有适当的氧疗和一定的通气效应，故可用于轻、中度高碳酸血症型呼吸衰竭的治疗。HFNC 作用有限，不宜作为 NPPV 或 IPV 的替代方法用于重症患者的治疗。

HFNC 与机械通气有本质上的不同，将两者并列是原则性错误。

(二) 在不同疾病的应用

根据呼吸系统的结构和功能特点，按疾病发生部位和疾病特点简述如下。

1. 中枢性低通气　表现为Ⅱ型呼吸衰竭，气道阻力（airway resistance，Raw）、胸肺弹性阻力（respiratory elastance，Ers）或胸肺顺应性（respiratory system compliance，Crs=1/Ers）、呼吸肌功能基本正常。HFNC 呼吸支持作用有限，不适合应用。

2. 神经-肌肉疾病　表现为Ⅱ型呼吸衰竭，Raw、Crs 基本正常，呼吸肌力、耐力减退；呼吸中枢驱动明显增强。HFNC 支持作用有限，不是合适的治疗手段。

上述情况皆宜根据病情特点选择机械通气，急性者首选 IPV；慢性者首选NPPV。

3. 上气道疾病　主要是阻塞性睡眠呼吸暂停低通气综合征（obstructive sleep apnea hypoventilation syndromes，OSAHS）。HFNC有一定CPAP作用，可以应用；CPAP呼吸机更简单、优越、方便，故HFNC不宜用于单纯OSAHS，可用于其他呼吸系统疾病合并OSAHS的治疗，如COPD合并OSAHS；除轻症患者外，后者更适用的治疗方法是NPPV。

4. 中央气道疾病　HFNC缺乏扩张大气道的作用，不宜应用。

5. 周围气道疾病　主要是哮喘和COPD，轻症患者表现为Ⅰ型呼吸衰竭，可以应用HFNC；鼻导管吸氧更方便，HFNC不宜首选。重症患者表现为Ⅱ型呼吸衰竭，NPPV或IPV宜首选，但两种疾病有所不同。

（1）哮喘：急性发病，主要表现为急性严重气道阻塞和肺过度充气，除供氧外，HFNC基本无呼吸支持作用，不宜选用。

（2）COPD：主要表现为慢性气道陷闭和阻塞，HFNC的CPAP效应和通气效应有一定治疗作用，可用于轻中度呼吸衰竭的治疗，不适合重度呼吸衰竭。

6. 慢性肺实质疾病　主要表现为慢性单纯低氧血症，呼吸肌力、Raw基本正常，Ers明显增大，轻中度患者首选鼻导管氧疗；重症患者宜选择NPPV或HFNC。

7. 重症肺炎　表现为单纯低氧血症，不同类型的特点和治疗要求不同。

（1）单纯多叶段大叶性肺炎：主要病理改变为局限性渗出和实变，肺泡内充满大量渗出物、肺泡容积增大，Raw和呼吸肌力基本正常，Ers明显增大，是HFNC的适应证。

（2）重症间质性肺炎：主要病理改变为肺泡毛细血管膜损伤，大量肺泡萎陷，实质是肺内型ARDS。HFNC产生的CPAP非常低，达不到扩张陷闭肺泡的作用，除轻度ARDS外不宜选用；IPV或NPPV是首选治疗方式。

8. ARDS　同上，除轻度ARDS外，不适合应用HFNC。

9. 肺水肿　在轻度低氧血症患者中，HFNC可提供高浓度氧，

CPAP 有一定治疗作用,可选用;重症患者首选 NPPV 或 IPV。

10. 胸廓疾病　多表现为轻度低氧血症,其他情况较好,HFNC 可以应用,首选经鼻导管或面罩氧疗。

11. 肺血管病　气道、肺实质、呼吸肌力正常或变化不大,肺循环、支气管循环吻合支开放是低氧血症的主要原因,单纯氧疗即可,轻度低氧血症首选经鼻导管氧疗,重症低氧血症可选经面罩氧疗或 HFNC。

五、HFNC 的应用方法

1. 呼吸衰竭类型及参数调节　一般 Ⅰ 型呼吸衰竭患者常有更大的通气量和更低的氧合水平,且较难纠正低氧血症,故气体流量和 FiO_2 的初始设置皆宜较高;Ⅱ 型呼吸衰竭患者的通气量较低,较容易纠正低氧血症,初始设置宜较低。与普通氧疗相似,初始设置皆宜较高,以保障安全;然后根据 SpO_2 监测结果调节,故两类患者没必要分开阐述,建议气体流量在 30～40 L/min,$FiO_2 \geqslant 60\%$,初始 SpO_2 达 93%～100%,然后调节氧流量和氧浓度至 $90\% \leqslant SpO_2 \leqslant 97\%$;低于该水平,首选增大流量;高于该水平,首选降低 FiO_2。治疗过程中根据 SpO_2、动脉血气、患者依从性调节,依从性差首选降低流量,反之增大流量;若 $PaCO_2$ 明显升高,流量宜升至 45～55 L/min 或更高,至患者能耐受的最大流量,以加强通气效应;最高流量一般为 60 L/min。温度设置范围在 31～37℃,依据患者的舒适性和耐受度调节。

2. 注意事项

(1) 调节原则:事实上,两种呼吸衰竭的调节相似,若呼吸衰竭较轻,皆选择较低流量和较低 FiO_2;反之皆需较高流量和较高 FiO_2,然后根据低氧血症的改善程度调节。在严重低氧血症患者,选择较高 FiO_2,流量不高是常见的应用错误。

(2) 设置 FiO_2 和实际输入气道 FiO_2 不同:实际输入气道的 FiO_2 取决于预设 FiO_2 和吸入气流量的综合效应。预设浓度的空氧混合气进入气道,必然会带入部分空气,导致实际进入气道的 FiO_2 低于设置 FiO_2。流量越低,自主呼吸越强,输入气道的 FiO_2 越低;反之越高,故需要较高 FiO_2 时,设置的流量也宜较高;同样 $PaCO_2$ 较高时,流量也应该较高。

(3) 流量和 FiO_2 达最高水平,氧合水平达不到要求或 $PaCO_2$ 升高,宜及早改用机械通气。

六、与其他供氧方式的可比性

1. 简单吸氧装置　与普通鼻导管或面罩相比,HFNC 是目前最完善的吸氧方式,理论上可取代前者;价格昂贵,主要用于不适合前者或对前者耐受性较差的患者。

2. NPPV 或 IPV　NPPV 或 IPPV 皆是目前技术含量最高的呼吸支持技术,不仅能提供合适的 FiO_2,还能提供多种形式的呼吸支持;要求操作者有极高的呼吸生理、流体力学、机械知识储备和丰富的临床应用水平。HFNC 仅是完善的供氧装置,通气效应和 CPAP 效应非常有限,两者无可比性。很多研究显示 HFNC 效果优于 NPPV 或 IPV,主要原因是临床医生应用呼吸机的水平有限,HFNC 则非常容易应用。

第三节　高氧血症与氧中毒

正常氧血症和高氧血症是近年来兴起的概念。氧生物学效应有双重性,组织细胞有氧代谢产生能量维持正常生理功能,PO_2 降至一定程度必然影响有氧代谢,并可能导致细胞功能和结构损害;但过高 PO_2 也会损伤细胞。健康人在常压下对 $FiO_2 \leqslant 40\%$ 的氧疗可长期耐受而不会出现组织损伤;长时间中等浓度氧疗对肺组织可能有轻微损伤,但总体安全;高浓度氧疗容易发生肺损伤,典型表现是 ARDS 或慢性肺纤维化;若出现高氧血症,则可能引起其他组织损伤,特别是新生儿的视网膜损害。为此临床上进行了多项比较研究,但争议较大,其中核心问题是对血氧相关概念的定义不统一,缺乏病情变化时的合理处理对策。本节将进行适当分析和总结。

1. 正常氧血症　正常 PaO_2 与年龄密切相关,一般取 $80 \sim 100$ mg 为正常值,此时称为正常氧血症,是氧疗时安全、有效的 PaO_2 范围;部分低氧血症也是安全、有效的,甚至临床应用更合理。

2. 高氧血症　不同学者报道的具体范围差别较大,相对合理的标准是 PaO_2 超出正常值高限范围,故应定义 $PaO_2>100$ mmHg 为高氧血症;随着 PaO_2 升高,氧的负效应增大,甚至发生氧中毒。

评估动脉血氧水平也用 SaO_2,适用于低氧血症和正常氧血症时,但其无法评估高氧血症,因为在该水平范围内,氧解离曲线处于 S 形曲线的平坦段,SaO_2 与 PaO_2 的相关性非常弱或无相关性。

鉴于高氧血症的问题,较多学者进行了比较研究,如 $LOCO_2$ 试验,将 ARDS 患者暴露在保守氧合目标(PaO_2 55~80 mmHg 和 SpO_2 88%~92%)、自由氧合目标(PaO_2 90~105 mmHg 和 $SpO_2 \geqslant 96\%$)7 天,两组通气策略相同,主要结局:两组 28 天死亡率无差异,前者发生 5 例肠系膜出血而提前终止试验,且 90 天死亡率更高,提示高氧更安全、有效。尽管两组设计有可比性,但不符合生理学要求,因为前者非安全设置,病情波动时更容易发生组织缺氧;后者基本为正常水平。如此比较,很不合理;不符合生理学要求的临床试验不能成为循证医学的依据。某些其他试验也存在相似问题或其他问题。强调 $90\% \leqslant SaO_2 \leqslant 97\%$ 才是安全、有效的水平。

3. 氧中毒

(1)发生机制:主要用氧自由基学说解释。弥散至细胞内的氧分子绝大部分由细胞线粒体的细胞色素氧化酶催化还原为 CO_2 和水,占氧耗量 1%~5% 的氧分子在还原过程中形成自由基(oxygen radicals,OR),如超氧自由基($\cdot O_2^-$)、羟自由基($\cdot OH$);过氧化氢(H_2O_2)有较强氧化性,也可视为 OR。高浓度氧还可刺激巨噬细胞生成、释放趋化因子,使中性粒细胞黏附至血管内皮细胞,这两种细胞的还原辅酶Ⅱ氧化酶活性增强,产生大量 OR。OR 引起生物体过度氧化反应,包括细胞膜脂质过氧化、蛋白质硫基的氧化和交联、DNA 和 RNA 的交联反应等;若损伤生物膜和细胞内的酶、损伤线粒体,将影响氧化磷酸化过程,导致三羧酸循环障碍,使细胞呼吸功能显著减退或丧失。正常情况下,OR 可被组织抗氧化系统清除,如过氧化物歧化酶清除 $\cdot O_2^-$;过氧化氢酶也可清除 H_2O_2,也可清除 $\cdot OH$;谷胱甘肽过氧化物酶、还原型谷胱甘肽酶、维生素 E、维生素 C 等亦可减少 OR 产生或促进 OR 清除。若长时间吸入高浓度氧,将导致 P_AO_2 和 PaO_2 持续过高,OR 生成加快、增多，超过组织抗氧化系统的清除能力，从而损伤肺或其他器官。

(2) 主要表现

1) 气道损伤：气管、支气管的纤毛黏液活动受抑制，气道清除分泌物的能力降低，肺泡巨噬细胞的吞噬能力减弱，容易继发肺部感染。

2) 肺损伤：早期表现为肺泡毛细血管膜的通透性增加，肺间质和肺泡水肿；逐渐出现毛细血管内皮细胞和肺泡上皮细胞破坏，肺泡表面活性物质丧失和失活，进而引起肺泡萎陷、不张，重症者表现为 ARDS；慢性氧中毒表现为肺纤维化。

3) 视网膜损害：表现为视网膜毛细血管受损，导致毛细血管阻塞，纤维增生，可引起不可逆失明。它主要见于 PaO_2 明显升高的新生儿，特别是早产儿。

4) 其他：其他任何器官和组织均可发生 OR 损伤，但程度较轻。

(3) 防治：以预防为主；一旦发生氧中毒，首先降低 FiO_2。需特别注意下述几点：① 正确选择并控制 FiO_2，以保持机体安全需要的 PaO_2 或 SaO_2 为原则，即保持 $90\% \leqslant SaO_2 \leqslant 97\%$；② 需要高 FiO_2 者要控制时间，特别是高压氧治疗；③ 在需高氧浓度治疗的患者，应密切观察病情变化和进行动脉血气监测，一旦病情恶化，需注意鉴别是原发病恶化或其他并发症还是氧中毒；④ 需要高 FiO_2 者应尽早机械通气，合适机械通气可有效改善气体交换，降低对高 FiO_2 的需求；适当 PEEP 可保护肺，减轻氧中毒；⑤ 必要时及早给予体位膜氧合 (extracorporeal membrane oxygenation，ECMO)；⑥ 一旦高度怀疑或诊断为氧中毒，即尽可能降低 FiO_2，给予糖皮质激素和抗氧化剂治疗，加用其他呼吸支持技术。氧中毒持续时间较长则容易造成不可逆损伤，治疗效果差。

第二章

呼吸机的基本结构与管理

呼吸机(ventilator)是实施机械通气(MV)的基本手段,是能代替、控制或改变人的生理呼吸,增加每分钟通气量(VE)和肺泡通气量($\dot{V}_A$),改善换气,减少呼吸功(work of breathing,WOB)消耗的装置,基本工作原理是建立气道口与肺泡间的压力(pressure,P)差。根据呼吸机的设计特点,加压方式分为呼吸道直接加压和胸廓外加压。前者在吸气时气体被正压压入气道和肺泡,呼气时气体随肺的被动回缩排出体外,称为正压呼吸机,是呼吸机的基本类型,若无特殊说明,呼吸机指的是正压呼吸机;后者则是由筒状或壳状外壳围绕胸腹部,通过外壳的扩张产生负压,使胸廓和肺扩张,产生吸气,外壳的被动回缩或合并外壳内正压产生呼气,称为负压呼吸机。

呼吸机是完成 MV 的基本仪器,根据动力来源,一般分为电动或气动两种基本类型。传统典型电动呼吸机通过活塞、气缸等机械部件的运行直接完成通气过程,气动呼吸机则由高压氧和高压空气共同驱动完成送气。现代电动呼吸机或气动呼吸机大多由动力部分提供气源,通气过程则通过微电子装置调控,故称为电控电动呼吸机或电控气动呼吸机。大体分为动力、主机和连接管路三部分。

第一节　呼吸机的动力

电动呼吸机通过电动装置将空气直接送入呼吸机内气路,氧气通过连接管路进入气路,与空气混合,提供需要或合适的氧浓度,氧气和空气皆不参与呼吸机驱动,该类呼吸机对机械部件的性能要求较高,目前主要有双水平正压(bilevel positive airway pressure，BiPAP)呼吸机和简易急救呼吸。气动呼吸机先由空气压缩机(早期阶段为外置,目前多置于呼吸机内部)提供高压空气,由氧气瓶或中心供氧室等提供高压氧气,高压氧气和高压空气混合后进入呼吸机气路,气源也参与呼吸机驱动。该类呼吸机对驱动压大小和两部分驱动压的平衡要求较高,驱动压一般在 0.4 MPa 左右,明显过低或过高皆不能正常工作;空氧混合气的空气压力和氧气压力显著不平衡时,输出氧浓度将不确定。简易呼吸器用手压驱动;大部分大型呼吸机附设手控驱动装置,类似简易呼吸器。

特殊情况:如有大量需要氧气的患者,可能会导致中心供氧不足,需注意减少消耗量和浪费过大的供氧装置应用,如经鼻高流量氧疗(HFNC)。

一、供氧装置

(一) 氧源

1. 氧气瓶(oxygen cylinder)　又称"氧气筒",是一种特制的用来储存高压氧的圆柱形钢瓶,需减压后应用。目前它主要用于偏远地区或家庭氧疗。

2. 中心供氧(central oxygen supply)　医院或其他特殊部门建立的制氧室,以液态或高压气态形式储存氧气,通过特制连接管路,以一定压力输送至各个部门,需要时插入氧气接头即可应用的供氧方式。目前已取代大部分氧气瓶,显著提高应用效率。

3. 制氧机(oxygenerator)　应用分子筛将空气中的氧气分离出来,制成高浓度氧的仪器。其最高流量和最高氧浓度较低,主要用于家庭氧疗。

4. 液态氧(liquid oxygen)　加压、降温至一定水平后将氧气变成液态而储存的一种形式。液态氧的容积显著缩小,储存和运输极为方便。

(二) 减压装置

减压装置(decompressor of respirator)又称呼吸机减压器,简称减压器。将氧气瓶或中心供氧装置中压力非常高的氧降压至工作压力水平的医疗设备。早期装置或氧气筒相对比较复杂,目前的中心供氧非常简单。

二、空气提供装置

1. **空气压缩泵**(air compressor pump)　是大型多功能呼吸机的一种供气装置。在电动机械装置的作用下,空气被压缩,压力升高至呼吸机的工作压力水平。随着早期气动呼吸机的逐渐退出,该装置已极少见到;改为内置。

2. **涡轮**(turbine)　是目前多数电控电动呼吸机,特别是 BiPAP 呼吸机驱动通气的主要装置。

三、空氧混合器

空氧混合器(air-oxygen mixer)完成空气和氧气混合并能输出恒定氧浓度的调节装置,有机械式和电子控制式两种基本类型,后者逐渐取代前者。

四、过滤网

过滤网(trap valve)简称滤网,是一种网状过滤装置,是呼吸机的常备净化装置。安装在呼吸机的空气入口处,空气经该装置过滤、净化后,进入空气压缩泵或呼吸机。一般需要 24~48 h 检查一次,定时更换;避免滤网被灰尘堵塞,影响呼吸机的运转。

第二节　呼吸机的连接部分

连接部分主要由通气管路、呼气阀和传感器三部分构成。

一、通气管路

通气管路有单气路和双气路两种基本类型。

(一) 单气路

单气路也分为两种基本类型。

1. **传统类型**　在进气端安装单向阀或单向活瓣,故气路密闭性好,不存在呼出气反流,无效腔小;阻力较大,同步性多稍差。

2. **BiPAP 呼吸机的单气路**　主要用于通气阻力不是非常高的患

者,呼气装置安装在近端管路上,多为漏气口或斜性出气口,吸气相漏气少,在呼吸机驱动压作用下气体进入气道和肺内;呼气相,驱动压作用显著减小,漏气量增多,顺利完成呼气;阻力小,同步性好,从而保障吸气、呼气过程的顺利完成。

(二) 双气路

采用单向阀或活瓣,并安装在呼气端,阻力小,同步性好。现代呼吸机多用双气路,大体分三部分。

1. Y形管　通过人工气道或面罩等与患者连接,也称为连接管路的近端。

2. 呼气管　患者呼出气通过该管路,经呼气阀呼出体外,近呼气阀的部分为呼气端。

3. 吸气管　吸气期,呼吸机输出气体,气流通过该管路进入Y形管,近呼吸机的部分为吸气端,吸气端和呼气端统称为远端(图2-1)。

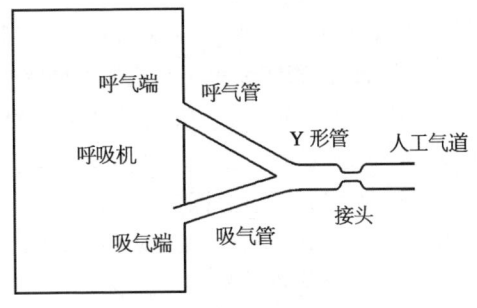

图2-1　呼吸机连接示意图

大多数呼吸机在吸气管路上连接湿化器,气体通过湿化器的方式有并联式和串联式两种基本类型,前者的气体和湿化液仅在交界面接触,故阻力低,湿化效果差;后者为气体穿过湿化液,故阻力大,湿化效果好。大部分呼吸机采用并联式,为改善湿化效果,多数制造商将湿化器内部做成多层环状界面,湿化面积显著增大,湿化效果显著改善。

二、通气管路的辅助装置

1. 人工气道接头(joint of artificial airway)　简称接头,气路与人

工气道之间的连接装置,为一短细管。它是呼吸机连接管路产生阻力的主要装置。

2. 接水器(water trap) 接收气路内凝结的水分或分泌物的连接装置,位于呼吸机吸气管的两条管路或呼气管的两条管路中间,可防止水分滞留在连接管内,影响通气,引起管路阻塞或反流入人工气道内引起污染。

接水器应放置于气路的最低位置,实际应用时由于多种原因的限制或被忽视,经常放置于不合适位置,不能充分发挥其作用,是导致呼吸机运转混乱和人机对抗的常见原因。

3. 其他装置

(1) 雾化湿化器(nebulizing humidifier):利用压缩气源作动力进行喷雾的湿化装置。雾化生理盐水可增加湿化效果,雾化某些药物可发挥治疗作用。雾化吸入的临床应用逐渐增多,但需注意雾化液体过多或药物对呼吸机传感器或呼气阀的影响,以免导致呼吸机性能减退。

(2) 湿热交换器(heat and moisture exchanger,HME):又称人工鼻(artificial nose),是由仿生骆驼鼻制作而成的辅助呼吸装置,内置化学吸附剂,被通气者呼气时,将进入其中的相当于体温的湿度饱和的气体凝结,释放出以蒸气状态保存的热量;吸气时,外部气体进入其中得到湿化和温化,进入肺内。该装置是目前效果最好的湿化装置,主要用于分泌物黏稠的人工气道患者;明显增加呼吸阻力,不适合明显呼吸较快或气道阻力(Raw)明显增大的患者。

(3) 过滤器(filter):对呼吸机的输出气流进行滤过、吸附的装置,可改善吸入气的质量,降低肺感染的发生率;应用不当,可能增加吸气阻力、降低触发的敏感性,实际临床应用不多。

呼吸机在使用前和使用过程中,要确保不同管路的正确连接,以及气路的密闭性和单一性,检查和确认是否漏气、漏气程度和漏气部位,并适当处理;保障管路清洁,避免管路积水、扭曲,不同部位的管路放置在最恰当位置,比如接水器要确保在最低位。

三、感受器

主要有呼吸参数感受器和温度感受器。常用的参数感受装置有压力感受器和流量(flow,F)感受器,用于感受自主呼吸和监测通气参数等的变化,一旦管路脱落,或出现管路内水分、气道反流分泌物的阻塞,将不能准确测定参数,影响呼吸机的正常运转或监测,为此部分呼吸机在相应管路上增加过滤网等装置,也相应增加气流阻力。若调节感受器信号的软件系统发生故障也会出现上述问题。现代呼吸机出现问题的频率高,常被忽视或无视。感受器常安装在吸气端、呼气端或Y形管上,安置位置不同有不同的优缺点。温度感受器多数连接在湿化器内,感受湿化器内的温度;部分呼吸机连接在Y形管上,可真实反映进入患者气道的吸入气温度,温度感受器的正确连接有助于保障湿化温度的正常与恒定。

四、通气阀

根据吸气和呼气时相可将通气阀分为呼气阀和吸气阀,根据材料可分为机械阀和电磁阀,根据功能可分为按需阀和伺服阀。阀的特性和正确连接不仅保障呼吸管路气流方向单一性,也影响吸呼气转换、自主吸气触发、持续气道正压(CPAP)/呼气末正压(PEEP)的设置。简述如下。

1. 材料分类

(1) 机械阀(mechanical valve):早期呼吸机多采用气动机械阀,有蕈状阀和隔膜阀两种基本类型,通过管路中气流量和气压的变化决定阀的关闭,基本特点是设计、安装简单方便,密封性好,不容易漏气;缺点是阻力较大,用时较久可出现变形,影响管路的密闭性,是导致漏气和影响吸气触发的常见原因之一,临床上容易被忽视;现代机械阀的性能明显改善。

(2) 电磁阀(solenoid valve):现代新型呼吸机多采用电磁阀等取代机械阀,阻力显著减小,并可能具有伺服阀的功能。

2. 吸呼气时相分类

(1) 呼气阀(exhalation valve):位于呼吸机的呼气口,控制和调节气体呼出。早期呼吸机多采用气动机械阀;现代新型呼吸机多采用电磁阀,阻力显著减小,并可能具有伺服阀的功能。

漏气孔(pore of gas leak)是指吸气时漏气量少,呼气时漏气迅速增多,从而保障吸气时气体进入气道和肺内,呼气时气体由肺内呼出体外的简易呼气装置。它是 BiPAP 呼吸机的常用呼气装置。

(2) 吸气阀(air suction valve):控制呼吸机送气进入连接管的装置。传统为机械阀,现多为电磁阀或性能优良的机械阀。

3. 功能特点分类

(1) 按需阀(demand valve):根据调节要求,在送气期、屏气期或呼气期完全开放或完全关闭的吸气阀或呼气阀形式。其典型特点是送气时呼气阀关闭,吸气阀开放,呼吸机驱动气体通过连接管路进入气道;屏气时,呼气阀和吸气阀皆关闭,保持恒定的气道压,形成平台;呼气时,呼气阀开放,吸气阀关闭,气体从呼气口排出,而不至于反流入吸气管路。

(2) 伺服阀(servo valve):具有一定调节功能的吸气阀或呼气阀,即吸气阀或呼气阀在整个呼吸过程中皆保持一定程度的开放状态,送气时呼气阀开放程度非常小,吸气阀充分开放,气道压升高,气体进入气道;屏气时,呼气阀和吸气阀皆维持较小的开放水平,两者的气流量相等,保持恒定的气道压;呼气时,呼气阀迅速开大,吸气阀仍维持较小的开放水平,气体呼出体外。

第三节 呼吸机的主机

呼吸机的调节系统包括内部结构和面板(或显示屏),面板(或显示屏)上主要有通气模式选择、通气参数调节、监测设置和报警设置四部分。通气模式和通气参数是主体,通过监测装置主要观察因变量、其他肺功能参数和呼吸波形图的变化,合理设置报警系统可提高呼吸机工作的安全性。

一、主机的内部结构和基本功能

主机主要包括气路和调节装置。气体进入主机气路后的运行方式不同,大体分为两类。若气流根据预设通气模式和通气参数的要求直接送入气道,完成通气,称为直接驱动。多数现代呼吸机的气源压力太高(尽管已经过一次减压),通过减压阀减压降至工作压力后才能进入主机气路,按通气要求送气,称为间接驱动。

气体由主机气路进出气道需经过吸气触发、吸气过程、吸呼气转换和呼气四个阶段。

1. 吸气触发　有定时触发和自主触发两种基本形式,前者由定时器按预设要求完成,实质是控制通气;后者为自主吸气引起气道压(airway pressure,Paw)下降或气体流动,并被连接管路上的压力感受器或流量感受器等感知,导致呼吸机送气,是辅助通气或自主通气。

感受器一般装置在连接管路的近端、吸气端或呼气端,感受连接管路上的 P 或 F 等信号的变化,因此气路本身或其他因素导致的 P 或 F 变化等也可触发吸气和呼吸机送气。自主吸气触发者为自主触发,其他因素触发者则称为假触发或自动触发。

2. 吸气完成　感受器信号达阈值触发吸气,主机即通过活塞、气缸、涡轮等的运动输出气体,完成吸气过程。

3. 吸呼气转换　吸气过程(指令模式应包括吸气触发、送气过程和屏气过程,自主通气模式仅有吸气触发和送气过程)结束,必然要转换呼气。

送气过程中,呼气阀关闭,保持较高 Paw,气体向气道流动;屏气过程中,气体流动停止,不同时间常数(time constant,RC)肺单位的气体再分布;一旦转换为呼气,呼气阀迅速充分开放,气体自肺内呼出。

4. 呼气过程　主要依赖于呼气阀或 CPAP/PEEP 装置。PEEP 和 CPAP 的特性相似,前者为 MV 时的基础 Paw,后者为自主呼吸时的基础 Paw,由同一装置产生,安装在呼气阀上。

二、主机的必要辅助结构

1. 呼气安全阀和工作压力

(1) 呼气安全阀(expiratory security valve):简称安全阀。Paw 超过一定水平,安全阀开放,气流迅速排出,从而防止 Paw 过度升高。

(2) 最大安全压(maximum safety pressure,Psmax):呼气安全阀设置的最大压力。一般设置在 $55 \sim 60$ cmH$_2$O,超过该压力时,安全阀开放,气体迅速排出,使呼吸机产生的最高 Paw 不会超过该水平。

(3) 工作压力(working pressure):呼吸机通气时允许产生的最大压力。在传统呼吸机是最大安全压,在 BiPAP 呼吸机或双相气道正压模式、部分压力辅助/控制通气模式等则为能够预设的最高压或限制压。

早期呼吸机的安全阀设置在呼吸机内,安全压力在出厂时设置或送至使用单位时由工程师设置;也有部分设置在呼吸机内,调节装置延伸出主机外,如早期的纽邦(Newport)呼吸机,调节不当或误调节容易出现严重问题。设置或调节过高,达不到保护作用;设置或调节过低,则可能导致致死性通气不足。BiPAP呼吸机或多功能呼吸机的双相正压通气模式,高压、低压是通气参数,两者之差是预设通气压力,高压也是工作压力;其他通气模式,如压力支持通气、容积辅助/控制通气同时开启的情况下,高压仅仅是工作压力,习惯上称为压力限制。临床上设置不当的情况多见,且主要是设置压力过低,导致通气量不足,常见于德尔格呼吸机,是临床通气失败的常见原因,容易被忽视或错误解读。

最大安全压或工作压不同于高压报警,后者仅提示压力过高,呼吸机仍按预设要求送气。

(4)注意事项:减压后输入呼吸机的压力不能太高,否则容易损坏呼吸机;也不能太低,否则动力不足,无法正常运转。工作压力必须适当,过高会降低安全性;过低则意味着输入气道的压力过低,潮气量(VT)下降,达不到治疗效果。由于不同呼吸机的压力差别较大,要求专业医务人员必须说清楚。

2. 吸气安全阀(inspiratory safety valve) 在呼吸机停止工作的情况下,该阀门打开,大气进入连接管,供被通气者自主呼吸,用于防止出现窒息的保护装置。简易呼吸器和早期单气路呼吸机的呼气阀结构有吸气安全阀的作用,即在操作者停止按压或呼吸机停止工作的情况下,患者可通过呼气孔自由呼吸空气。

第四节 漏气的判断与定位

漏气是MV过程中经常出现的问题,不仅降低VT和每分钟通气量(VE),也显著影响人机配合,进而影响患者预后。漏气的判断似乎很简单,即呼气VT小于吸气VT为漏气,两者差值越大,漏气越多;事实上漏气的判断要复杂得多。

健康人或患者的呼气VT和吸气VT并不相等。一般呼吸商

(respiratory quotient,RQ)为 0.85,故吸气 VT 100 mL 的情况下,呼气 VT 约为 85 mL,饮食结构或代谢改变,RQ 变化,呼气 VT 相应变化。与肺功能测定进行标准化处理不同,呼吸机的 VT 一般是实际环境状态下的 VT,且实际环境温度常明显低于呼出气温度,呼出气一般为 38℃时充分湿化、温化的气体,其中饱和水蒸气增加一部分容积;热胀冷缩后增加的容积更大,故呼气 VT 一般较吸气 VT 大(少数情况下基本相等),其中近端感受器的呼气 VT 常明显大于吸气 VT;远端感受器的温度、湿度皆下降,两者差别较小,因此呼气 VT 与吸气 VT 相等或数十毫升下降多意味着大量漏气,需要更准确的评估方法。

一、潮气量变化

如前述,呼气 VT≤吸气 VT,多数情况下意味着漏气。判断漏气时最不敏感,可靠度最差。

二、VT 和 VE 调节后的变化

定容型模式的 VT 增加,Paw 维持不变或轻度升高;或 $PaCO_2$ 不下降或下降幅度明显低于预期,提示漏气。

定压型模式的通气压力增加,呼气 VT 不增加或增加有限;或 $PaCO_2$ 不下降或下降幅度明显低于预期,意味着漏气。判断漏气时敏感度、可靠度较差,主观性强,与临床医生的经验和呼吸生理水平直接相关。

三、气道压波形图变化

正常情况下,Paw 波形图表现为 PEEP 稳定(图 2-2)。较大量漏气时表现为 PEEP 不能维持在设定水平,而是逐渐下降;吸气压力波形丧失正常形态,可以出现假触发;轻度漏气难于观察;呼气阀性能下降也可有类似变化,故敏感性、特异性皆较差。

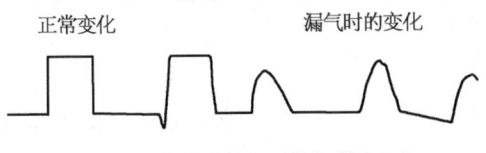

图 2-2 较大量漏气时的气道压变化

四、容积相关波形图变化

1. 漏气和漏气量的判断 主要是VT波形图变化,为常规监测。正常情况下,呼气充分降至横坐标;不能降至横坐标,提示漏气,具体漏气量可根据纵坐标计算(图2-3A、B)。呼吸F波形图也为常规监测,对评估漏气的价值极其有限。根据压力-容积(pressure-volume, P-V)环和流量-容积(flow-volume, F-V)环也可判断,正常情况下,吸气从坐标0点开始,呼气回至坐标0点,形成密闭的环;若漏气,呼气不能回至坐标0点,可分别根据纵坐标和横坐标的标识判断漏气量(图2-3C、D)。三者皆是目前判断漏气和漏气量的准确方法。

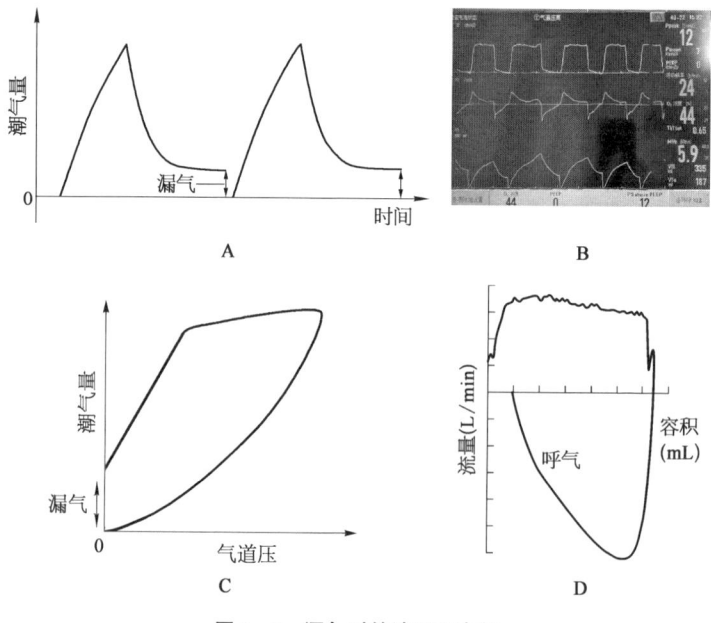

图2-3 漏气时的波形图变化

A. VT波形图,漏气量约占VT的1/5;B. 实测Paw、F、VT波形图,前两者价值极其有限,后者敏感、准确,漏气量为VT的1/3~1/2;C. P-V环;D. F-V环,C、D皆可准确评估漏气及漏气量

2. 漏气部位 需进一步检查,常见原因有接水器没拧紧、人工气道导管气囊封闭不充分(最常见于导管太细)或气囊破损、呼气阀性能

下降;少部分为气路的塑料管破损。

五、呼出气 PCO_2 波形图监测

非呼吸机常规设置,为选配件,对判断气囊漏气价值较高。正常情况下,呼气末 PCO_2 达峰值后,随着吸气开始,PCO_2 迅速降至 0;若出现气管插管漏气、气囊未充气或充气不充分,导致吸气时不含 CO_2 的吸入气与含较高 CO_2 浓度的呼出气混合,PCO_2 缓慢下降。

第五节 呼吸机的启动、关闭与保养

呼吸机的启动或关闭似乎是非常简单的事情,打开或关闭电源即可。对简易 BiPAP 呼吸机或急救呼吸机而言,确实简单得多;对多功能呼吸机而言,需要规范的程序,否则容易导致或加速呼吸机机械部件的磨损和性能下降。

目前的多功能呼吸机基本为电控气动,呼吸机内气路或感受装置或软件承受较高的压力,故开启需合理程序,待内部压力平衡或稳定后输出才能安全通气;同样合理关机程序也可减少对各关键部件的影响。

一、呼吸机的启动

1. 简易电动呼吸机 接好电源(常规应用)或检查蓄电池的应用时间(转运应用);连接好气路;确认后开启电源,根据病情评估设置好通气模式和参数;连接模拟肺评估或根据经验简易评估,然后与面罩(无创通气)或人工气道(有创通气)连接;评估和调整通气。

2. 多功能呼吸机 检查呼吸机,包括滤网;连接电源、氧气、气路等;开启合理减压后的气源,观察 1~2 min,使压力(氧气和空气)稳定、平衡;确认后开启主机电源,根据病情评估设置好通气模式和参数;连接模拟肺评估或根据经验简易评估,然后与面罩(无创通气)或人工气道(有创通气)连接;评估和调整通气。避免先开启主机再开启气源。

3. 呼吸机自检(self-check of ventilator) 简称自检。多功能呼吸机和部分简易呼吸机的主机接通后,呼吸机会自动监测(部分需手动开启)是否能正常工作的过程。若通过自检,初步判断可使用,能否较好

或良好使用,需进一步评估;若不能通过,需重新自检或检修。自检通过是应用呼吸机的基础条件。

二、关机

1. 简易呼吸机　断开与面罩(无创通气)或人工气道(有创通气)的连接,关闭电源;避免管道污染(短时停机)或进入消毒、保养和维护程序(撤机)。

2. 多功能呼吸机　断开与面罩(无创通气)或人工气道(有创通气)的连接,关闭主机电源;关闭气源;避免管路污染、使呼吸机处于待机状态(短时停机),或进入消毒、保养和维护程序(撤机)。避免先关闭气源,再关闭主机电源。

三、日常管理

1. 保养与维修　主机是呼吸机的核心和关键部分,因此保养、维修极其重要,强调在电动呼吸机,机械磨损是导致性能下降或损坏的主要原因;在气动呼吸机,除机械磨损外,主要是气压大小,后者强调总压大小适当、空气和氧气压力平衡。无论何种情况,强调应用约 6 000 h(有创)或 4 000 h(无创)必须维修,根据实际情况决定是否继续应用,一旦性能明显下降,且难以修缮,必须坚决淘汰;避免把呼吸机当成拖拉机持续应用。

2. 滤网的管理　为减少环境空气对呼吸机的影响,皆应用滤网。部分滤网可清洗后多次应用;部分为消耗品,仅能更换,成本较大。为保障通气安全,强调 24 h 检查一次,无明显污染或灰尘覆盖,继续使用;否则需清洗或更换;并有完善记录。滤网管理不善,包括不应用滤网或不更换滤网,临床皆常见,是通气失败的常见原因。

第三章

呼吸机的通气过程

呼吸机不同模式的运转涉及吸气触发、吸气过程、吸呼气转换、呼气等诸方面，其中前三阶段为吸气。与自然呼吸相似，吸气是核心，简述如下。

一、吸气触发

有定时触发和自主触发两种基本形式，前者由定时器按预设要求完成；后者为自主吸气引起气道压下降或气体流动，并被连接管路上的压力或流量感受器等感知，导致呼吸机送气。

感受器一般装置在连接管路上，感受连接管路上的压力或流量等信号的变化，因此自主呼吸、气路本身或其他因素导致的压力或流量变化等都可触发吸气和呼吸机送气。自主吸气触发者为自主触发，其他因素触发者则称为假触发或自动触发。同样自主呼吸开始后，需克服胸肺弹性阻力(Ers)、肺泡正压(主要是气流阻塞患者)、Raw、人工气道(或面罩等)阻力、连接管路(主要是接头)阻力才能传导至感受器，触发呼吸机送气。感受器设置在连接管路的特性必然延迟同步时间，因此自主吸气和呼吸机送气不同步是绝对的，如何保证自主吸气动作与呼吸机送气基本一致是MV的重要问题。

1. 定时触发(timing trigger)　由呼吸机的定时器按预设要求完成的吸气触发方式，是控制通气的触发方式。

2. 自主触发(autonomous trigger)　简称触发。自主吸气引起的气道压下降或气体流动等被连接管路或呼吸机内置管路的压力或流量传感器等感知，导致呼吸机送气，是辅助或自主通气模式的吸气触发方式。

（1）压力触发(pressure trigger)：呼吸机通过压力传感器感知吸气负压信号的触发方式。将被通气者吸气产生的负压转换为电子信号，在适当信号强度下打开吸气阀，启动一次吸气。

（2）流量触发(flow trigger)：呼吸机通过流量传感器感知吸气信号的触发方式。当流量或吸气阀与呼气阀之间的流量差达到一定水平时，启动一次呼吸。不同类型呼吸机流量触发的特性不同，多数是流量越低，触发越敏感；少部分呼吸机是流量越高，触发越敏感，需注意鉴别。

（3）其他：如容积触发(volume trigger)和形态触发(morphological triggering)，前者是指呼吸机通过流量传感器感知吸气容积大小的信号触发方式，当吸气流量引起的容积变化达到预设水平，呼吸机启动一次呼吸；后者根据模拟的呼吸气流形态，符合要求触发呼吸机送气。其常是流量触发的补充形式，主要见于 BiPAP 呼吸机。

3. 触发灵敏度(trigger sensitivity，S)　触发呼吸机送气的参数临界值。达到或超过该数值，呼吸机就会启动一次呼吸。越接近基线水平，触发越敏感，也容易假触发；反之则不容易触发，因此 S 必须维持在适当水平。

二、完成吸气过程的方式

呼吸机工作时吸气过程发挥核心作用，除吸气触发外，包括送气过程、屏气过程及吸气向呼气的转换，根据基本变量简述如下。

1. 容积限制容积转换(volume-limited volume cycling)　又称容积限制容积切换。呼吸机按预设潮气量送气后，吸气结束，转为呼气。它曾经是定容型通气模式的基本工作方式，目前基本被淘汰。

2. 容积限制时间转换(volume-limited time cycling)　又称容积限制时间切换。呼吸机按预设潮气量送气结束，进入屏气阶段，达预设吸气时间后转为呼气。它是定容型通气模式的基本工作方式。

3. 流量限制时间转换(flow-limited time cycling)　又称流量限制时间切换。呼吸机按一定的流量形态和大小送气，达预设吸气时间后转为呼气。潮气量＝预设平均流量×预设送气时间，是目前定容型通气模式的最常用工作方式。

4. 压力限制压力转换（pressure-limited pressure cycling） 又称压力限制压力切换。呼吸机按预设压力水平送气，并在此压力水平转为呼气。它曾是早期定压型通气模式的基本工作方式，目前基本被淘汰。

5. 压力限制时间转换（pressure-limited time cycling） 又称压力限制时间切换。呼吸机按预设的压力水平送气至结束，进入屏气阶段，达预设吸气时间后，转为呼气。它是目前定压型通气模式的基本转换方式。

6. 压力限制流量转换（pressure-limited flow cycling） 又称压力限制流量切换。呼吸机按预设的压力送气，吸气流量达预设要求后转换为呼气。它是压力支持通气及其衍生模式的基本工作方式。

7. 自主限制自主转换（self-limited self cycling） 呼吸机按被通气者的自主呼吸节律和能力决定吸气形式和吸气转换为呼气。它是新型自主通气模式，如神经调节辅助通气的工作方式。

三、呼气过程

呼吸机吸呼气转换结束至下一次吸气开始的阶段，以被动完成为主，显著受吸气影响。

四、自动跟踪（auto track）

不同条件下，吸气触发和吸呼气转换的要求不同，呼吸机自动监测呼吸信号（如流量大小、气容积大小、流量形态）变化，并自动调节触发和转换水平，完成吸气过程，是呼吸机自动化调节的形式。它主要见于BiPAP呼吸机。

第四章

机械通气的基本概念

机械通气(MV)的概念涉及通气模式、通气参数的基本种类,以及压力、容积、频率等具体概念。通气模式(ventilation mode)简称模式,是呼吸机完成 MV 的特定方式,每个模式有相对固定的通气参数。随着呼吸机的发展,相同模式的参数也不断变化。对同一模式而言,现代呼吸机和早期呼吸机的参数设置有明显不同,操作者应用不当是现代 MV 失败的主要原因之一。通气参数(ventilation parameter)简称参数,是呼吸机在一定模式状态下进行 MV 的要求,大体分为自变量和因变量两类。合理设置和调节参数是 MV 的基本要求。

1. 公共参数(common parameter) 无论通气模式如何更换或调节,有些参数皆可能发挥作用,必须预先调节好,而不随通气模式变化,故称为公共参数,主要包括触发灵敏度(S)、呼气末正压(PEEP)和吸入气氧浓度(FiO_2)。

2. 自变量(independent variable) 也称为预设参数,MV 时设定的通气参数。除公共参数外,预设参数大体分为两类:压力或容积,两者一般不能同时设定,因为压力设定的情况下容积变化;反之亦然。间歇指令通气是例外,因为两次 MV 之间是不受呼吸机支配的自主呼吸,理论上可加用任何类型的自主通气模式;某些新型通气模式也有类似特性。

3. 因变量(dependent variable) 也称为可变参数,指 MV 时随通气阻力而变化的通气参数。它是 MV 监测的重点之一。

第一节 机械通气的压力

无论自主呼吸或 MV,压力(实质是压强差)是驱动气流进出气道和肺的直接动力,也是改善气体交换的直接动力,并可能直接影响循环功能或机械通气相关性肺损伤(ventilator associated lung injury, VALI),掌握压力的基本概念是应用呼吸机的基础。

一、机械通气的基本压力及作用

1. 间歇正压通气(intermittent positive pressure ventilation, IPPV) 吸气期正压、呼气期压力降为 0 的压力变化形式,引起肺的周期性扩张和回缩,产生吸气和呼气(图 4-1 和图 4-2)。IPPV 是多种通气模式的基本压力变化,如容积辅助/控制通气(volume assist-control ventilation, V-A/C)、压力辅助/控制通气(pressure assist-control ventilation, P-A/C)、压力支持通气(pressure support ventilation, PSV)及其衍生模式的压力变化皆为 IPPV。IPPV 经常被错误地称为模式。

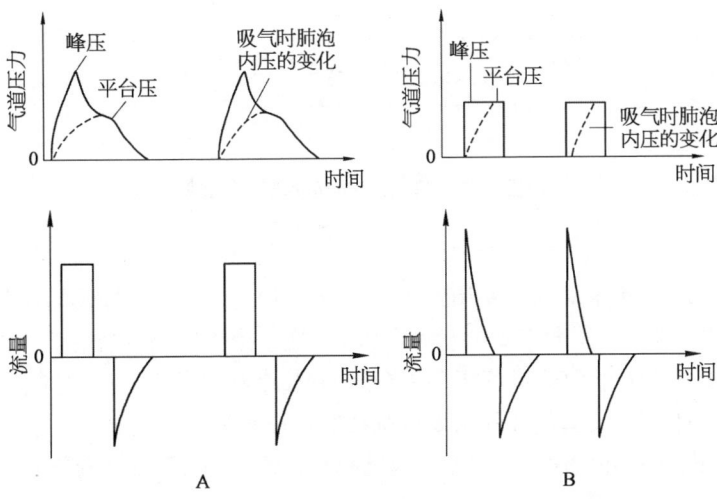

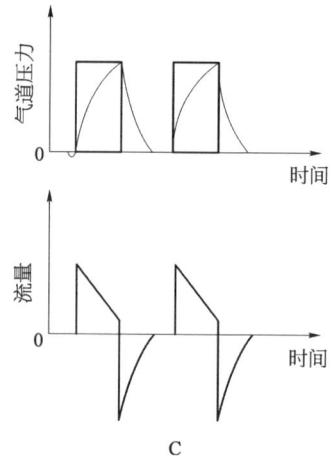

图4-1 间歇正压通气的两种基本模式

A. V-A/C模式,流量为方波,有屏气;B. P-A/C模式,送气流量降至0;C. P-A/C模式,送气流量未降至0,但接近0

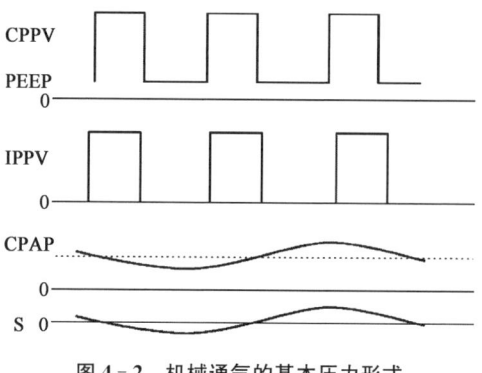

图4-2 机械通气的基本压力形式

S代表自主呼吸

2. 呼气末正压(positive end expiratory pressure,PEEP) MV时呼气末气道压大于0的状态。PEEP在整个呼吸周期皆存在,并影响整个吸气过程(升高峰压和平台压)和整个呼气过程(升高呼气初期和中期的气道压,使呼气末期压维持在预设水平),因此PEEP不是单纯呼气末存在的压力。新型呼吸机的发展导致PEEP自动调节的出现和发展,压力在吸气期及呼气早期为0或接近0,降低峰压和平台压,减轻 MV 对循环功能的抑制和 VALI,促进呼气完成;呼气中晚期达预设水平,有效发挥 PEEP 的作用。

3. 持续气道正压(continuous positive airway pressure,CPAP) 呼吸机在整个呼吸周期中提供一恒定压力,通气过程由自主呼吸完成。实质是以零压为基线的自主呼吸基线上移。其产生机制、作用与 PEEP 相同。

4. 持续正压通气(continous positive pressure ventilation,CPPV) PEEP 与 IPPV 的组合形式(图 4-3)。CPAP/PEEP 主要发挥下述作用。

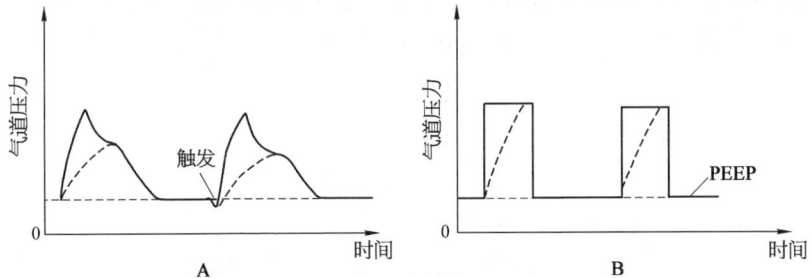

图 4-3 持续正压通气的两种基本模式

A. V-A/C 模式;B. P-A/C 模式;虚线为 Pal 的变化

(1) 扩张陷闭肺泡:适当 CPAP/PEEP 扩张陷闭肺泡,减少静动脉血分流率(venous-arterial shunt rat,$\dot{Q}s/\dot{Q}t$),减轻或消除切变力损伤,改善陷闭区肺循环,即在保护肺的基础上提高 PaO_2,主要用于治疗急性呼吸窘迫综合征(ARDS)。

(2) 改善肺水肿:适当 CPAP/PEEP 能增加肺泡压(alveolar pressure,Pal)和肺间质压(pulmonary interstitial pressure,Pin),有利于肺泡和间质液回流至血管腔;促进肺泡周围液体向间质分布;提高 PaO_2,主要用于心源性肺水肿(CPE)的治疗。

(3) 改善气道陷闭:用于周围气流阻塞性疾病,主要是慢性阻塞性肺疾病(COPD),对抗内源性 PEEP(intrinsic positive end-expiratory pressure,PEEPi),改善人机同步。

(4) 选择性降低左心室后负荷:主要是通过降低过低的胸膜腔内压(intrapleural pressure,Ppl)(又称胸腔内压)而降低左心室跨壁压(准确反映左心室后负荷),改善心功能,对急性或慢性 CPE 有较好的治疗作用。

(5) 降低气道阻力(Raw):任何情况下,低水平 CPAP/PEEP 皆可降低 Raw,预防肺泡陷闭和 MV 导致的胸肺顺应性(Crs)减退。

5. 双相气道正压(biphasic positive airway pressure,BIPAP) 吸气相和呼气相皆设置正压,两者的调节互不影响,两者的压力差为预设通气压力,即增加或降低呼气相压力,峰压不变,通气压力相应下降或升高;增加或降低吸气相压力,峰压升高,且等于预设吸气相压力,呼气相压力不变,通气压力相应升高或降低(图 4-4)。与 CPPV 的高压和低压关系明显不同,后者低压升高或降低,峰压相应升高或降低,通气压力不变。由于压力变化方式不同,BIPAP 有独特优势。

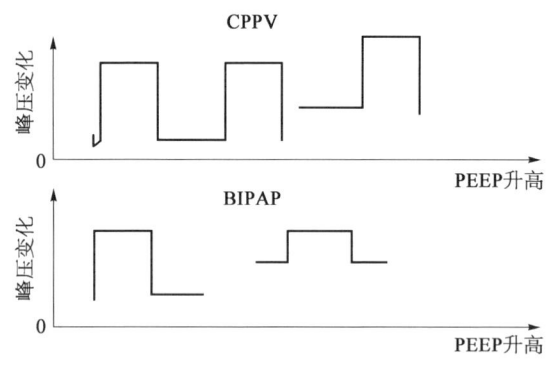

图 4-4 BIPAP 压力调节模式

二、机械通气过程的基本压力概念

1. 气道峰压(peak airway pressure,Ppeak) 简称峰压,吸气过程中的最高气道压,在送气末测得,可反映总通气阻力的大小。

2. 吸气末正压(end inspiratory positive pressure) 吸气达峰压后,维持肺泡充盈的压力,规范设置的情况下气流可能消失(吸气末屏气),见于持续指令通气(continuous mandatory ventilation,CMV),如 V-A/C 或 P-A/C 或其衍生模式;也可能存在(图 4-1),见于 PSV 等自主通气模式或设置有欠缺的 CMV 模式或通气阻力过大、难以设置的 CMV 模式。正常情况下,吸气末正压是通气过程中肺泡承受的最大压力。

(1) 平台压(plateau pressure，Pplat)：吸气末气流终止时显示的气道压。其作用是克服胸肺弹性阻力(Ers)，使肺处于扩张状态，因此 Pplat 可反映 Crs。

(2) 最高平台压(maximum plateau pressure，Pplatmax)和最低平台压(minimal plateau pressure，Pplatmin)：气道或肺泡病变的不均匀性和重力作用导致峰压克服 Raw 后，Pal 的分布并不一致，临床测定的 Pplat 实质是吸气末平均肺泡压(Pplatmean，简称 Pplat)，时间常数(RC)最短肺区的平台压最高，称为最高平台压，容易导致肺过度充气；RC 最长的肺区平台压最低，称为最低平台压，容易导致通气量不足和分流样效应。

(3) 吸气末正压的作用和不良效应

1) 扩张肺泡，改善肺水肿：主要用于 ARDS 或 CPE 的治疗。其效应与 PEEP 有一定的相似性；压力较高，作用更显著。总体上，吸气末正压主要是打开陷闭肺泡，使肺水肿更快向间质区分布和血管内转移；PEEP 主要是维持肺泡开放和维持肺水肿的持续改善。

2) 改善气体分布：适度吸气末正压符合呼吸生理，可用于各种呼吸衰竭的治疗。在气道或肺实质病变不均匀时，吸气末屏气可使气体由相对较充足的时间进入通气不畅的肺泡，改善气体分布。

3) 导致 VALI 和循环功能障碍的重要原因：一般吸气末正压是肺泡承受的最大压力，伴跨肺压增大，是引起 VALI 的主要原因之一，对血流动力学的影响更大，故临床应用时需严格控制平台压的高低和持续时间。

(4) 有无平台的差异：一般而言，Pal 分布不均，平台的存在使气体可由压力较高的肺区或肺泡进入压力较低的肺区或肺泡，改善气体分布。平台仅出现于 CMV 或同步间歇指令通气(synchronized intermittent mandatory ventilation，SIMV)的指令部分，呼吸机显著或完全抑制自主呼吸，平台是必要的。无论定容、定压还是两者混合的通气模式，平台不出现意味着通气参数设置不合适或欠合适。

自主通气模式不可能出现压力或流量平台，自主呼吸可充分发挥代偿作用，改善气体分布，因此无平台是合理的。

(5) 平台的设置：为有效发挥作用，尽可能避免或减少副作用，一般要求控制通气(controlled ventilation，CV)时 Pplat≤35 cmH$_2$O,辅助通气(assisted ventilation，AV)、平稳自主吸气触发时 Pplat≤30 cmH$_2$O;平台时间占呼吸周期(respiratory cycle，Ttot)的 5%～10%;需加强改善低氧血症时,可适当延长至占 Ttot 的 15%。

3. 气道峰压与平台压之差(difference between peak airway pressure and plateau pressure)　峰压与平台压的差值,见于定容型通气模式,反映呼吸系统的黏性阻力(respiratory viscous resistance，Rrs),主要是肺阻力(包括气道阻力和肺黏性阻力)或 Raw 的大小;因此准确测定 Rrs 或 Raw 需选择定容型模式,并进行 CV。

4. 平均气道压(mean airway pressure，Pmean)　整个呼吸周期的气道压平均值,受 Ppeak、Pplat、PEEP、不同压力持续时间等的综合影响。其大小实质是一个呼吸周期中压力曲线下的面积。对非阻塞性肺疾病,主要用于反映 MV 对循环功能的影响。

5. 驱动压(driving pressure，DP)　不同情况下有不同含义,一般指克服摩擦阻力而使流体流动的压力差;保护性肺通气强调的 DP 是指患者呼吸肌不做功时,作用于整个呼吸系统、大于呼气末肺泡压的压力,即吸气末、呼气末的肺泡压之差,可较好反映 Crs,主要用于评估 ARDS 的 VALI 和指导通气策略。

三、机械通气容易混淆的重要压力概念

1. 通气压力(ventilation pressure)　吸气起始时的气道高压与肺泡内压之差,是定压型通气模式决定 VT 的主要因素,也是定容型模式反映通气阻力的基本参数。

2. 预设通气压力(preset ventilation pressure)　预设气道高压与低压之差,是定压型通气模式决定 VT 的主要因素。在传统呼吸机的定压型模式,直接设置预设压力。在 BIPAP 模式或双水平正压(BiPAP)呼吸机,预设通气压力为预设高压与低压之差。

3. 实际通气压力(actual ventilation pressure)　吸气初期,气道高压与肺泡内压之差。在 CV 且无 PEEPi 的情况下,与预设通气压力相同,为气道高压与低压之差;若有 PEEPi,且 PEEP 不影响 PEEPi 大小的情况下,为气道高压与 PEEPi 之差;若 PEEPi 和 PEEP 同时存

在,且实际呼气末肺泡正压(actual positive end-expiratory alveolar pressure, PEEPel 或 PEEPtot)取决于两者的综合影响,为气道高压与 PEEPtot 之差。若自主呼吸存在,吸气初期 Pal 明显下降,实际通气压力也明显增大。

4. **压力坡度**(pressure slope) 定压型通气模式送气压开始上升至预设值或从吸气高压结束开始下降至基线值的时间。传统早、中期呼吸机的两部分时间皆接近 0,即呼吸机送气,压力迅速上升至预设值或迅速降至 PEEP(或 0);现代呼吸机可以调节压力上升时间或压力下降时间,一般以秒或百分比或相对数(1、2、3 等)表示。

(1) 吸气压力坡度(inspiratory pressure slope):在定压型模式,呼吸机预设通气压力的上升时间,吸气压力坡度 0.2 s 是指达预设通气压力需 0.2 s,从而使吸气触发后达峰流量的时间延长,有助于减轻过快、过高的吸气压和过高的流量对面部或气管的刺激。较陡直时,初始流量高,适合深快呼吸的患者;反之初始流量低,适合呼吸较平缓的患者。

(2) 呼气压力坡度(expiratory pressure slope):在定压型模式,吸气结束后气道压的下降时间。较陡直时,压力下降快,反之则下降慢。该参数设置主要见于现代 BiPAP 呼吸机,有助于减轻上气道陷闭,主要用于复杂阻塞性睡眠呼吸暂停低通气综合征(OSAHS)的无创正压通气(NPPV)治疗;部分情况下也可用于周围气道陷闭,主要是 COPD 的治疗。

第二节 机械通气的流量与潮气量

MV 的压力差产生流量(F)和潮气量(VT),是驱动气体进出肺的直接动力。在定容型模式,吸气 F 或 VT 是预设的,准确掌握 F 的形态和大小、VT 的不同概念是 MV 的重要基础。

一、流量波形

呼吸流量波形(respiratory flow waveform)指自主呼吸或 MV 时,呼吸气流的变化形态,包括吸气和呼气,一般指吸气流量(inspiratory flow)波形,主要有正弦波、递减波、方波(图4-5)。

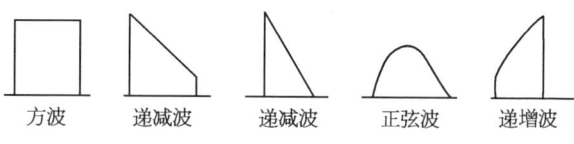

图4-5 吸气流量波形模式图

1. 方波(square wave) 整个送气过程中F恒定,吸气峰流量(peak inspiratory flow,PIF)和平均F相同,是定容型模式的基本流量波形。

选择方波时,送气过程中维持恒定高F,吸气时间(inspiratory time,Ti)短,Ppeak高,Pmean低,更适合循环功能障碍或低血压患者;与呼吸生理符合度小,总体应用减少。

2. 递减波(decelerating wave) 吸气开始F迅速上升至PIF,随后呈线性或指数(一般为线性)下降,至PIF的一定比例(绝大多数)或0(少数),送气结束。递减波是定压型模式产生的基本波形,也是定容型模式的常用波形。较快的自主呼吸F波形接近递减波。

选择递减波时,送气初始F最高,然后逐渐下降,一般降至PIF的25%左右结束送气,故Ti长,Pmean高,Ppeak低,更适合有气压伤的患者。呼吸较强的患者的初始吸气F高,与方波相比,递减波容易满足患者吸气需求,符合吸呼气转换特点,临床应用明显增多。

3. 递增波(accelerating wave) 吸气开始F很低或为0,然后呈线性或指数上升至PIF,送气结束。它曾是定容型模式的一种流量形态,不符合MV气时的呼吸生理学特点,已被淘汰。

4. 正弦波(sine wave) 吸气F逐渐增加至最大值,随后逐渐减小,如物理模型中的正弦形态。健康人平静呼吸时接近正弦波。正弦波曾是定容型模式的一种流量形态,不符合MV时的呼吸生理学特点,已被淘汰。

5. 流量坡度(flow slope) 也称为流量上升时间。在定容型模式的递减波或方波,吸气触发后,F迅速上升至峰值,容易产生对面部或气管的刺激;设置流量上升时间也可产生类似吸气压力坡度的效应,改善人机配合;设置不当是导致人机对抗和通气失败的常见原因。

二、吸气流量大小

吸气流量是指吸气时间内,被通气者自主吸入或呼吸机输送气体的速度变化。

1. 吸气峰流量 吸气时间内,被通气者自主吸气或呼吸机输送气体的最大瞬时速度。

2. 平均吸气流量(mean inspiratory flow) 送气过程中,吸气 F 的平均值,其大小为吸气 VT 与送气时间(不一定是吸气时间)的比值。方波的平均吸气 F 等于 PIF。

三、潮气量

潮气量(又称潮气容积)是常用的通气参数之一,有吸气潮气量和呼气潮气量、预设潮气量和监测潮气量等概念。

1. 预设潮气量(preset tidal volume) 用定容型模式时,在主机上设定的潮气量。

2. 直接设置潮气量(direct preset tidal volume) 定容型模式潮气量的直接设置分两种类型,一是容积限制容积转换,即达预设潮气量转换为呼气;二是容积限制时间转换,即有吸气末屏气,潮气量达预设值后吸气仍维持,达预设 Ti 后转换为呼气。前者已基本被淘汰;后者是目前的常用形式。

3. 间接设置潮气量(indirect preset tidal volume) 先设定流量形态、大小及送气时间和屏气时间。潮气量是平均 F 和送气时间的乘积。特点是流量限制时间转换,比如预设值分别为 Ti 1 s(其中送气时间 0.8 s,屏气时间 0.2 s),流量为方波,大小为 500 mL/s,则 VT = 500 mL/s×0.8 s=400 mL。现代呼吸机常同时有潮气量设定按钮和前述各种参数的设置按钮(或触摸键),其中设定潮气量是目标潮气量,若设置流量和时间参数不当,实际输出潮气量远低于预设目标潮气量。前述情况常见,是导致人机对抗、VALI、呼吸机相关性肺炎(VAP)的常见原因,但容易被忽视或错误解读。

4. 监测潮气量(monitoring tidal volume) 呼吸机监测的潮气量。由于连接管路的顺应性和气体的可压缩性,监测的吸气潮气量常比预设潮气量小。在设定的流量和时间参数合适的情况下,现代呼吸机多能自动校正上述影响,设定值、监测值基本相同。

5. 吸气潮气量(inspiratory tidal volume,VTi)　静息状态下,每次呼吸时,自主吸入的气量或呼吸机输入的潮气量。

6. 呼气潮气量(expiratory tidal volume,VTe)　静息状态下,每次呼吸时,自主呼出的气量或呼吸机排出的潮气量。由于呼出气是肺内充分湿化、温化的气体,它一般比吸气潮气量大。

第三节　机械通气的时间参数

MV 的时间参数比自主呼吸复杂,且随不同呼吸机类型变化。对时间参数理解错误是呼吸机设置不当、人机对抗的常见原因。

一、吸呼气时间

1. 呼吸周期(Ttot)　一次吸气开始至下一次吸气开始的时间。多数情况下由吸气时间(包括触发时间)和呼气时间组成,在 BiPAP 呼吸机或 BIPAP 模式,由吸气相时间和呼气相时间组成。

2. 吸气时间(Ti)　呼吸机接受吸气触发机制,开始吸气至呼气装置开放、开始呼气前的时间。它包括触发时间(控制通气无)、送气时间、屏气时间(自主通气模式无)、吸呼气转换时间(正常情况下极其短暂,可忽略)。

3. 呼气时间(expiratory time,Te)　呼吸机呼气装置开放、开始呼气至下一次开始吸气前的时间。

4. 吸呼气时间比(inspiratory to expiratory ratio,I∶E)　简称吸呼比,是吸气时间与呼气时间的比值。

(1) 基本概念

1) 预设吸呼气时间比(preset I∶E ratio):简称预设吸呼比,是在持续指令通气或间歇指令通气的指令部分,预设吸气时间与呼气时间的比值。

2) 实际吸呼气时间比(actual I∶E ratio):简称实际吸呼比,是实际吸气时间与实际呼气时间的比值。在 CMV 或 SIMV 模式,若无自主呼吸,与预设值一致;反之,多数与预设值不一致。

(2) 临床意义:在 CMV 或 SIMV 的指令部分,Ti 一般为预设值,包括触发时间(非控制通气)、送气时间和屏气时间。实际 Te 和 I∶E 受实际呼吸频率(RR)的影响,实际 RR 和预设 RR 相同时,Te 和 I∶E 皆为预设值,否则皆随实际 RR 增加而相应缩短。

实际值,而不是预设值,应符合患者的呼吸生理变化,也不要超出呼吸机的工作范围。实际 Ti 和 I∶E 不符合要求(意味着 Te 也不符合要求)是导致实际输入 VT 不足、人机对抗、VALI、VAP 的常见原因,常被错误解读或忽视。

5. 送气时间(insufflation time)　从呼吸机接受吸气触发机制,开始送气至吸气阀关闭、吸气气流终止的时间。与吸气时间可以一致(控制通气),也可以不同(辅助通气)。

6. 屏气时间(pause time)　吸气气流终止至呼气前的时间。在 CMV 或 SIMV 的指令部分,该时间应存在,且占 Ttot 的比值一般为 5%~10%;否则多提示通气参数设置不当。

二、呼吸频率

呼吸频率(respiratory rate,RR)概念众多,容易表达混乱,简述如下。

1. 预设通气频率(preset ventilation rate)　为保证呼吸机完成必要的每分钟通气量(VE),根据患者情况,按通气模式要求设定 RR,如各种辅助/控制通气(assist-control ventilation,A/C)、CV 或 SIMV 皆需设定 RR。单纯 AV 或 PSV 等自主通气模式没有预设 RR。

2. 实际呼吸频率(actual breathing frequency)　呼吸机实际监测到的 RR,包括由患者自主吸气触发和呼吸机按预设要求完成的呼吸次数。实际 RR≥预设 RR。若假触发频繁,实际 RR 增快(后同);若有自主吸气动作,但未触发送气,呼吸机监测不显示 RR。

3. 机械通气频率(mechanical ventilation frequency)　呼吸机按预设吸气指令要求完成的通气次数,如 CV 和 SIMV 的预设 RR、AV 和 A/C 的实际 RR。

4. 自主呼吸频率(spontaneous respiratory frequency)　MV 时,

自主呼吸或主要由自主呼吸完成的呼吸次数,如CPAP、PSV等自主通气模式的RR;或SIMV时,除预设RR以外由自主呼吸完成的呼吸次数。

5. 总呼吸频率(total respiratory frequency)　每分钟呼吸机按预设指令通气的次数和自主呼吸(包括自主通气模式)完成的呼吸次数之和,主要描述SIMV、SIMV+PSV及其衍生模式完成的全部RR。

总之,无论患者自主呼吸多少和强弱,呼吸机按设置要求强行完成的呼吸次数或最低送气次数,称为预设RR。实际RR是呼吸机实际送气次数或呼吸机送气与自主呼吸(或自主通气模式)次数之和,部分呼吸机能区分机械通气和自主呼吸频率。

三、特殊概念

1. 吸气末屏气(end inspiratory hold)　正压通气时,吸气流量停止,呼气阀未打开的状态。无呼吸气流产生,有助于吸入气在肺内均匀分布;压力为平台压,其时间为屏气时间,多通过设置呼吸机参数直接或间接设定,也可通过人工操作完成。

2. 呼气末屏气(end expiratory hold)　呼气压力降至0或PEEP水平,并在下一次吸气前呼气阀关闭的状态,主要用于PEEPi、PEEPtot及相关呼吸力学参数等的测定。

四、吸呼气时相

1. 吸气相(inspiratory phase)　BiPAP呼吸机或BIPAP模式的专用名词,指呼吸机预设的、完成吸气过程的时相(包括送气和屏气时相);允许自主呼吸在一定限度内自由出现,即在该时相内出现自主吸气,或屏气阶段出现自主吸气或呼气,会产生额外气流而无严重人机对抗;若无自主呼吸出现,则为吸气时间,与传统呼吸机的吸气时间相同。

2. 呼气相(expiratory phase)　BiPAP呼吸机或BIPAP模式的专用名词,指呼吸机预设的、完成呼气过程的时相;允许自主呼吸在一定限度内自由出现,即在该时相内可出现自主吸气,产生额外气流而无明显人机对抗;若无自主吸气出现,则为呼气时间,与传统呼吸机的呼气时间相同。

(1) 吸气相压力(inspiratory positive airway pressure, IPAP):

BiPAP 呼吸机或 BIPAP 模式的特有概念,习惯称为高压,实质是设定的吸气高压。

(2) 呼气相压力(expiratory positive airway pressure,EPAP):BiPAP 呼吸机或 BIPAP 模式的特有概念,习惯称为低压,相当于 CPAP/PEEP。

(3) 吸气相时间(inspiratory phase time,Ti):BiPAP 呼吸机或 BIPAP 模式的特有概念,实质是完成吸气相压力的时间。若无额外自主呼吸出现为吸气时间,与吸气相压力组成完整的吸气相概念。

(4) 呼气相时间(expiratory phase time,Te):BiPAP 呼吸机或 BIPAP 模式的特有概念,是完成呼气相压力的时间。若无额外自主吸气出现即为呼气时间,与呼气相压力组成完整的呼气相概念。

第四节 呼吸机的监测和报警

呼吸机本身主要监测(monitor)预设参数的准确度、因变量和呼吸力学变化,以及相应的波形图变化,监测参数大体分为压力(P)、流量和容积(volume,V)三类。新式呼吸机可对某些特殊呼吸功能进行监测。报警提示 MV 过程中可能或已经出现的问题,有助于提高通气的安全性。

一、机械通气的监测

(一) 压力监测

主要是 Paw 监测,直接指导压力参数的设置,间接反映呼吸力学变化。

1. 压力感受器 一般安装在连接管路的近端(Y 形管附近)、呼气端或进气端。在 Y 形管附近可较准确反映 Paw 变化,在呼气端容易低估 Paw,在进气端则容易高估 Paw。

2. 常用压力参数

(1) 直接测定参数:① Ppeak,压力感受器显示的最大 Paw;② Pplat,吸气末屏气,压力感受器显示的压力,若没有屏气,则称为吸气末正压,反映吸气末的最大平均 Pal;③ PEEP,呼气末显示的 Paw。

(2) 间接测定指标:① PEEPi,PEEP 为 0 时,呼气末屏气显示的

Paw,间接反映呼气末 Pal;② PEEPtot 或 PEEPal,呼气末屏气显示的压力,是 PEEP 和 PEEPi 的综合反映,其大小不是两者之和,而是≤两者之和,反映实际呼气末 Pal。

(二) 流量监测

流量感受器多连接在 Y 形管与人工气道之间或呼气端,前者可准确反映吸入气和呼出气 F、VT 的变化,由于需增加连接管路,无效腔增大,移动性也较大,感受器易损坏;后者不易损坏,与患者的实际呼气 F、VT 可能有一定差异。近端或呼气端流量感受器可因水蒸气或气道分泌物而损坏,应定时更换或清洗。

(三) 容积监测

现代呼吸机主要通过流量感受器监测吸呼气容积,V 是 F 对时间的积分,现代呼吸机应用微处理器非常容易测定 VT,VE 是 VT 与 RR 的乘积。

(四) 波形图监测

现代多功能呼吸机(包括部分 BiPAP 呼吸机)皆有此功能,临床上容易被忽视。本节仅简单介绍概念。

1. 基本波形图 为 Paw 波形图、呼吸 F 波形图和 VT 波形图,现代呼吸机几乎皆有该类显示,价值极高,必须充分掌握。

(1) 基本概念:Paw、F、VT 随时间变化的动态曲线分别称为 Paw 波形图、呼吸 F 波形图、VT 波形图。

(2) 不规范概念:将英文名称直译为"压力-时间曲线""流量-时间曲线""潮气量-时间曲线"是不合适的。因为任何参数皆随时间变化,无必要重复,也不符合汉语习惯。

2. 衍生波形图 主要有下述两种,总体价值有限;被过度强调,且有较多错误解读;强调掌握基本波形图是解读衍生波形图的基础。

(1) P-V 曲线:MV 过程中 Paw 与 VT 之间变化关系的曲线。由于吸气、呼气密闭呈环状,也称为 P-V 环。强调与传统静态或准静态 P-V 曲线有巨大差异,正确解读有较大困难。

(2) F-V 曲线:MV 过程中呼吸 F 与 VT 之间变化关系的曲线。由于吸气、呼气密闭呈环状,也称为 F-V 环。与常规通气功能测定的用力 F-V 曲线有较大差异,也应学会正确解读。

现代呼吸机多有此功能或升级为此功能的能力。按特定要求检测对判断 Crs 和 Rrs 的变化更有帮助；动态常规检测有多方面的价值。

(五) 气道阻力和胸肺顺应性测定

1. Raw　气道的黏性阻力，又分为吸气阻力（inspiratory resistance，Ri）和呼气阻力（expiratory resistance，Re）（图4-6）。

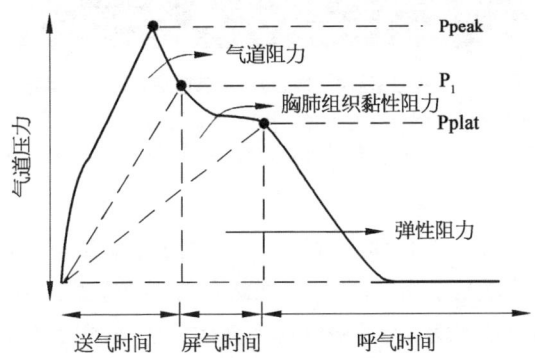

图4-6　气道阻力和呼吸系统黏性阻力测定示意图

$$Ri = \frac{Ppeak - P_1}{PIF}$$

$$Re = \frac{Pplat - PEEPtot}{PEF}$$

严格讲，呼吸机实际测定 Rrs，包括 Raw、肺黏性阻力和胸廓黏性阻力，常规测定吸气相阻力。多数情况下，用 Rrs 代替 Raw。PEF 为呼气峰流量（peak expiratory flow）。

$$Rrs = \frac{Ppeak - Pplat}{PIF}$$

2. Crs　常规测定动态顺应性；若准确测定静态顺应性和 Raw，需在容积控制通气（volume controlled ventilation，VCV）条件下人工吸气末屏气（图4-7），主要反映肺顺应性（lung compliance，C_L）。

$$Crs = \frac{VT}{Pplat - PEEP}$$

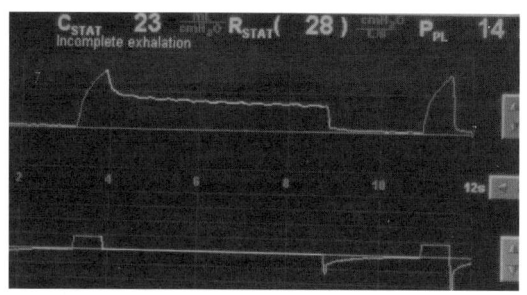

图 4-7 呼吸系统黏性阻力和胸肺顺应性的准确测定

VCV 模式,吸气末人工长时间屏气,Paw 从峰压开始逐渐斜性下降,出现稳定的平台,可准确测定 Rrs 和 Crs,大体反映 Raw 和 C_L

3. Crs 和 Raw 测定的核心区别　为测定准确或有可比性,Crs 和 Raw 的测定要求基本相同;容易忽视两者的本质差别。顺应性是肺的静态特性,只要达要求,与呼吸气流无直接关系,故容易准确测定;Raw 是动态特性,与呼吸气流量有直接关系,气流量较大时以湍流为主,Raw 明显增大;气流量较小时,以层流为主,Raw 明显下降,即呼吸形式直接影响 Raw,因此 Crs 测定有较高价值,Raw 测定价值较小,流量波形图更有价值。

(六) 0.1 秒口腔闭合压($P_{0.1}$)、最大吸气压(maximal inspiratory pressure, MIP)和肺活量(vital capacity, VC)测定

部分呼吸机有此功能,其中 $P_{0.1}$ 测定最简单、方便(图 4-8);后两者是特殊条件下的气道压和容积变化,测定方便,准确度较差;若设置合理,也可测定最大呼气压(maximal expiratory pressure, MEP)。

二、呼吸机的报警

报警(alarm)是 MV 过程中超过预设要求及安全范围而发出的警示信号,一般包括声、光两种信号。根据可能危及生命的程度分为一类、二类和三类报警。

1. 一类报警　可能会立即危及生命,需迅速处理的报警。特点是持续性报警,报警指示器闪亮;发出较响亮的声音,不能人工消除。常见问题有断电或供电不足、窒息、气源压力不足、气源压力过高、呼气阀

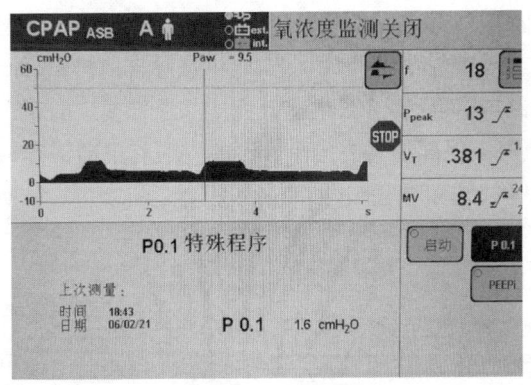

图 4-8 $P_{0.1}$ 测定

PSV 模式，支持压力 12 cmH$_2$O，PEEP 5 cmH$_2$O，呼吸稳定，RR 18 次/min，进入撤机阶段。呼气末开启 $P_{0.1}$ 测定键，显示 $P_{0.1}$ 1.6 cmH$_2$O。建议呼吸稳定后，测定 5 次，去掉最大值和最小值，取中间 3 个测定数据的平均值为最终结果

和计时器失灵等。

2. 二类报警　具有潜在危及生命，需较快处理的报警。特点为间歇性、柔和的声光报警，可人工消除报警声音。常见原因是各种通气参数，如 Ppeak、VT、VE、RR、FiO$_2$ 等超出预设范围，也见于管路漏气、空氧混合器失灵、气路部分阻塞、湿化温度过高或过低、PEEP 过大或过小、自动切换或其他预防性措施超过预设值等。

3. 三类报警　不会危及生命的报警。仅有光报警，见于中枢驱动能力的变化、呼吸动力的变化、PEEPi 大于 5 cmH$_2$O。大部分呼吸机无三类报警设置。

第五节　机械通气的密闭性和单一性

完成 MV 的基本要求是通气方向的单一性和通气管路的密闭性。

一、通气方向的单一性

吸气时吸气阀（或活瓣等）充分开放、呼气阀（或活瓣等）关闭或维持较小的开放状态，气体由呼吸机送入气道，而不至于由呼气口漏出

(多数呼吸机)或过多漏出(BiPAP 呼吸机);呼气时呼气阀充分开放,吸气阀关闭或维持较小的开放状态,气体从呼气口排出,而不至于反流进入吸气管路,从而保证 VE 的有效完成和通气模式的正常运转。

1. 机械阀　保障通气方向单一性的方法有单向活瓣或单向阀(机械阀),包括吸气阀和呼气阀,如简易呼吸器(图 4-9)、早期呼吸机、现代部分呼吸机。

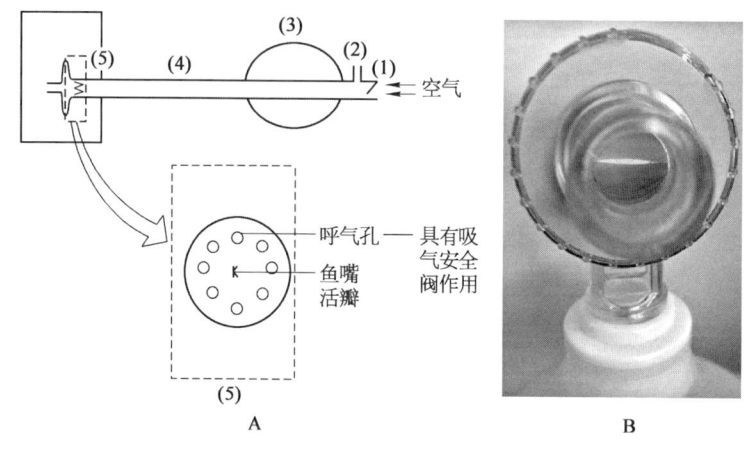

图 4-9　简易呼吸器

A. 结构示意图:(1) 单向活瓣;(2) 氧气导管接口;(3) 气囊;(4) 螺纹管;(5) 鱼嘴活瓣;B. 目前常用简易呼吸器的鱼嘴活瓣类型

因被通气者必须克服吸气单向活瓣或单向阀阻力触发呼吸机送气,呼出气流又必须经过阻力较高的呼气单向阀,故常明显影响辅助通气或自主通气模式的吸气触发和送气过程。新式品牌呼吸机的机械阀性能显著提高,对通气的影响程度显著减小。

2. 电磁阀　现代呼吸机多采用双气路完成吸气和呼气,通过电磁阀保持通气方向的单一性,其特点是呼气阀在吸气期关闭或维持较小的开放状态,吸气阀充分开放;在呼气期,呼气阀充分开放,吸气阀关闭或维持较小的开放状态。吸气阀在吸气期的充分开放与呼气阀的关闭或接近关闭同步;反之亦如此,故称为伺服阀。

3. 持续气流　BiPAP 呼吸机主要通过较高流量的持续气流完成单一性,即吸气时,少部分气体经呼气口漏出;涡轮高速运转产生的大流量持续气流仍能在呼吸机驱动下进入气道；呼气时，大部分气体通过呼气孔迅速排入大气；少部分气体反流入吸气管路，通过持续气流的冲洗大部分排入大气，故能有效维持正常通气，且无效腔非常小。

二、通气管路的密闭性

吸气时气体由呼吸机送入气道，呼气时从呼气口排出，而不至于从异常部位漏出，称为密闭性。其有助于保障各种通气模式正常运转（包括吸气触发、送气完成、屏气、吸呼气转换、CPAP/PEEP 的维持），保障 VE。漏气，特别是"隐形漏气"（即在管路不漏气的情况下设置的 VT 并未充分送入气道，主要见于通气参数调节不当），是通气失败的常见原因，容易被忽视或错误解读。

第五章

呼吸机性能下降的评估与处理对策

现代机械通气（MV）强调新术语，如"保护性肺通气""保护性膈肌通气""保护性右心通气"，并列出和不断更新一系列参数界值；但疾病的生理学特点经常被无视或错误解读。呼吸机设置和调节不当、呼吸机性能差或下降也非常常见，是导致 MV 效果变差、治疗时间延长、死亡率升高的主要原因之一。这些问题不能通过严格控制"保护性肺通气"等的参数和频繁使用体外膜氧合（ECMO）解决，其核心涉及两方面问题，一是操作者的呼吸生理知识和呼吸机应用水平；二是呼吸机的性能。开机后呼吸机自检是基本操作程序，很容易实现，而在 MV 过程中是否能够实现稳定通气和良好人机配合面临巨大挑战。本节阐述呼吸机性能，并与疾病因素、设置和调节不当变化比较，有助于提高专业医务人员的辨别能力和处理水平。基本的气道压（Paw）、呼吸流量（F）、潮气量（VT）波形图变化是评估呼吸机性能，进行定位、定性评估的基本和主要内容，其中吸气和呼气 F 是通气的核心，变化最敏感、最特异。呼吸机的性能涉及诸多方面，核心是吸气阀和呼气阀的性能及相应的软件调节，而阀的性能又是核心中的核心，在呼吸机应用的早期阶段，通气阀性能总体较差，中期阶段通气阀性能下降主要见于应用时间较久、缺乏维修的呼吸机；现阶段，"卡脖子"问题短时间内难以有效解决，一些新式呼吸机显示出更严重的问题，是导致危重症患者治疗失败的常见原因。

本章通过具体案例介绍呼吸机性能的评估方法。

第一节 基本通气波形图的分析和评估

学会基本通气波形图的分析,区分正常和异常变化是评估的基础。

一、基本波形图的正常变化

正常波形图是符合通气模式特点和疾病呼吸生理学特点的变化,本节主要以压力支持通气(PSV)(参数设置合适)为例简述。

(一)基本变化

1. 气道压 为方波;若设置吸气压力坡度,则上升支表现为略倾斜的直线;若同时设置呼气压力坡度,则下降支为略倾斜的直线。

2. 呼吸流量 吸气 F 陡直线性上升,形成尖峰,然后线性下降,表现为典型的递减波。呼气 F 下降支也陡直线性下降,并出现尖峰,上升支随呼吸生理和病理生理状态变化,若 Raw 正常或基本正常,PEF 与 PIF 相近,上升支表现为线性或略向上凹陷的曲线,F 迅速降至 0。若周围气道阻塞,吸气 F 变化不大;呼气 F 下降支仍呈陡直线性,PEF 下降,上升支多呈凹型曲线,需较长时间降至 0(阻塞较轻)或至下一次吸气前仍不能降至 0(阻塞较重),或呈现明显凹陷,呼气终末 F 接近 0(合并气道陷闭)。

3. 潮气量 上升支较陡直,为吸气 VT;下降支较倾斜,为呼气 VT,与呼气相 Raw 略大于吸气相一致。气道阻塞时,下降支明显倾斜,时间延长。总体 VT 波形图提供的信息较少。

(二)增大支持压力后的变化

若提高支持压力(support pressure, PS),且辅助参数设置合适,则意味着吸气和呼气的驱动压增大,F 和 VT 增大,RR 变慢,伴生理无效腔(VD)/VT 减小,总体效应为有更充足的吸气时间(Ti)和呼气时间(Te)。在 Raw 正常或基本正常的患者,吸气、呼气 F 波形的形态不变,PIF 和 PEF 升高;在阻塞性肺疾病患者,吸气和呼气 F 波形也基本不变,PIF 和 PEF 升高,呼气 F 能较快降至 0(阻塞较轻)或至下一次吸气前明显下降(阻塞较重)。

若出现中央气道阻塞的变化,可能为人工气道或气道分泌物阻塞(容易鉴别,提示管理不善)、连接管路阻塞(容易鉴别,提示管理不善)或呼吸机内气路异常(主要是吸气阀和呼气阀异常),后者是本节的重点。

二、参数设置不适当时的变化

临床常见,是与呼吸机性能下降的主要鉴别点;若充分掌握正确呼吸生理知识,鉴别并不困难。详见第六章和本章第二节。

第二节 通气阀异常的基本波形图变化

掌握前述正常变化和呼吸机设置不当的变化,就容易明确通气阀异常主要出现以大气道异常为核心的波形图变化。

一、基本概况

通气阀包括吸气阀和呼气阀,大部分双水平正压(BiPAP)或持续气道正压(CPAP)呼吸机采用漏气孔取代呼气阀;根据材料分机械阀和电磁阀,总体发展趋势是后者应用更多,理论上性能更好。随着材料学的发展,两者的性能皆明显提高。由于多方面因素的限制,阀的性能也可能更差;电磁阀也并非单纯的电磁线路,而是电磁线路与机械部件的组合(图5-1)。通气阀性能差主要见于用时较久的品牌呼吸机和大部分新研发的呼吸机。相对而言,吸气阀内置,总体稳定性较好,一旦出问题,难以检查和更换;呼

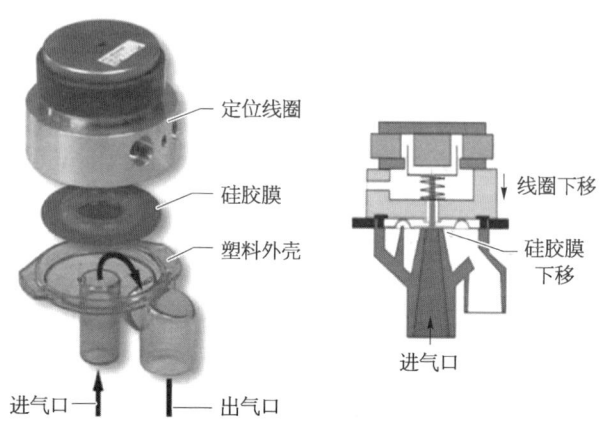

图5-1 现代呼气阀的基本组成

气阀多外置,易受分泌物等污染,更容易出现问题,容易拆卸、检查和维修。

二、通气阀性能下降的基本特点

吸气和呼气的压力差是驱动吸气阀和呼气阀开闭的主要动力,在压力差较小的情况下,更容易出现通气阀开闭的异常,提高压力差后改善或消失;若在较高的压力差条件下仍出现异常,则提示通气阀性能显著下降,是 MV 失败或致死的常见原因。

三、通气阀性能轻度下降

设置为压力辅助/控制通气(P - A/C)或 PSV,观察低压力时的波形图变化;然后适当升高压力,再观察波形图变化。设置容积辅助/控制通气(V - A/C)等模式分析也是可行的。

(一) 实例分析

1. 病例 1

(1) 基本情况:患者肠道手术后,逐渐停用镇静剂,进入撤机阶段,用 PSV 模式, PS 3 cmH$_2$O,触发灵敏度 2 L/min, PEEP 5 cmH$_2$O, FiO$_2$ 40%。

(2) 波形图变化:吸气 F 波形和呼气 F 波形皆出现平台,呼气 F 逐渐下降,且不能充分呼气,类似大气道阻塞改变,呼气 F 波形变化更显著。呼气不充分必然出现内源性 PEEP(PEEPi),导致吸气费力;与吸气 F 波形图饱满、吸气触发压明显下降一致(图 5 - 2)。

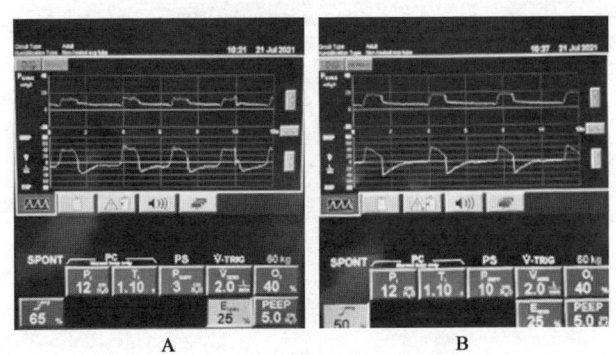

图 5 - 2　不同压力差的气道压、呼吸流量变化

A. PS 为 3 cmH$_2$O;B. PS 为 10 cmH$_2$O

将 PS 提高至 10 cmH$_2$O,吸气、呼气 F 波形皆恢复正常形态,PIF 和 PEF 相似,呼气无阻塞变化,提示在低压力状态下,吸气阀、呼气阀皆不能充分开放,主要是呼气阀不能充分开放;压力适当提高,驱动通气阀开闭的压力差增大,波形图正常,提示吸气阀和呼气阀皆能充分开放和关闭。

(3) 基本评价:在通气阀性能良好的情况下,无论通气压力高低,吸气过程中,吸气阀充分开放,呼气阀有效关闭(是否完全关闭取决于是按需阀还是伺服阀)是正常状况,该例患者进入撤机过程,且无基础气道-肺疾病,需要的通气压力不高,在低压力条件下仍出现符合大气道阻塞的吸气和呼气 F 波形图,适当提高压力即恢复正常;低、高压力条件下 Paw 波形图皆正常,PEEP 稳定,提示吸气阀、呼气阀的性能皆下降,主要是呼气阀性能下降。联系工程师维修是必要的。

2. 病例 2 患者肠穿孔手术后进入撤机程序,无慢性呼吸系统疾病,用 PSV 模式,PS 6 cmH$_2$O,吸气压力坡度 0.1 s,PEEP 4 cmH$_2$O。监测显示:吸气 F 波形的上升支正常;下降支饱满,提示吸气费力;没有出现尖峰,而是出现较小的平台,提示吸气阀轻度开放不全。呼气 F 波形图基本正常,呼气比较充分,提示呼气阀开闭良好。将 PS 提高至 15 cmH$_2$O,VT 增大,RR 减慢,吸气、呼气 F 波形图皆正常,表现为典型递减波,且 PIF、PEF 接近,提示吸气阀、呼气阀开闭良好(图 5-3)。总体显示在低 PS 状态下,吸气阀开放欠充分,提示吸气阀性能下降,联系工程师维修是必要的。

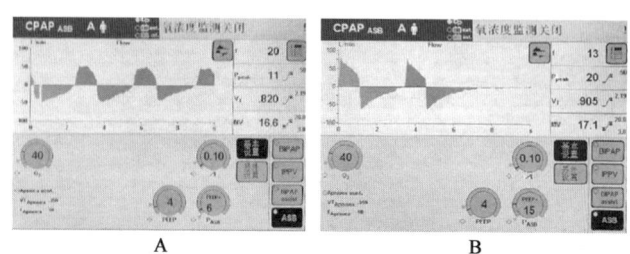

图 5-3 不同压力差的呼吸流量变化

A. PS 为 6 cmH$_2$O;B. PS 为 15 cmH$_2$O

(二) 通气参数设置不当的鉴别

通气参数设置不当也会出现较多问题,与通气阀性能下降有显著区别,两者对比更有价值。病例详见下述。

1. 基本情况 重症肺炎患者,给予综合治疗和气管插管 MV,病情逐渐好转,氧合明显改善,降低 FiO_2 至 50%;逐渐减少镇静剂用量后出现明显人机对抗,增加镇静剂用量好转。目前用 P-A/C 模式,Ti 1.2 s,PEEP 6 cmH_2O,预设通气压力为 20 cmH_2O - 6 cmH_2O = 14 cmH_2O,吸气压力坡度 0.2 s。

2. 波形图变化 Paw 和 F 波形图总体规整,但与正常波形图有所不同。吸气 F 波形的上升支陡直,出现典型尖峰,下降支线性下降,符合正常变化;呼气 F 下降支陡直,出现典型尖峰,然后斜性下降,基本降至 0,也符合正常变化。Paw 波形图基本规整。前述情况在 RR 较快 (26 次/min)的条件下显示,提示吸气阀、呼气阀的性能良好。

进一步分析,F 波形图显示的屏气时间等于或略长于送气时间,严重偏离呼吸生理的基本要求,在自主呼吸较强的情况下,必然导致人机配合不良,自主呼吸费力,需要大剂量的镇静剂才出现目前基本规整的波形图变化。Paw 波形图显示,PEEP 等于 6 cmH_2O,吸气触发压降至 0 以下,符合吸气过度用力;与屏气时间过长引发的患者呼吸增强反应一致(图 5-4)。

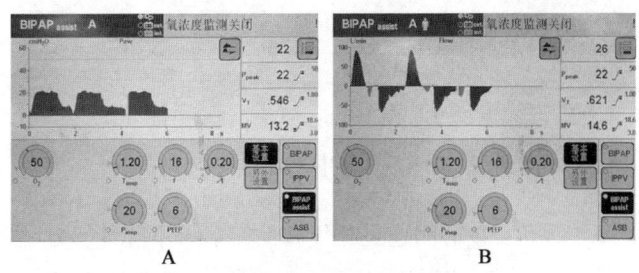

图 5-4 气道压和呼吸流量的波形图变化

A. Paw 波形图;B. 呼吸 F 波形图

3. 基本评价 核心问题是参数设置严重不当,主要是屏气时间过长,导致人机配合不良,患者反射性呼吸增强、增快,波形图异常,且与通气阀性能下降有明显不同,处理原则有显著差别,学会基本的鉴别诊断是必要的。

四、通气阀性能显著下降

(一) 病例分析

1. 病例 1

(1) 基本情况:重症肺炎患者,治疗后好转,人机对抗明显,需用较大剂量镇静-肌松剂。目前用 P-A/C 模式,Ti 1 s,PEEP 8 cmH_2O,通气压力为 18 cmH_2O — 8 cmH_2O = 10 cmH_2O,吸气压力坡度 0.1 s。

(2) 波形图变化:吸气压力差足够大,吸气 F 波形图上升支陡直,且出现尖峰,下降支有凹陷,提示吸气阀能迅速充分开放;在 RR 增快 (28 次/min) 的条件下,送气速度有所减慢。呼气 F 波基本呈方形,提示呼气阀开放持续严重受限。调整通气参数,主要是通气压力增大至 25 cmH_2O — 8 cmH_2O = 17 cmH_2O,Ti 延长至 1.3 s;RR 明显减慢至 15 次/min,吸气、呼气 F 波形图皆正常(图 5-5)。

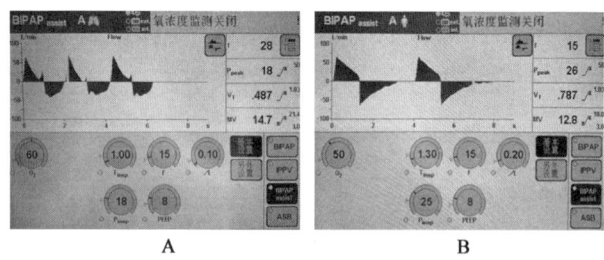

图 5-5 不同压力差的呼吸流量变化

A. 预设通气压力为 10 cmH_2O;B. 压力为 17 cmH_2O

(3) 基本评价:核心问题是呼气阀性能显著下降伴一定程度的吸气阀性能下降。因此,应以检修、清洗呼气阀为主,多数能解决;若不能解决,需联系工程师。

2. 病例 2

(1) 基本情况:患者因肺癌行胸腔镜肺段切除术后,无慢性气道-肺疾病,对呼吸支持要求不高。目前选择 P-A/C 模式,具体参数略,用镇静-肌松剂维持,呼吸平稳。

(2) 波形图变化:Paw 波形图基本规整,F 波形图主要表现为一个正常,一个不规整;有时两个正常,一个不规整。F 波形图正常时,VT 约 350 mL;不规整时 VT 约 1 000 mL,增加约 2 倍(图 5-6A)。总体正常与异常的比例为 1∶1～2∶1,如此高的异常率,且异常时 VT 达 1 000 mL 或更高,对刚完成肺部手术的患者而言是危险的。由于处于充分镇静状态,能基本保障人机同步;若较快撤离镇静剂,必然人机对抗,对手术切口可能有较大影响,也容易发生机械通气相关性肺损伤(VALI)。进一步分析,两次压力波形之间仅有一次吸气 F,没有呼气 F,与 Paw 波形图同步起始的吸气 F 波形图正常,但呼气期又出现一次不规则的吸气 F 波形图,提示呼气阀功能严重异常,在呼气期经常不能开放。

(3) 基本评价和处理措施:呼气阀性能显著下降,检查、维修是必要的。更换新呼气阀,各波形图皆正常。检查发现呼气阀污染,开闭困难;彻底清洗后,开闭良好。重新安装后,Paw、F、VT 波形图皆正常;且 VT 稳定在 450～500 mL(图 5-6B)。

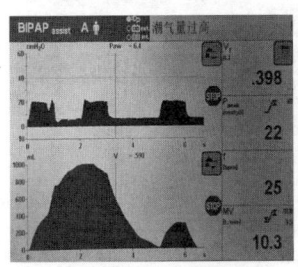 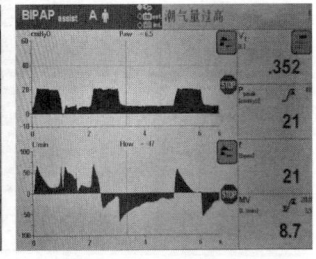

A

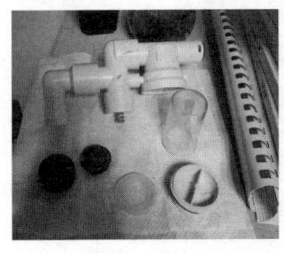 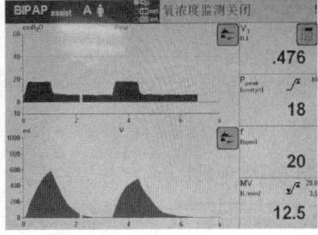

B

图 5-6 呼气阀清洁前后的波形图

A. 平时波形图变化,左侧为 Paw 波形图、VT 波形图,右侧为 Paw 波形图、呼吸 F 波形图;B. 左侧为清洁后的呼气阀,右侧为 Paw 波形图、VT 波形图

3. 病例3 重症肺炎患者,选择 P-A/C 模式,在 Ti、预设 RR、通气压力、PEEP、吸气压力坡度皆基本合适的情况下,人机对抗明显,需大剂量镇静-肌松剂抑制自主呼吸。在接近控制通气的条件下,仍频繁出现不规则的吸气 F、呼气 F 波形图(图5-7);无论如何调节仍不能有效改善,提示吸气阀、呼气阀本身或其调节系统出现严重异常,需更换呼吸机;联系厂家检查、维修,若不能有效改善或改善时间短暂(可能性非常大),应淘汰该呼吸机。

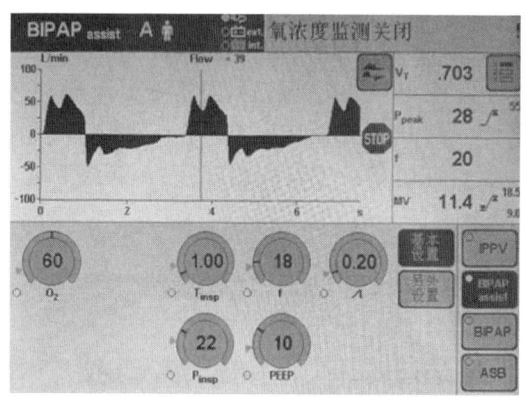

图5-7 呼吸流量波形图变化

4. 病例4

(1) 基本情况:患者脑出血,且趋向稳定;该呼吸机使用时间不久,选择 PSV 模式,PS 6 cmH_2O,PEEP 5 cmH_2O。

(2) 波形图变化:吸气 F 波形图基本正常,图形饱满,提示吸气费力,与气道触发压明显下降一致;呼气 F 波形图呈平台状,至下一次呼吸前 F 达高峰,与 VT 下降支变化一致,提示呼气阀开放严重受限(图5-8)。

将 PS 提高至 12 cmH_2O,吸气 F 波形图恢复正常形态,与吸气触发压略微下降一致,提示吸气阀开放可;呼气 F 波形图接近正常,图形饱满,呼气初期 F 下降速度较慢,提示呼气阀开放欠充分;与气道压监测的 PEEP 缓慢斜性下降至 5 cmH_2O 一致。

(3) 基本评价:主要是呼气阀开放严重受限;给予更高 PS 后,呼气阀开放仍欠充分,且为新呼吸机,因此呼气阀性能较差,不仅联系工

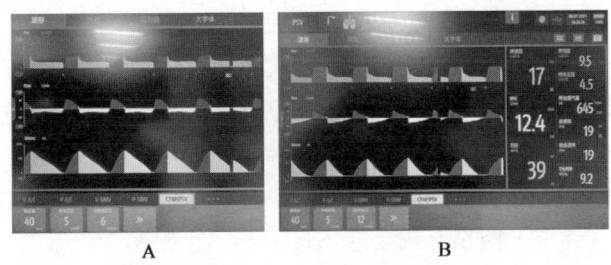

图 5-8 不同支持压力时的气道压、流量、潮气量的波形图变化

A. PS 为 6 cmH$_2$O;B. PS 为 12 cmH$_2$O

程师,也应联系厂家,确定能否改进是必要的;否则需淘汰。

(二) 气道阻力明显增大的鉴别

前述病例皆有呼气阀异常或单纯呼气阀异常,与气道阻塞的波形图比较有重要价值。病例详见下述。

1. 基本情况　闭塞性细支气管炎患者,用 PSV 模式,PEEP 5 cmH$_2$O,PS 10 cmH$_2$O。监测显示 RR 较快,患者出现明显呼吸窘迫,需持续用较大剂量镇静剂抑制自主呼吸。

2. 波形图变化　尽管有一定问题,但各波形图皆基本规整(图 5-9),提示通气阀无异常。吸气 F 波形图基本规整,但下降支饱满,提

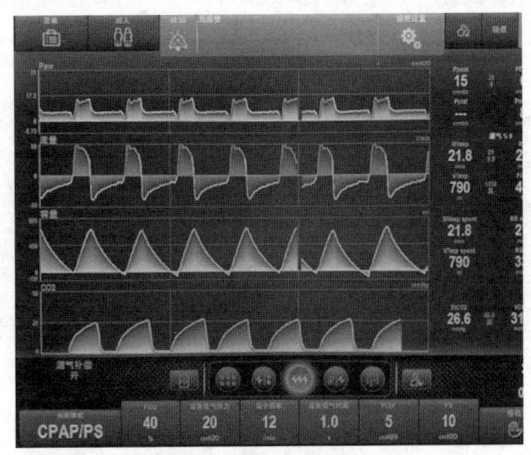

图 5-9 闭塞性细支气管炎患者的波形图变化

示吸气过度用力,与触发压显著下降一致;呼气 F 波形图正常,但至下一次吸气前仍维持高 F,提示 Raw 增大,与病史一致。由于 Raw 增大,VT 波形图的下降支平缓,呼出气 PCO_2 持续升高,未能出现平台。

3. 基本评价和处理措施　核心问题是 Raw 增大,PS 不足,患者反射性呼吸增强、增快;需调整通气参数,主要是增加 PS,直至出现深慢呼吸,呼气终末 F 降至 0 或接近 0。

五、呼吸机显示系统异常

前述呼吸机性能异常,主要是呼吸阀异常,并与疾病变化和呼吸机设置不当相互对照、验证有重要意义。

下例的主要问题为呼吸机缺乏维修,导致计算数据有误差。病例分析如下。

1. 基本情况　患者为线粒体肌病导致肌无力多年,大部分时间能生活自理,本次因Ⅱ型呼吸衰竭给予紧急经口气管插管 MV 治疗;曾有短时间休克和代谢性酸中毒,给予补液等治疗后明显好转,约 20 余小时转入呼吸监护室。考虑此类疾病容易 MV,且要避免肌无力加重,需在缓解呼吸肌疲劳的基础上,适当锻炼呼吸肌,故选择压力控制同步间歇指令通气(P-SIMV)+PSV(图 5-10),FiO_2 40%,PEEP 2 cmH_2O,流量触发 2 L/min,预设 RR 14 次/min,预设通气压力皆为 14 cmH_2O。人机配合良好,患者神志清醒,生命体征稳定;经皮动脉血

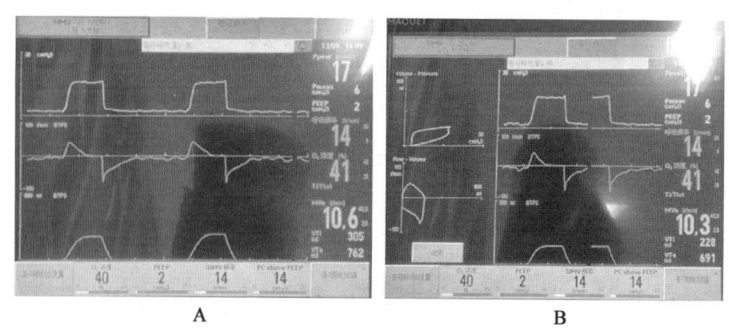

图 5-10　流量和潮气量计算错误的波形图

A. Paw 波形图、F 波形图、VT 波形图和参数显示;B. 同时显示 P-V 环和 F-V 环

氧饱和度(SpO_2)100%,动脉血气:pH 7.43,PaO_2 168 mmHg,$PaCO_2$ 32 mmHg,BE -6 mmol/L。

2. **波形图变化**　间隔 5 min 记录两次,第一次为 Paw 波形图、F 波形图、VT 波形图;第二次又加测 P-V 环和 F-V 环,波形图皆规整,提示呼吸机性能良好;结合临床表现和动脉血气,表面上看处理是"合适的";深入分析有较多问题。

3. **主要问题**　① 吸气 VT 仅约为 250 mL,非常接近 VD(健康成人约为 150 mL);呼气 VT 在 700 mL 左右波动,是吸气 VT 的 2～3 倍。VT 是呼吸机微电脑自动计算 F 的结果,提示吸气、呼气的容积计算错误,但不影响呼吸机正常运转;尽管如此,更换呼吸机,对该机进行监测、维修和校正是必要的;否则一旦出现严重问题,难以评价问题所在,容易导致严重不良后果(因多方联系,暂时难以处理;改用简易呼吸器通气,反复启动呼吸机后恢复正常)。② 基本波形图规整;P-V 环未归至坐标 0 点,与 PEEP 2 cmH_2O 一致;F-V 环未闭合,呼气支 F 未降至 0,但无阻塞改变,呼气充分,符合呼吸机计算系统错误,因此结合常用"环"的变化比较有助于提高水平。③ 名义上是 P-SIMV+PSV,但波形图无自主吸气触发,实际 RR 等于预设 RR(14 次/min),故实际为 PCV 模式;且患者实际控制通气已超过 36 h,尽管无碱血症,但对严重肌病患者是不合适的,应逐渐减慢预设 RR,诱发自主吸气触发出现,并逐渐过渡至 PSV(后续调整后,很快实现)。④ 持续长时间 SpO_2 100%(与动脉血气一致)是原则性错误,特别是对肺外疾病而言(该患者 CT 显示肺底部淤血、不张;将 FiO_2 降至 25%,SpO_2 96%;采用高压力进行呼吸系统引流操作后,SpO_2 升至 99%)。⑤ 屏气时间和送气时间几乎相等是不合适的,但控制通气条件下影响不大;一旦出现自主呼吸增强,必然人机对抗。

4. **基本评价**　呼吸机是技术含量最高的呼吸支持设备,平时待用状态和实际临床应用过程中,定期规范维修、保养、评估是必要的。本例显示出多种问题,有助于开拓思路。

无论是复杂还是比较简易的呼吸机,通气模式足够临床应用,但性能差别较大,关键部件(主要是通气阀)还存在"卡脖子"问题;呼吸机用时较久,还存在吸入、呼出气污染及磨损导致的性能下降,成为影响通气效果的主要因素。克服懒惰,规范管理,定期评价和维修呼吸机是必要的,通气过程中的评价也是必要的;结合不符合疾病呼吸生理学特点的通气模式和通气参数进行设置,评估波形图变化,有助于对不同问题进行客观分析和鉴别;当两种或三种异常情况并存时,掌握波形图变化特点的价值更大。

第二篇

机械通气技术

第六章

机械通气模式与临床应用

通气模式是呼吸机的基本功能设置，与通气参数结合，共同完成机械通气（MV）。通气监测和报警的合理设置有助于保障 MV 的安全性。

第一节 通气模式简介

通气模式发展较快，不仅有传统通气模式的巨大变化，还有新型通气模式的出现和完善；伴通气模式概念的严重混乱及临床应用的混乱。本节简述具体通气模式及其相互关系。

一、呼吸机的工作键与通气模式

两者既有密切联系，又有显著差别。实际临床工作中，专业医务人员和工程师将两者混用是常见现象。

1. 工作键和通气模式的关系　一个工作键常对应多个模式，如多功能呼吸机的 S 键一般可调节出自主呼吸（spontaneous，breath）、持续气道正压（CPAP）、压力支持通气（PSV）等模式；在双水平正压（BiPAP）呼吸机，一般仅有 PSV 模式，若有智能化调节，则设置在 S 键，开启智能化调节后为容积支持通气。

SIMV 键一般可调节出定容型和定压型 SIMV 模式，部分呼吸机分别选择。同样，A/C 键一般有容积辅助/控制通气和压力辅助/控制通气设置；部分呼吸机单独设置。

对多数呼吸机而言，无论是工作键还是通气模式，应用时常出现不正规名称,且不同类型呼吸机差别巨大,如德尔格呼吸机的 IPPV 实质指的为容积辅助/控制通气。

特殊新型通气模式,如成比例辅助通气,仅能在一个工作键设置,但不同呼吸机的名称不同,如 PAV、PAV＋、PPS 等。

2. 通气模式选择的基本要求　一个通气模式仅能在一个工作键设置;一般定压型和定容型模式、自主和指令通气模式不能并存,间歇指令通气模式有自主呼吸部分,可以加用 PSV 模式;新一代模式出现自主、定容型和定压型模式融合趋势,应用更复杂,需学会准确表达。

3. 通气模式与通气参数　单一模式对应的通气参数是明确和基本固定的,一类模式对应的参数不明确;无论何种模式,一般公用参数包括触发灵敏度(S)、吸入气氧浓度(FiO_2)、呼气末正压(PEEP),少数模式除外;不同模式有不同的特定参数,现代通气模式有更多参数,包括基本参数和辅助参数。

正确掌握上述概念,把不同呼吸机混乱的模式、参数显示表达为规范的模式和参数表达是正确应用呼吸机的前提和基础。

二、常用通气模式

(一) 控制通气(controlled ventilation, CV)

通气量及通气方式全部由呼吸机决定的通气模式,与自主呼吸无关,分压力控制通气和容积控制通气;基本气道压(Paw)变化为间歇正压通气(IPPV),加用 PEEP 为持续气道正压通气(CPPV);若通过吸气相压力(IPAP)和呼气相压力(EPAP)完成,则压力变化为双相气道正压(BIPAP)。

1. 容积控制通气(volume controlled ventilation, VCV)　简称控制通气(CV)。潮气量(VT)、呼吸频率(RR)、吸呼气时间比(I∶E)或吸气时间(Ti)完全由呼吸机控制。VCV 分为三种基本类型:容积限制容积转换、容积限制时间转换和流量限制时间转换(流量为方波或递减波),前者基本被淘汰,后者最常用。

2. 压力控制通气(pressure controlled ventilation, PCV)　分两种基本类型:① 压力限制压力转换,压力变化接近三角形;② 压力限制时间转换,压力波形为方形,后者已逐渐取代前者。

(二) 辅助通气(assisted ventilation, AV)

潮气量或流量(或通气压力)由呼吸机决定,由自主吸气触发,RR 和 I∶E 随自主呼吸变化,实质是控制通气模式同步化,也分容积辅助通气(volume assisted ventilation, VAV)和压力辅助通气(pressure assisted ventilation, PAV)。

(三) 辅助/控制通气(assist-control ventilation, A/C)

它是上述两种通气模式的组合,也分为定容型和定压型两种基本类型。自主呼吸能力强,超过预设 RR 为 AV;自主呼吸能力弱或无自主呼吸,实际 RR 等于预设 RR,为 CV。现代呼吸机基本用此方式取代单纯 CV 和 AV,预设 RR 称为背景频率,克服单纯 AV 和 CV 的缺陷,有利于防止明显通气不足、过度和改善人机配合。

1. 具体通气模式

(1) 容积辅助/控制通气(volume assist-control ventilation, V‐A/C):简称辅助/控制通气(A/C)。患者自主 RR 低于预设 RR 或患者吸气努力不能触发呼吸机送气为 VCV;患者吸气能触发呼吸机送气为 VAV。

除 VT、Ti(包括送气时间和屏气时间)、RR 等基本参数外,现代 A/C 模式还常有流量(F)波形和大小、流量坡度、压力限制等辅助参数,临床上容易被忽视或调节不当,是通气失败的常见原因。

(2) 压力辅助/控制通气(pressure assist-control ventilation, P‐A/C):患者自主 RR 低于预设 RR 或患者吸气努力不能触发呼吸机送气为 PCV,能触发呼吸机送气为 PAV。

除通气压力、Ti、RR 等基本参数外,现代 P‐A/C 模式还常有吸气压力坡度、呼气压力坡度等辅助参数,临床上容易被忽视或调节不当,是通气失败的常见原因。

2. 通气模式的特点 无论自主呼吸的多少和强弱,呼吸机皆在预设 Ti 内,按预设 VT 或 F(定容型模式)或通气压力(定压型模式)对每次呼吸给予通气辅助,故称为持续指令通气(continous mandatory ventilation, CMV)(图 6‐1);有自主吸气触发时称为同步持续指令通气(synchronized continous mandatory ventilation, SCMV)。现代呼吸机几乎皆有同步功能,CMV 和 SCMV 有相同的含义。

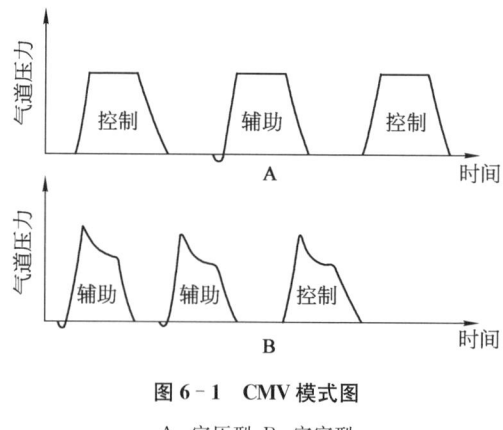

图 6-1 CMV 模式图

A. 定压型；B. 定容型

(1) 定容型持续指令通气(V-CMV 或 V-SCMV,简称 CMV 或 SCMV)：无论自主呼吸多少,强弱如何,呼吸机皆在预设 Ti 内,按预设 VT 或 F 对每次呼吸给予通气辅助。多数 V-A/C 的衍生模式,如 A/C+autoflow 也符合 V-CMV 的基本特点,且人机关系改善。

(2) 定压型持续指令通气(P-CMV)：无论自主呼吸多少,强弱如何,呼吸机皆在预设 Ti 内,按预设通气压力对每次呼吸给予通气辅助。多数 P-A/C 的衍生模式,如压力调节容积控制通气也符合 P-CMV 的基本特点,且人机关系改善。

上述模式主要用于无自主呼吸或自主呼吸较弱的患者；或自主呼吸较强,需要镇静-肌松剂实施 CV 的患者。

(四) 间歇指令通气(intermittent mandatory ventilation, IMV)

即呼吸机按预设要求间歇性发挥指令通气作用,压力变化相当于间歇性 IPPV,每两次 MV 之间是自主呼吸,呼吸机只提供气源,不提供呼吸支持；自主呼吸期间可加自主通气模式。IMV 也分定容型和定压型两种基本形式(图 6-2)。

(1) 容积控制间歇指令通气(volume-controlled intermittent mandatory ventilation, V-IMV)：又称定容型间歇指令通气,简称间歇指令通气(IMV)。呼吸机按预设 RR 送气,吸气过程由预设 VT 或 F、Ti 完成,两次 MV 之间是不受呼吸机干预的自主呼吸。

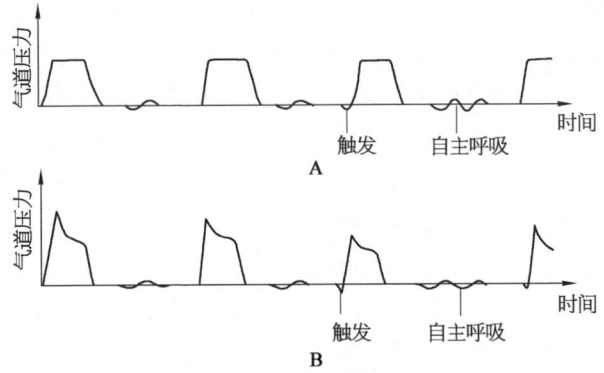

图 6-2 IMV 模式图

A. 定压型模式；B. 定容型模式

（2）压力控制间歇指令通气（pressure-controlled intermittent mandatory ventilation，P-IMV）：又称定压型间歇指令通气。呼吸机按预设 RR 送气，吸气过程由预设通气压力、Ti 完成，两次 MV 之间是不受呼吸机干预的自主呼吸。

（五）同步间歇指令通气（synchronized intermittent mandatory ventilation，SIMV）

即 IMV 同步化，其特点是呼吸机皆设定一定时间的触发窗，一般为呼吸周期（Ttot）的后 25%；在该段时间内，出现自主吸气动作可触发呼吸机送气；若无自主吸气触发，则在下一呼吸周期开始，呼吸机按 IMV 的设置要求自动送气。现代呼吸机的 IMV 皆有同步功能，IMV 和 SIMV 有相同的含义。

1. 容积控制同步间歇指令通气（volume-controlled synchronized intermittent mandatory ventilation，V-SIMV） 又称定容型同步间歇指令通气，简称同步间歇指令通气（SIMV）。呼吸机按预设 RR 送气，由自主吸气触发，吸气过程由预设 VT 或 F、Ti 完成，两次 MV 之间是不受呼吸机干预的自主呼吸。

与 A/C 模式相同，除 VT、Ti（包括送气时间和屏气时间）、RR 等基本参数外，现代 V-SIMV 模式也有流量波形和大小、流量坡度、压力限制等辅助参数，临床上容易被忽视或调节不当，是通气失败的常见原因。

2. 压力控制同步间歇指令通气(pressure-controlled synchronized intermittent mandatory ventilation，P‑SIMV) 又称定压型同步间歇指令通气。呼吸机按预设 RR 送气，由自主吸气触发，吸气过程由预设通气压力、Ti 完成，两次 MV 之间是不受呼吸机干预的自主呼吸。

与 P‑A/C 相似，除设置通气压力、Ti、RR 等基本参数外，现代 P‑SIMV 也常有吸气压力坡度、呼气压力坡度等辅助参数，临床上容易被忽视或调节不当，是通气失败的常见原因。

V‑SIMV、P‑SIMV 的衍生模式多数也符合 SIMV 的基本特点，人机关系改善。该类模式主要用于有一定自主呼吸能力的患者或撤机过程。

(六) 压力支持通气(pressure support ventilation，PSV)

自主吸气触发和维持吸气过程，影响吸呼气转换，呼吸机给予一定压力辅助和限制的通气模式。压力波形为方波，流量为递减波，流量转换。吸气 F、VT、RR 受自主呼吸能力和支持压力(PS)的综合影响，是目前常用的通气模式之一。

现代 PSV 模式常有吸气压力坡度、呼气压力坡度、吸呼气转换水平的调节，临床上容易被忽视或调节不当，是通气失败的常见原因。

PSV 主要用于有一定自主呼吸能力、通气阻力不是非常高的患者或撤机过程。气道阻力(Raw)显著增加的患者触发和维持 PSV 非常困难，不适合单独应用 PSV；胸肺弹性阻力(Ers)显著增大或胸肺顺应性(Crs)显著减退的患者容易明显浅快呼吸，通气效率下降，需注意适当选择、调节，以及与 SIMV 的联合应用。

(七) 持续气道内正压(continuous positive airway pressure，CPAP)

呼吸机在整个呼吸周期提供一恒定压力，通气过程由自主呼吸完成。实质是以零压为基线的自主呼吸基线上移(图 4‑2)。其基本特性和作用与 PEEP 相同。主要用于阻塞性睡眠呼吸暂停低通气综合征患者(OSAHS)和心源性肺水肿(CPE)患者的治疗。

CPAP 和 PEEP 概念有较大的随意性，如 SIMV＋PEEP 模式，呼吸机按预设潮气量或压力要求部分送气为 PEEP；按自主呼吸送气部分应为 CPAP，故有学者也将 SIMV＋PEEP 称为 SIMV＋CPAP，特别是自主呼吸占绝对优势的情况下。有学者将 PSV＋PEEP 和 PSV＋

CPAP 混用,因为 PSV 既是机械辅助通气,又是自主通气,前者应称为 PEEP,后者应称为 CPAP。BIPAP 和气道压力释放通气也有相似情况,因此实际应用时,无须过于纠结 CPAP 和 PEEP,但正式文本表达应采用正规定义,即完全由自主呼吸提供的为 CPAP,有呼吸机起辅助或指令作用的皆为 PEEP。

(八)自动持续气道正压(auto-continuous positive airway pressure, auto‐CPAP)

在微电脑调节下,根据实际需要自动调节 CPAP 的大小,既能保障治疗效果,又能降低呼气阻力,改善患者的依从性。主要用于 OSAHS 的治疗。在 OSAHS 患者,入睡前,上气道充分开放,不需要 CPAP;在不同睡眠时相和不同阶段,气道塌陷程度不同,对 CPAP 的需求也不同,auto‐CPAP 能满足不同需求。

(九)叹气样通气(sign)

相当于自然呼吸中叹气样呼吸,其大小较预设 VT 增加 0.5~1.5 倍,其作用是扩张陷闭肺泡,多在 V‐A/C 或 V‐SIMV 模式发挥作用,部分呼吸机通过增加 PEEP(VT 不变)实现叹气样作用。因此叹气样通气不是真正的通气模式,而是部分通气模式的特殊参数。由于将急性呼吸窘迫综合征(ARDS)小 VT 保护性肺通气策略广泛滥用,叹气样通气几乎消失,是发生机械通气相关性肺炎(VAP)的主要原因之一。

三、较少用的通气模式

1. 指令分钟通气(mandatory minute ventilation,MMV) 呼吸机按预设每分钟通气量(VE)通气,若自主 VE 低于预设 VE,不足部分由呼吸机提供;若无自主呼吸,则实际 VE 等于预设 VE;若自主 VE 已大于或等于预设值,呼吸机则停止通气辅助,故有一定程度智能化。MMV 可以各种正压通气形式提供,多用 PSV。在呼吸肌无力或呼吸功能不稳定的患者,MMV 有助于提供稳定 VE。主要缺点:不能识别浅快呼吸,可能导致生理无效腔(VD)/VT 增大,肺泡通气量($\dot{V}_A$)不足。

2. 反比通气(inverse ratio ventilation,IRV) 常规 MV 和自然呼吸时,Ti<Te;若设置 Ti/Te≥1 为 IRV。因不符合呼吸生理,常需镇静剂、肌松剂抑制自主呼吸。

(1) 基本方式：有定压(P-IRV)和定容(V-IRV,简称 IRV)两种基本形式,后者实质是 V-A/C 或 V-IMV 按反比形式完成,常需较大量的镇静-肌松剂抑制自主呼吸,不宜常规应用;前者实质是 PCV 或 P-IMV 按反比完成的通气形式,宜首选,其主要特点：压力为方波,气道压恒定;流量为递减波,气体分布较均匀,初始流量较高,有自主呼吸时,容易实现人机配合,对镇静-肌松剂的需求量较小。

(2) 参数设置：现代定压型或定容型 IRV 的实施皆涉及前述各种定压型或定容型模式的参数。

(3) 适应证：曾用于 ARDS 的治疗,短时改善低氧血症的效果较好,死亡率可能升高,现极少用;即使应用,也应短时应用,氧合改善后及早恢复常规正比通气。

(4) 主要优点：① Ti 延长,气体分布更均匀;气体交换时间延长,有助于改善气体交换;气道峰压(Ppeak)和平台压(Pplat)下降,可能有助于预防或减轻机械通气相关性肺损伤(VALI)。② 呼气时间(Te)缩短,产生 PEEPi,增加 FRC,有利于萎陷肺泡复张。

(5) 主要缺点：① 与自主呼吸不协调,常需较大剂量的镇静-肌松剂抑制自主呼吸。② Ti 延长,肺泡扩张时间延长,与 PEEP 或 PEEPi 共同作用增强对心血管系统功能的抑制。③ PEEPi 在肺泡内分布不均,改善换气的效率较差。④ 肺泡在高压力水平扩张时间过长,容易导致跨肺压持续升高和扩张性损伤。

(6) 临床实际情况：按常规正比通气参数设置,但因设置不当,导致实际 RR 明显增快,实际出现 IRV 的机会很多,是导致肺扩张性损伤、切变力损伤和负压性水肿的常见原因,临床上容易被忽视或错误解读。

3. 气道压力释放通气（airway pressure release ventilation, APRV） 传统通气方式的供气特点：呼吸机供气,使肺从较低容积,即功能残气量(functional residual capacity, FRC)或呼气末肺容积(end-expiratory lung volume, EELV),升至较高容积(吸气末),产生 VT。APRV 为周期性释放气道压力,肺从高容积降至低容积,产生 VT,属定压型通气模式,实质是 CPAP/PEEP 的周期性降低(图 6-3)。

(1) 特点：APRV 是复合型模式,若无自主呼吸,通气方式与 PCV

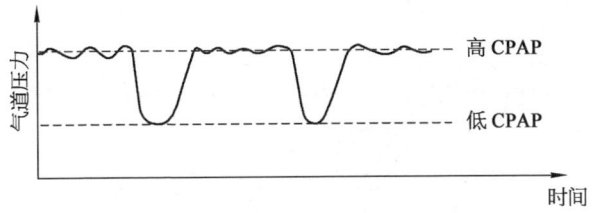

图 6-3 APRV 模式图

或 P-IRV 相同。若在两个水平上皆存在一定自主呼吸,则为 PCV 加双水平 CPAP。如果压力释放与自主呼吸同步,则为同步气道压力释放通气。若压力释放按指令间歇进行,则为间歇指令压力释放通气。实施 APRV 时,$\dot{V}_A$ 的增加取决于释放容积和释放频率。释放容积由释放压力、释放时间决定,也与 Crs、Raw 和自主呼吸强弱等直接相关。

(2) 主要优点:① 通气辅助取决于自主 RR,RR 越快,释放频率也越快。② 多发性损伤的连枷胸患者,应用 APRV 可逆转胸壁的部分矛盾运动。③ 降低吸气相肺泡内压(Pal)。

(3) 主要缺点:实质是在 PEEP 的基础上进行,对心血管功能影响大;同步性能较差,逐渐被 BIPAP 取代。

4. 自主呼吸(S) 呼吸机仅提供湿化温化的空氧混合气,不提供任何压力,包括 CPAP,整个通气过程完全由自主呼吸完成。其主要用于呼吸功能测定。

四、通气模式的发展衍化

1. 压力限制通气(pressure limited ventilation,PLV) 见于德尔格 Evita 呼吸机。本质是 V-A/C;吸气峰压达预设值后,呼吸机自动减慢送气流量,在预设屏气时间内将预设 VT 缓慢输送完毕。有一定程度的智能化。

(1) 主要特点:保留 V-A/C 模式的基本特点,压力相对恒定(图 6-4)。

(2) 主要问题:在病情加重的情况下,容易导致 Pplat 升高,VALI 机会增加,MV 对循环功能的抑制作用增强,不符合重度 ARDS 或危重哮喘患者小 VT 保护性通气的要求;也可能限制过度,使送气流量在

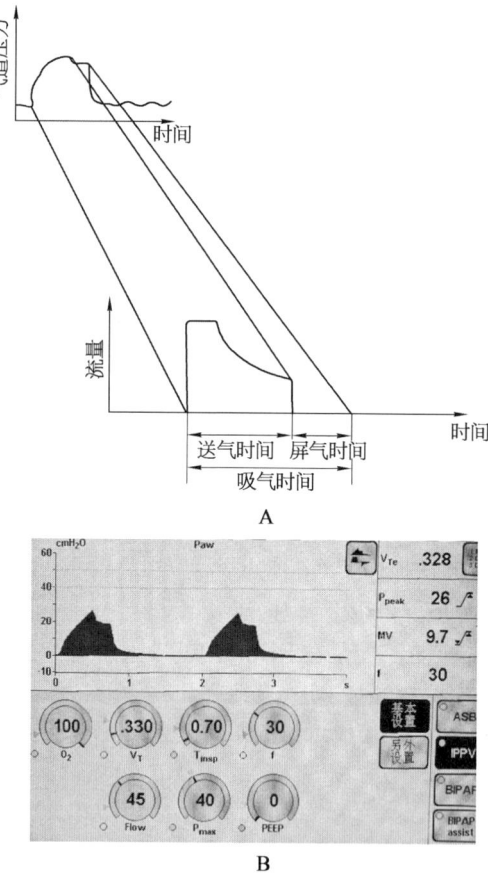

图 6-4 PLV 的波形图

A. 模式图；B. 实际波形图，Paw 波形图有两条横线，上线对应 50 cmH$_2$O，为报警设置；下线对应 40 cmH$_2$O，是限制压力，通过 Pmax 键设置。报警压高于限制压是错误设置

预设 Ti 不能输送完毕，实际 VT 低于预设 VT，导致通气不足，故临床上呈逐渐淘汰趋势。

（3）实际临床情况：压力限制的特点多出现 Evita 呼吸机的其他模式中，限制其最高压力不超过预设限制压力，是通气失败的常见原因，临床上常被错误解读。

2. 智能化的定容型模式　在保障目标 VT 的基础上，呼吸机通过自动调整送气流量，降低峰压，改善人机配合，是定容型模式的主要智能化方向。其主要见于德尔格 Evita 呼吸机。

(1) 自动气流(autoflow)：在基础预设流量的基础上，一定范围内呼吸机能自动调节吸气和呼气流量，尽可能与患者目前的自主吸气和呼气状态相匹配。其可加用于各种定容型通气模式(包括持续和间歇指令通气模式)，从而改善人机配合，降低峰压。

(2) 流量适应容积辅助/控制通气(flow adapted volume assist-control ventilation，A/C+autoflow)：在 V-A/C 模式的基础上具有流量调节功能(即自动气流)。呼吸机送气过程中，能感知患者的吸气和呼气用力，在一定限度内调节自动气流，并迅速输送与患者需要尽可能相适应的吸气流量或呼气流量。与预设值相比，VT 大小有一定程度波动；压力波形为方形，峰压降低，且随通气阻力变化。故在定容型模式的基础上兼有定压型模式的特点。

(3) 流量适应同步间歇指令通气(flow adapted synchronized intermittent mandatory ventilation，SIMV+autoflow)：简称流量适应间歇指令通气，即在 V-SIMV 的基础上具有流量调节功能。呼吸机送气过程中，能感知患者的吸气和呼气用力，在一定限度内调节自动气流，并迅速输送与患者需要尽可能相适应的吸气流量或呼气流量，与 A/C+自动气流的本质相同(图 6-5)，故能在保障相对稳定 VT 的基础上，降低峰压，改善人机配合。

(4) 适应证：原则上与 V-A/C 模式相同，由于改善人机配合、降低峰压，故较多情况下可以作为首选通气模式。

3. 容积支持通气(volume support ventilation，VSV)　首先预设 VT(部分预设 $\dot{V}_A$)和最高压力上限，采用 PSV 模式，由微电脑自动测定 Crs，自动调节 PS 水平，以保证 VT 相对稳定(图 6-6)。

(1) 基本工作原理：在 $5\,cmH_2O$ 水平第一次通气，自动测定 Crs，并计算获得预设 VT 的 PS。其后 3 次呼吸，呼吸机按预设 PS 的 75% 送气，若实际 VT 低于预设 VT，则以 $3\,cmH_2O$ 为标准逐渐增加 PS，直至达预设 VT；若超过预设 VT，PS 也以 $3\,cmH_2O$ 为单位下降(图 6-6A)。实际 PS 在 PEEP 和最高压力上限之间变化。实质是将 PSV 的人工调节交由微电脑自动完成，故在 PSV 模式的基础上，兼有定容型

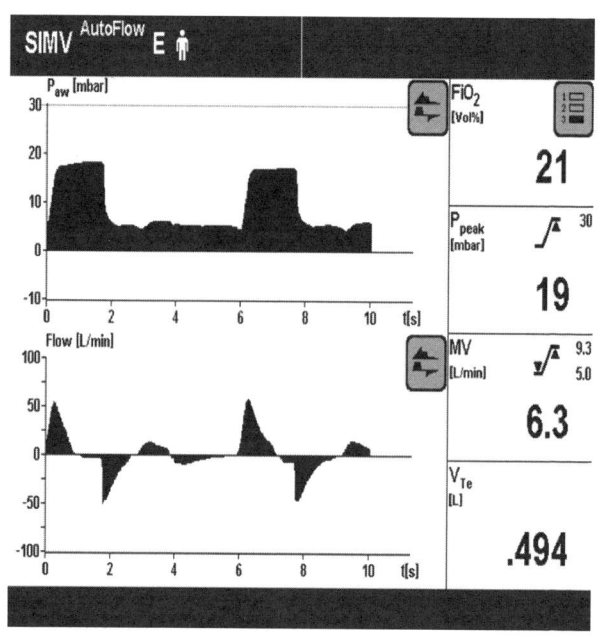

图 6-5 SIMV+autoflow 的波形图特点

在屏气、呼气时相内出现一定幅度的吸气和呼气 F,气道压为方波;第 1 个流量波形的送气和屏气时间几乎相等,设置不合适;智能化有限

模式的特点。

(2) 发展演变:该模式早期见于 Servo 300 型呼吸机。目前多种类型的呼吸机有该模式,且压力调节幅度更小,调节时间更短,甚至可对每次呼吸进行调节(图 6-6B),故更容易满足通气需求,改善人机配合。

(3) 适应证:主要用于有一定自主呼吸能力的患者。随着自主呼吸增强,PS 自动降低;若自主呼吸减弱,呼吸暂停时间超过一定数值(一般为 20 s,主要见于多功能呼吸机)或 RR 降至预设 RR(主要见于 BiPAP 呼吸机的 S/T 键),则自动转换为 PRVCV。

4. 压力调节容积控制通气(pressure-regulated volume control ventilation,PRVCV) 首先预设 VT 和最高压力上限,采用 P-A/C 模式,用尽可能小的压力获取预设 VT,从而保障 VE 和减少 VALI 的机会。

PRVCV 的调节方式与 VSV 相同,实质是将 P-A/C 模式的人工调节交由微电脑自动完成(图 6-7),故在 P-A/C 模式的基础上,兼有

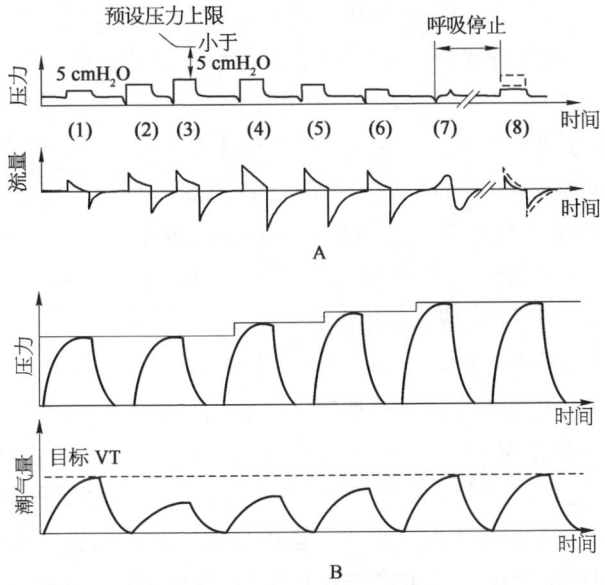

图 6-6 VSV 模式波形图

A. 早期调节：(1) 以 5 cmH₂O 的 PS 通气，测定 Crs；(2)～(4) 在预设压力上限 5 cmH₂O 以下和 PEEP 之间调节 PS，以达到预设 VT；(5)～(6) PS 下降以维持预设 VT；(7) 通气终止；(8) 呼吸模式转为 PRVCV。B. 现代调节

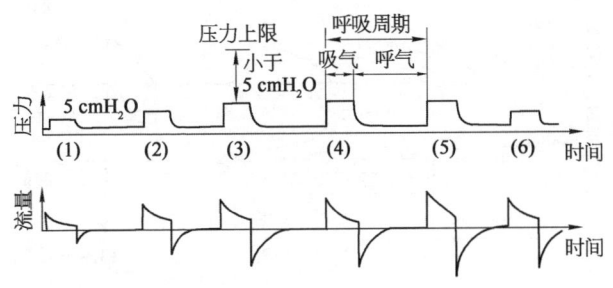

图 6-7 早期 PRVCV 模式图

(1) 在 5 cmH₂O 的压力水平测定 Crs；(2)～(3) 增大通气压力达预设 VT；(4)～(5) 通气压力稳定；(6) 通气压力下降，降至预设 VT

定容通气模式的特点。该模式早期见于 Servo 300 型呼吸机;目前多种类型的呼吸机有该模式,且压力调节幅度更小,调节时间更短,甚至可对每次呼吸进行调节,更容易满足通气需求,改善人机配合。主要用于无自主呼吸或自主呼吸受抑制的患者。

5. 同步间歇指令压力调节容积控制通气(synchronized intermittent mandatory pressure regulated volume control ventilation,P-SIMVCV) 选择 P-SIMV 模式,呼吸机内置软件自动测定 Crs,并自动调节压力大小,使 VT 达预设水平,实质是 P-SIMV 模式由人工调节交由电脑自动调节或 PRVCV 依靠间接指令完成。

6. 压力放大(pressure augment,PA) 较早见于 Bear 1000 呼吸机,也称为容积保障压力支持通气(volume assured pressure support,VAPS),实质是 VAV 和 PSV 的复合模式。基本特点为预设 PS、F 和 VT,首先用 PSV 送气,通气过程中 F 逐渐下降,达预设水平转换为呼气,若转换时 F 仍高于预设值,VT 已达或超过预设值,则为单纯 PSV;若 F 下降至预设水平,VT 尚未达预设值,则由 VAV 补充,按预设 F 送气,直至达预设 VT(图 6-8),故兼有 PSV 和 VAV 两种模式的特点,能保障最小 VT,有一定程度智能化。

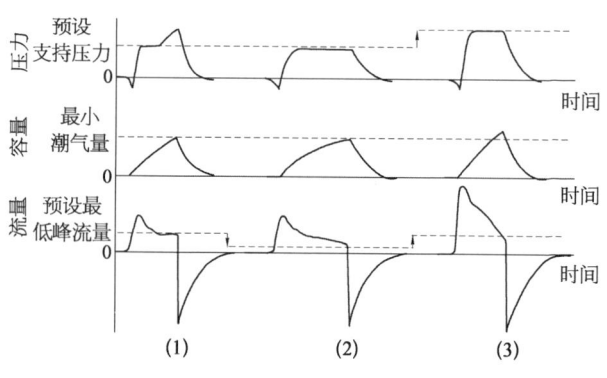

图 6-8 PA 模式的波形图

(1) PSV 运转,吸气 F 下降预设 F 后,VT 未达预设值;转换为 VAV,按预设 F 送气达预设 VT,送气终止;(2) PSV 运转,VT 正好达预设 VT,VAV 不发挥作用;(3) PSV 产生的 VT 超过预设 VT,VAV 不发挥作用

前述模式实质是 V-A/C、P-V/C 和 PSV 的参数调节由人工向电脑化发展,故为闭环通气模式,使临床应用更为方便,并可能减少高压肺损伤或低压通气不足的机会。需注意:一类模式在兼有另一类模式优点的同时,也必然丧失其本来的一些特性,同时兼有另一类模式的某些缺点;未测定 Rrs;影响 Crs 的因素较多,特别是自主呼吸较强的情况下,不可能准确测定 Crs,更不能准确测定呼吸系统 P-V 曲线,自动调节参数可能有较大的误差。更主要的是,自动调节远未达到理想水平,是导致通气失败的常见原因。

7. 双相气道正压(biphasic positive airway pressure,BIPAP) 是一种特殊的压力调节方式,除 S 和 FiO_2 等公用参数外,设置吸气相和呼气相的压力与时间,在吸气相和呼气相之间定时切换;吸气相时间、呼气相时间、吸气相压力、呼气相压力皆可自由调节,互不影响;预设通气压力是吸气相压力和呼气相压力之差;允许患者在两种压力水平上皆出现自主呼吸,故有一定程度的智能化。基本特点是 PCV 和 CPAP 的组合(图 6-9)。

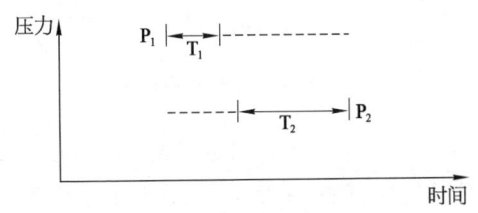

图 6-9 BIPAP 模式图

P_1、T_1 为吸气相压力和吸气相时间;P_2、T_2 为呼气相压力和呼气相时间

(1) 具体模式:无自主呼吸,若 $P_2=0$,$T_1<T_2$,为 PCV;$P_2=0$,$T_1 \geqslant T_2$,为 P-IRV;$P_2>0$,$T_1<T_2$,为 PCV+PEEP;$P_2>0$,$T_1 \geqslant T_2$,为 P-IRV+PEEP。有自主呼吸时,若 T_2 较短,为 APRV;T_2 较长,则为双水平 CPAP(Bi-CPAP);$P_1=P_2$,为 CPAP。

(2) 注意事项:现代 BiPAP 也有吸气压力坡度设置,需注意调节。

(3) 主要特点:为"万能"通气模式,可满足上机、治疗、撤机全过程;允许自主呼吸在两个压力水平上发生,克服传统模式自主呼吸和控制通气不能并存的缺点,改善人机配合。

8. **适应性支持通气**(adaptive support ventilation, ASV) 根据被通气者的胸肺顺应性、气道阻力和呼吸功,设置合适的初始通气参数。通气过程中,呼吸机自动测定前述阻力和呼吸功的变化,并自动调节通气参数。若病情加重达一定程度,调节为 P-A/C;病情好转达一定程度转为 PSV;介于两者之间,为 P-SIMV+PSV(参数皆为智能化调节)(图 6-10)。

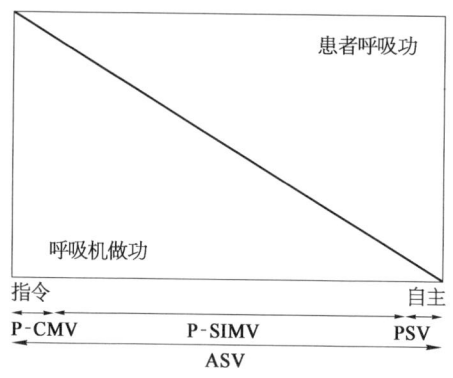

图 6-10 ASV 模式图

9. **自动导管补偿**(automatic tube compensation, ATC) 不是通气模式,是完善通气模式的一种手段。因为人工气道的内径非常细,大约只有气管的 1/3,气流形态为湍流,阻力表现为流量依赖性,因此 Raw 与导管内径变化表现为一定程度的非线性关系。现代呼吸机根据流量和管径连续计算克服导管阻力所需要的压力,提前补充气流,降低压力辅助水平,改善人机关系,故称为自动导管补偿,主要用于 PSV 及其衍生模式。与 PSV 间接克服人工气道阻力的原理明显不同(图 6-11)。

10. **后备通气**(backup ventilation) 又称背景通气或窒息通气,一般设置为 VCV 或 PCV,并非独立的通气模式。当患者自主呼吸间隔超过设定值(一般设置 20~40 s)或 VE 降低至一定水平(少用)时,呼吸机即按预设通气模式和参数自动提供通气支持,是一种安全保障设置,故

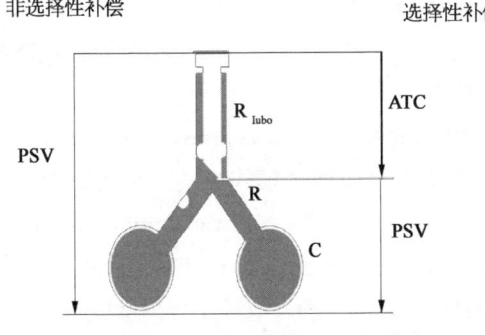

图 6-11 ATC 作用特点示意图

用 PSV 模式,在吸气触发、PSV 辅助前,ATC 发挥作用,改善人机配合;其后 PSV 发挥作用,完成通气过程

每次 MV 前或上机后应常规检查后备通气设置,确保在合理状态。

五、新型自主通气模式

1. 成比例辅助通气(proportional assist ventilation,PAV) 简称成比例通气。传统通气模式是以呼吸机控制被通气者为主,被通气者不能调节或仅能有限调节呼吸机送气;PAV 则是被通气者完全控制呼吸机,呼吸机对其呼吸能力进行不同比例的放大(图 6-12)。例如,PAV 1∶1 指吸气气道压的 1/2 由呼吸肌收缩产生,1/2 由呼吸机给予,被通气者通过改变自主呼吸的用力程度改变呼吸机提供的通气量,两者的呼吸功比例维持 1∶1 不变,即呼吸机放大自主呼吸能力 1 倍,

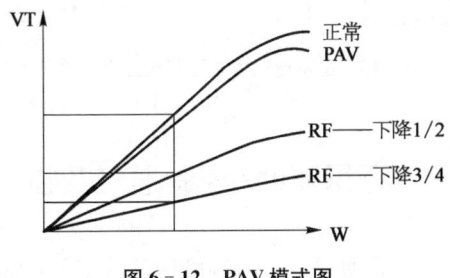

图 6-12 PAV 模式图

显示呼吸功(W)与 VT 的关系;RF 为呼吸衰竭;经过 PAV 放大,可与自然呼吸相似

PAV 1∶3 则是放大自主呼吸能力 3 倍。理论上 PAV 较 PSV 有更好的同步性和生理学效应；实际上并不完善，可以出现辅助通气不足或过度，甚至通气失控。

2. 神经调节辅助通气（neurally adjusted ventilatory assist，NAVA）较 PAV 更完善的新型自主通气模式。其特点是完全模拟自主呼吸，选择膈肌电活动（electrical activity of the diaphragm，Edi）作为调节呼吸机通气的信号，以 Edi 的开始上升点、开始下降点分别作为吸气触发和吸呼气转换的标准，以 Edi 的发放频率作为呼吸机的送气频率，按照 Edi 大小的一定比例给予通气辅助，故理论上"完全"符合呼吸生理，有最好的同步性和生理学效应；发展时间较短，临床应用需积累更多经验，特别是 Edi 的无创检测的准确性、稳定性需进一步提高。

由于历史的演变、发展，不同厂家命名不同，传统通气模式的概念混乱，现代通气模式的概念更为混乱，但正确理解、分析、总结后，通气模式规范化是容易实现的（见刘又宁、朱蕾主编《呼吸病学名词》）。上述通气模式之间多数具有密切关系，总结见图 6-13。

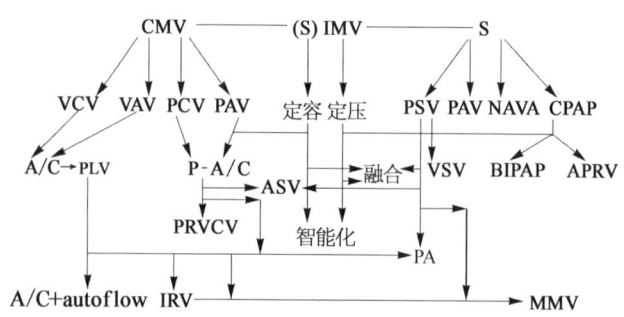

图 6-13 基本通气模式及其相互之间的关系

第二节 容积辅助/控制通气及临床应用

V-A/C 习惯上简称 A/C 模式，可预设恒定 VT 或 F、Ti 或 I∶E、RR，RR 是呼吸机工作的最低频率，属于保护性设置。呼吸机按预设 VT、Ti、RR 送气为 VCV；若由自主吸气触发，按预设 VT 和 Ti 送气，实际 RR 和 I∶E 随自主呼吸变化为 VAV。A/C 模式是常用的通气模式之一,有典型的波形图变化(图 6-14)。

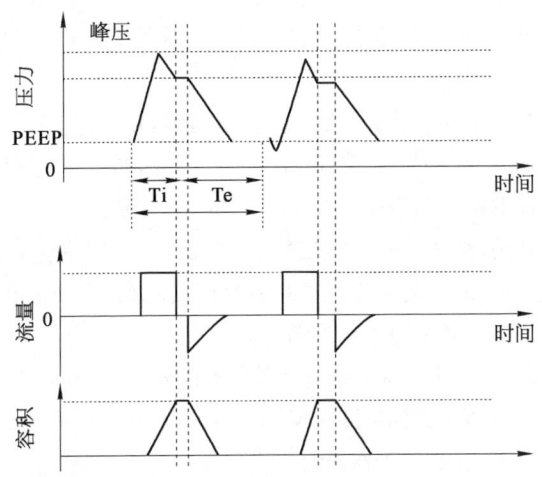

图 6-14 A/C 模式正常波形图的示意图

左侧为 VCV;右侧为 VAV,平台压和峰压较 VCV 降低

注意在各种呼吸机的界面上,极少用正规的模式表达,如德尔格呼吸机用 IPPV;无论如何混乱表达,使用者将其转为正规表达,并能正确书写是必要的。

一、预设相关参数及实际变化

(一) VT 与 Ti

VT 与 Ti 是预设的,不一定恒定。VT 的设置方法大体分两种。

1. 直接设置 VT 又分为两种类型:① 容积限制容积转换,即达预设 VT 转化为呼气;② 容积限制时间转换,VT 达预设值,再维持一段时间(屏气),达预设 Ti 转换为呼气。前者基本被淘汰,后者是现代定容型模式的转换方式之一。由于存在屏气,改善气体交换的作用提高;实际 VT 与预设 VT 不一定相等,有两种基本形式。

(1) Ti 直接设置:同时预设 RR,实际 I∶E 随实际 RR 变化,若预设 Ti 1 s,RR 20 次/min,实际 RR 与预设 RR 相同,则为 VCV 或伴有吸气触发(VAV),Te 为 2 s,I∶E＝1∶2;若实际 RR 较预设值快,为 VAV,实际 Te、I∶E 皆变化,比如实际 RR 为 30 次/min 时,Te 将缩短至 1 s,I∶E 为 1∶1;实际 RR 进一步增快,则为明显反比通气(IRV),容易导致严重人机对抗,是通气失败的常见原因,临床上容易被忽视或无视。

(2) Ti 间接设置:预设 Ttot、I∶E 和 RR,换算出 Ti。若预设 Ttot 3 s,I∶E＝1∶2,RR 20 次/min,且为 VCV,或仅有自主吸气触发(VAV),实际 RR 与预设 RR 相同,Ti 和 Te 分别为 1 s 和 2 s;若实际 RR 较预设值快,则 Ttot 不变,实际 Ti、Te、I∶E 皆变化,容易出现多种混乱的通气形式。该设置方式调节合理最困难,需结合波形图(主要是 F 波形图)和呼吸生理才能调节合适。

2. 间接设置 VT 特点是流量限制时间转换,目前最常用,VT 设置会或多或少涉及以下方面:目标 VT、送气时间、屏气时间、流量形态和大小、流量坡度、压力限制(工作压力);实际 VT 与预设 VT 不一定相等。

(1) 目标 VT:即希望呼吸机输出的预设 VT。若 F、送气时间等设置合理,则呼吸机实际输出 VT 和目标 VT 相同,否则实际输出 VT 小于目标 VT。

实际 VT＝平均 F×送气时间,故实际 VT 与 F 形态、大小和送气时间皆相关。

(2) 吸气 F

1) 波形:健康人自然呼吸时,F 从 0 开始逐渐增大,达峰值后逐渐减小,流量波形近似正弦波,其持续时间、流量上升速度、吸气峰流量(PIF)、平均 F 皆较小;呼吸加快时,流量波形近似递减波,初始 F 迅速增大至峰值,然后逐渐减慢,最后转换为呼气,因此工程师模拟人的呼吸形式设置了多种流量形态,从最简单的方波到与自然呼吸相似的正弦波,还有递减波(有两种基本类型:最低流量约为 PIF 的 25% 和 0)、递增波等(图 4-5)。

临床常用方波和递减波,前者特点为呼吸机送气,F 迅速上升至预设值,并持续至送气结束,故 PIF 和平均 F 相同,VT＝预设 F×送气时间;后者的特点为呼吸机送气,F 迅速上升至预设值,然后呈线性下降,一般降至 PIF 的 25% 时送气结束,故平均 F 约为 PIF 的 62.5%,VT＝

平均 F×送气时间。在呼吸平缓的患者,理论上可选择正弦波、递增波、方波、递减波,且 PIF 应较低,送气时间应较长;由于人工气道、自然气道和内源性呼气末正压(PEEPi)、S、呼吸机阀门等增加了呼吸阻力,延迟了送气时间,故正弦波和递增波不适合 MV,应选择方波或递减波。

2) 方波和递减波的流量大小:呼吸机 Ti 或 Te 的单位为 s;F 单位为 L/min,需换算为 mL/s 后计算,如 F 12 L/min=200 mL/s,24 L/min=400 mL/s,36 L/min=600 mL/s,42 L/min=700 mL/s,54 L/min=900 mL/s,60 L/min=1 000 mL/s。一般临床设置方波 F 40~60 L/min;递减波 F 60 L/min 和 90 L/min 分别大约相当于方波的 40 mL/s 和 60 mL/s,故后者一般选择 60~90 L/min。若患者呼吸深快或身材较高,F 宜较大;反之 F 宜较小。不合适的吸气 F 是辅助通气时人机对抗和呼吸功(WOB)增加的主要因素之一,临床常缺乏正确认识或被忽略。如目标 VT 600 mL,Ti 1.2 s(屏气 0.2 s),方波 F 24 L/min=400 mL/s,实际输送 VT=400 mL/s×1 s=400 mL;方波 F 为 12 L/min=200 mL/s,实际输送 VT 仅 200 mL,都将导致代偿性呼吸增强增快和人机对抗或过度使用镇静-肌松剂;严重者实际 VT≤VD,患者将因"窒息"死亡。波形图表现为 F 非常低,VT 下降;吸气触发压和 Ppeak 显著降低(图 6-15A)。若自主呼吸较弱或过度镇静-肌松,则波形图规整,Paw 缓慢上升(图 6-15B);尽管患者无呼吸窘迫的表现,也需调整,否则一旦自主呼吸恢复,必然严重人机对抗。

3) 流量选择原则:F 形态和大小共同影响吸气初期 F,故需根据疾病的病理生理学特点和患者需求选择 F 的波形和大小。若患者呼吸深快、Raw 大或 PEEPi 高,宜选择递减波和较大的 PIF;若呼吸平缓、Raw 较低,可选择方波或递减波,且 PIF 宜偏低。若采取 VCV,用镇静-肌松剂完全抑制自主呼吸,对吸气 F 波形和大小不需要过分强调,但也尽可能符合呼吸生理学特点,便于药物减量和尽早出现稳定的自主吸气触发。总体而言,与方波相比,采取递减波时,Ppeak 和 Pplat 低、平均气道压(Pmean)高;容易满足吸气初始的需要,同步性好,适合大部分患者;方波的 Pmean 低,更适合有低血压的患者。

4) 流量坡度:① 必要性,无论是方波还是递减波,送气 F 迅速升

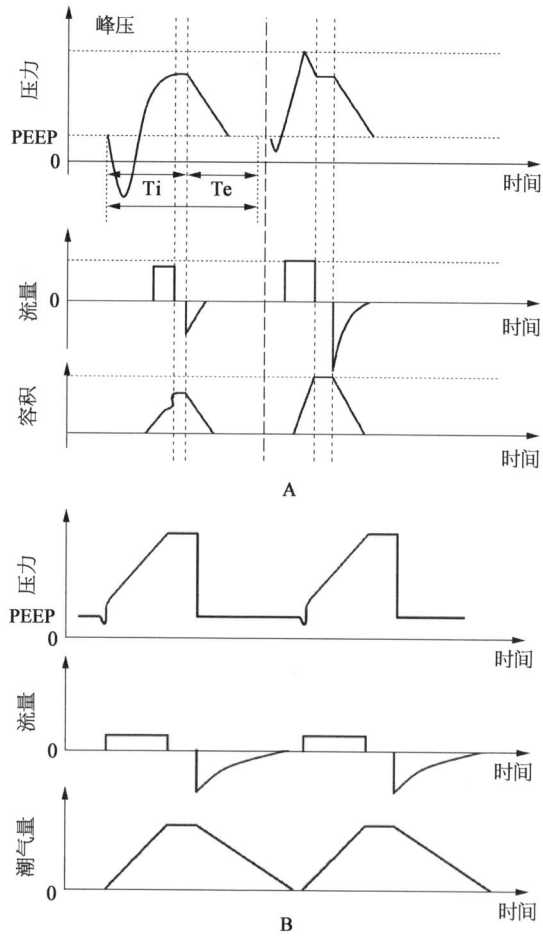

图 6-15 A/C 模式流量不足时的气道压、流量和潮气量的波形图

A. 左侧为 F 不足时的波形图,吸气触发压、Peak、VT 明显降低;右侧为设置合适的正常波形图。B. F 不足、自主呼吸受抑制的波形图,吸气压缓慢上升,波形图规整

至峰值对改善部分 MV 患者的呼吸窘迫有利,如严重气流阻塞导致的呼吸衰竭,患者出现吸气动作后,需克服 Ers、PEEPi、Raw、人工气道阻力、S、呼吸机的延迟阻力才能送气,导致"同步时间"显著延长,患者表现为"窒息样呼吸",因此 F 迅速升高可改善患者的呼吸窘迫。若患者

Raw 增加幅度有限,呼吸较平稳,呼吸机性能也较好,则前述阻力显著降低,同步时间显著缩短,迅速增大的气流会对面部(无创通气)或气管(有创通气)产生刺激,降低依从性,甚至诱发刺激性结膜炎或频繁咳嗽。为此现代呼吸机设置流量坡度,使呼吸机送气流量较平缓上升至预设值,改善吸气初期的人机关系。② 应用原则,呼吸深快或 Raw 显著增大的患者,对高 F 的需求高,流量坡度应较小,具体要求为 0~0.2 s;深慢或浅慢呼吸患者需求的 F 较低,流量坡度应较大,具体要求为 0.1~0.3 s(图 6-16);除非特殊需求,皆不宜超过 0.3 s,否则会导致吸气初期的 F 不足和 VT 下降(图 6-17A),患者代偿性呼吸增强增快和人机对抗;波形图表现为 F 和 VT 皆较小,出现凹陷性变化,吸气触发压和峰压显著降低。若患者自主呼吸较弱,则压力、流量和潮气量的波形图规整(图 6-17B);患者无呼吸窘迫的表现,常见于镇静-肌松剂过度抑制或呼吸中枢疾病患者,也需调整,便于患者出现自主呼吸后的平稳过渡。

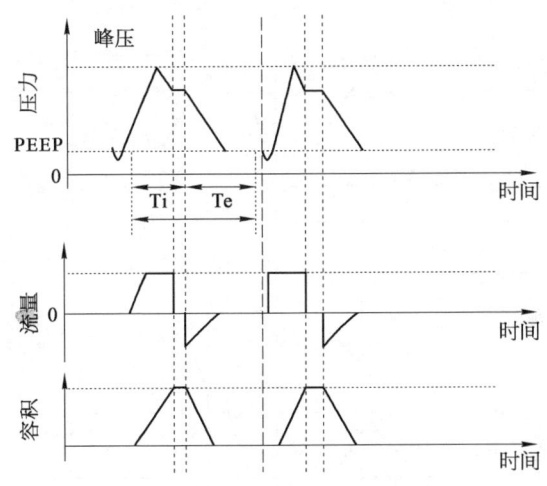

图 6-16　流量坡度合适的波形图

左侧为流量坡度合适的波形图,峰压、VT 上升也较平缓;右侧为传统波形图

(3) 吸气时间:包括触发时间(控制通气无)、送气时间、屏气时间。常用 Ti 为 0.8~1.4 s,其中 CV 的送气时间为 0.6~1.2 s,屏气时间为 0.2~0.4 s,实际变异范围极大,且容易被忽视。

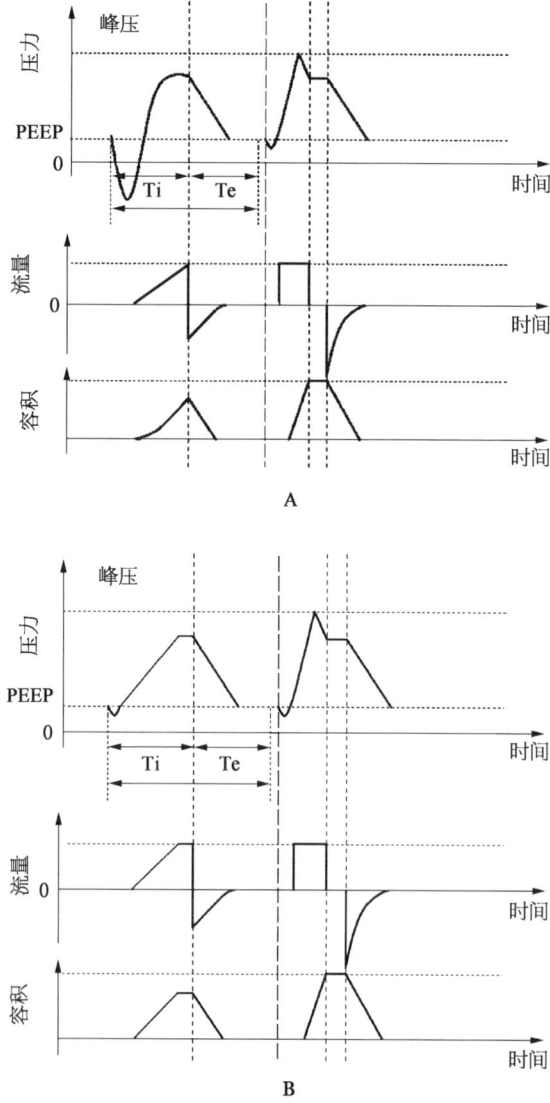

图 6-17 流量坡度不适当的波形图

A. 左侧为流量坡度过大,至吸气结束达预设 F,VT、吸气触发压和峰压明显下降;右侧为传统流量波形图,产生正常的 Paw 和 VT 波形图。B. 左侧为流量坡度过大、自主呼吸较弱的波形图,Paw、F、VT 波形图规整,VT 下降;右侧为传统的流量波形图,产生正常的 Paw 和 VT 波形图

1) 基本要求：Ti 的调节应符合疾病特点和患者的呼吸生理状态，如严重慢性阻塞性肺疾病(COPD)急性加重期应为浅慢或浅而偏快的呼吸，病情明显好转或缓解后应为深慢呼吸，Ti 应较短，Te 和 I∶E 应较长。急性肺实质疾病，如急性呼吸窘迫综合征(ARDS)应为深快呼吸；慢性期应该为浅快呼吸，Ti、Te 和 I∶E 皆应较短。

2) 屏气时间：可按绝对值设置，如 0.2 s，是早期呼吸机的主要设置方式；也可按占 Ttot 的比值设置，如早期 Newport E 200 呼吸机和现代 Servo i 呼吸机，常规设置为 Ttot 的 5%~10%。目前更多呼吸机根据吸气 F 间接设置屏气时间，即根据目标 VT 大小，F 大时，送气时间缩短，屏气时间自然延长；反之则屏气时间短。实际屏气设置也需符合疾病特点和呼吸生理要求，如呼吸深慢时，屏气时间应稍长；反之应较短。若患者有低血压，屏气时间应缩短；若为重度 ARDS，需稍长的屏气时间。适当屏气符合呼吸生理学特点，也是保障实际 VT 达目标 VT 的基本要求；无屏气时间意味着送气尚未结束或刚结束就迅速转换为呼气，容易导致实际 VT 下降、患者不适和人机配合不良。

3) 注意事项：① MV 的 Ti 与自主呼吸的 Ti 尽可能一致；若 MV 的 Ti 显著超过自主呼吸的 Ti，将导致严重人机对抗，容易诱发 VALI；反之，若前者短于后者，将使实际 VT 小于目标 VT，实际每分钟通气量(VE)下降，出现代偿性呼吸增强、增快和有人机对抗，也容易诱发 VALI。② 避免无屏气时间，否则将容易导致送气时间不足(图 6-18)，实际 VT 显著小于目标 VT；也容易导致人机对抗和 VALI。③ 触发时间应尽可能缩短，否则将导致送气时间、屏气时间缩短，出现人机对抗。触发时间过长主要见于高 PEEPi、高 Raw、S 设置不当、呼吸机性能下降等。

(4) 吸呼气时间比：触发时间、送气时间、屏气、流量设置影响实际 I∶E。比如预设值：Ti 1 s(控制通气)，其中送气时间为 0.8 s，屏气时间为 0.2 s；RR 为 20 次/min；流量为方波，大小为 500 mL/s，则 VT=500×0.8=400 mL。1 min 的总吸气时间为 20 s，总呼气时间为 60−20=40 s，Te=2 s，故 I∶E=1∶2，因此 VCV 时 I∶E 由预设 Ti 和预设 RR 决定；VAV 时，实际 RR 加快，I∶E 相应由预设 Ti 和实际 RR 决定，比如在上述预设条件下，若实际 RR 增快至 30 次/min，Te 将缩

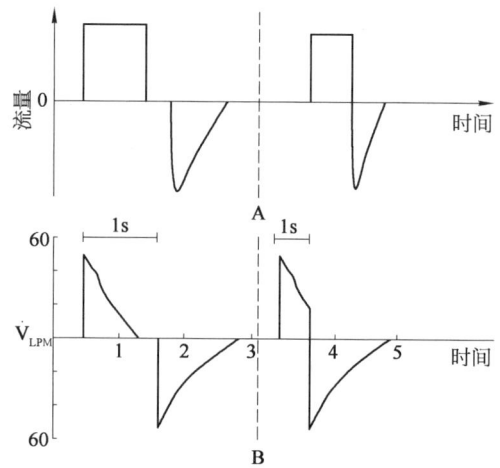

图 6-18 送气时间不足的流量波形图

A. 方波,左侧有短暂屏气时间,Ti 合适;右侧无屏气,送气时间不足,实际 VT 下降;B. 递减波(见于部分定容型模式或定压型模式),左侧吸气末 F 降至 0,出现短暂平台,Ti 合适;右侧吸气末 F 降至 PIF 的大约 40%,Ti 明显不足

短至 1 s,I∶E=1∶1;若实际 RR 进一步加快将出现明显 IRV,容易导致严重人机对抗,临床上常被错误解读或忽视。

3. 实际 VT 如前述,与设置 VT 不一定相等,临床上容易被忽视或错误解读,涉及前述三种情况:容积限制容积转换,实际 VT 等于预设 VT;容积限制时间转换,需设置 Ti 至出现平台,实际 VT 将等于预设 VT,比较容易调节;最难调节的流量限制时间转换,实际 VT=平均 F×送气时间。

(二) 呼气末压

它是绝大多数通气模式的共同特性,不是 A/C 模式的特征。

1. PEEP PEEP 是预设基线压,是公共参数。PEEP 在吸气期升高 Ppeak 和 Pplat;在呼气早、中期,升高呼气压,延缓呼气;在呼气末下降至预设值,发挥治疗作用。

2. PEEPi 正常呼出气容积和吸入气容积相当,呼气末 Pal 等于 0;若呼气不充分,在无 PEEP 的情况下,呼气末 Pal 不能降至 0,则称为 PEEPi,主要见于阻塞性肺疾病,如 COPD 和支气管哮喘(哮喘)。

PEEPi 也升高 Ppeak 和 Pplat。

3. 实际呼气末肺泡正压(PEEPal) 呼气末肺泡的实际压力。多数情况下，PEEP=0，PEEPal=0。PEEPi 存在的情况下，PEEPal 与 PEEP 常不一致；PEEP 为 0 时，PEEPal=PEEPi；PEEP>0 时，PEEPal⩾PEEPi，具体大小随 PEEPi 的产生机制、大小和 PEEP 大小变化，如气道陷闭(多见于 COPD)导致的 PEEPi，若 PEEP⩽PEEPi，PEEPal=PEEPi；反之，则 PEEPal=PEEP>PEEPi。若为气道阻塞(多见于哮喘)导致的 PEEPi，PEEP 较低时，PEEPal⩾PEEPi>PEEP；PEEP 较高时，PEEPal>PEEPi，亦大于 PEEP，故 PEEPal 并非 PEEP 与 PEEPi 之和。

PEEPal>0 将升高 Ppeak 和 Pplat，具体升高幅度主要取决于呼吸系统或肺压力-容积(P-V)曲线的特点，即 VT 使 Pplat 在高位拐点(upper inflexion point, UIP)以下，升高幅度与 PEEPal 大体一致；超过 UIP，升高幅度明显增大。

二、气道高压变化与评估

VT 是直接或间接预设的，Ppeak 和 Pplat 随 VT、呼气末压、通气阻力的增大而增大。若有自主吸气触发，胸腔内压(Ppl)降低，Pal 降低，Ppeak 和 Pplat 也相应降低，即 VAV 的 Paw 低于 VCV。

(一) 不同压力的意义

Ppeak 为克服气道-肺实质-胸廓阻力产生的压力，Pplat 为送气结束后维持肺泡扩张的压力，反映 Ers；在重症阻塞性肺疾病，常有较高水平的 PEEPi，Pplat 是 Ers 和 PEEPi 的综合反应；Ppeak 与 Pplat 之差反映 Raw、肺和胸廓的黏性阻力和惯性阻力，绝大多数情况下，惯性阻力可忽略不计，故反映呼吸系统黏性阻力(Rrs)的主要是 Raw，其中 Ppeak 与 P_1 之差反映 Raw，P_1 与 Pplat 之差反映胸肺黏性阻力(图 4-6)。绝大部分专著、教材将 Ppeak 与 Pplat 之差阐述为反映 Raw 是不合适的，需结合实际情况，如呼吸中枢-神经系统疾病、大部分 COPD 和哮喘，肺实质和胸廓的黏性阻力低，惯性阻力更低，可认为两者之差反映 Raw。在 ARDS 或心源性肺水肿(CPE)患者，肺实质黏性阻力和惯性阻力皆明显增大，肥胖患者的胸廓黏性、惯性阻力皆增大，Ppeak 与 Pplat 之差不能准确反映 Raw,而是反映呼吸系统的黏性阻力和惯性阻力,主要 Rrs。

(二) Paw 和 Ers 增大时的压力变化

影响压力变化的因素众多,但阻力变化的影响是基础和核心。

1. Raw 是 Paw 升高的主要因素。Paw=Raw×F,一定 Ti 的 F 为 VT,因此在吸气 F 或 VT 恒定的情况下,Ppeak 随 Raw 增大;对于轻度气道阻塞,无论是否有 FRC 增大,皆能充分呼气,Pplat 基本无变化(图 6-19);严重气流阻塞伴或不伴 Te 缩短导致 FRC 进一步升高和 PEEPi 形成,Ppeak 显著升高,伴 Pplat 升高,Ppeak 与 Pplat 之差增大(图 6-20)。

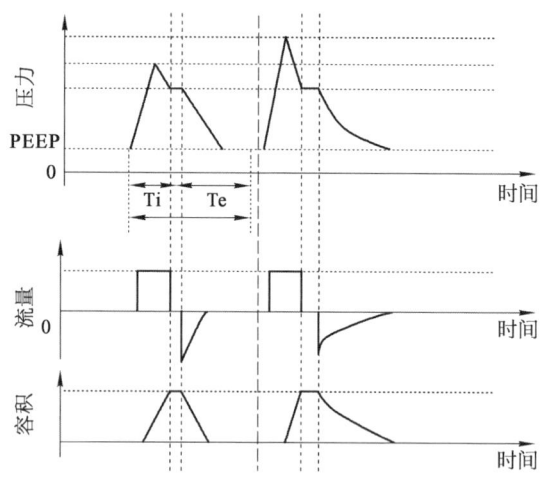

图 6-19 轻度周围气道阻塞的波形图变化模式图

左侧为正常肺的波形图;右侧为轻度气道阻塞波形图:呼出气缓慢,F 降低,VT 下降支平缓,Ppeak 升高,Pplat 不变,Ppeak - Pplat 增大

Raw 的不均匀分布和重力的双重作用还会导致 Paw 分布的不均匀,并导致 Pplat 分布的不均匀;测定或显示的 Pplat 实质是吸气末肺泡的平均压力(Pplatmean),时间常数(RC)最短的肺区产生最高肺泡压(Pplatmax),可能接近 Ppeak,并导致该肺区过度扩张;RC 最长的肺区产生最低肺泡压(Pplatmin),可能接近 PEEP 或 PEEPi,容易发生肺泡萎陷。

2. Ers 是升高 Pplat 的主要因素,并间接升高 Ppeak。在限制性

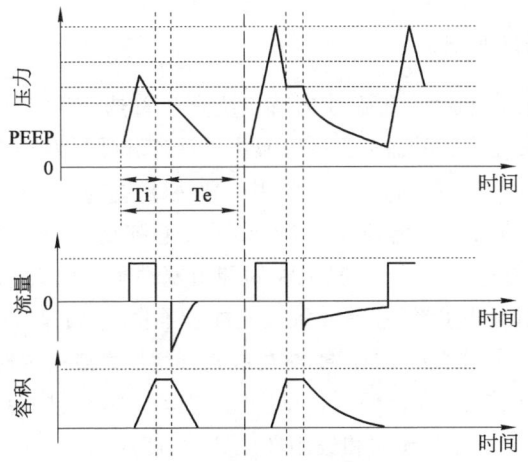

图 6-20 严重周围气道阻塞的波形图

左侧为正常肺波形图;右侧为重度气道阻塞波形图:呼出气流缓慢,至下一次吸气时呼气 F 仍未降至 0;VT 呼气支下降缓慢,Ppeak 明显升高,Pplat 升高,Ppeak-Pplat 增大

肺疾病患者,Ers 增大,Pplat 升高,Ppeak 相应升高,Ppeak 与 Pplat 的差值正常(图 6-21)。

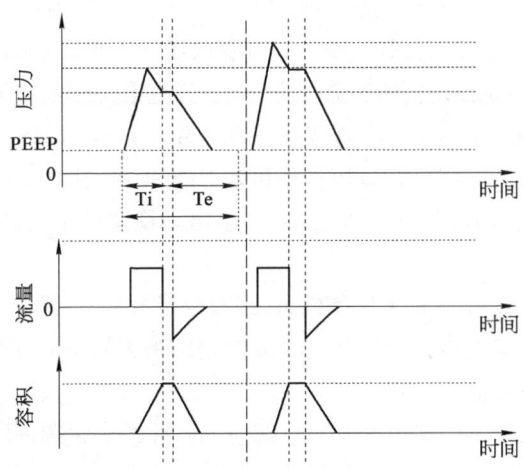

图 6-21 限制性肺疾病的波形图

左侧为正常肺的波形图;右侧为限制性肺疾病的波形图:Pplat 和 Ppeak 升高,Ppeak-Pplat 不变

三、临床应用

A/C 模式强制性、准确性的特点决定了首选应用较少,主要用于生命支持、重度高碳酸血症型呼吸衰竭的治疗和呼吸力学的准确测定;其他情况的应用需精细调节,且应用镇静-肌松剂的机会较多。

1. 心肺复苏和严重呼吸衰竭的治疗　心肺复苏、严重呼吸中枢抑制的患者应首选。在神经-肌肉疾病和阻塞性肺疾病,A/C 模式也常用;在肺实质疾病患者,容易导致人机配合不良,应特别注意通气参数的调节,适当应用镇静-肌松剂,尽可能选择定压型或自主通气模式。

若为急性神经-肌肉疾病,应尽可能选择 VAV,否则容易导致或加重神经营养不良性肌萎缩和失用性肌萎缩,使疾病不可逆或可逆程度显著减退,因此除非自主呼吸消失或严重受抑制,应尽可能以 VAV 为主,VAV 也有利于循环功能改善和呼吸道分泌物引流。

2. 用于呼吸动力学的精确监测　主要测定 Crs、Raw、Rrs 等。

(1) 基本监测:临床上经常碰到医务人员汇报监测数据,但不知道监测时的通气状态,如此测定的数据是没有价值的。"精确测定"时需完全抑制自主呼吸,且要求流量为方波、RR 足够慢、出现稳定的吸气末平台、呼气末 F 降至 0;还应注意 PEEPi 的影响。实际临床测定 Rrs,间接反映 Raw。若加入食管气囊测定食管内压(esophageal pressure,Pes)反映 Ppl,可分别测定胸廓和肺的顺应性。详见第四章第五节。

(2) 手工操作与计算:现代呼吸机多有人工屏气操作,人工屏气可方便测定和自动计算出 Raw(严格讲是 Rrs)、Crs(图 4-7)。同样要求 VCV,选择方波,在吸气末人工屏气,至出现稳定的平台,将自动显示曲线和数据。

(3) 说明:单纯慢 RR 条件下,因有呼吸气流,故测定结果为动态顺应性;人工屏气操作,气流终止,故测定结果为静态顺应性。在限制性肺疾病,两者高度一致。

(4) 特别说明:肺外疾病,如颅脑疾病、神经-肌肉疾病,肺、胸廓的黏性阻力有限,Crs 能准确反映 Raw(图 6-22A);重症肺实质疾病,Crs 升高提示肺黏性阻力明显增大,不能准确反映 Raw(图 6-22B),临床专家或论文常表达为 Raw 明显增大,是错误的。

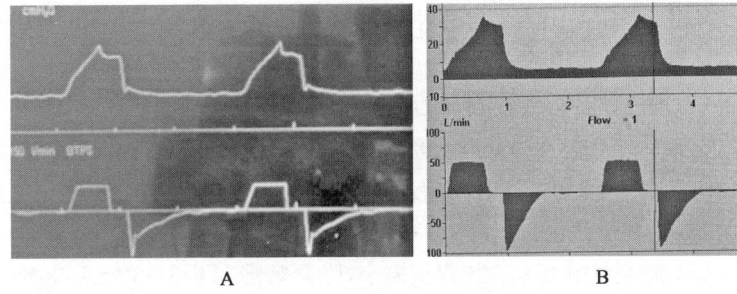

图 6-22　不同疾病的波形图

A. 脑肿瘤术后；B. ARDS 患者。皆有明显屏气时间，前者峰压下降后迅速出现典型的平台，Ppeak - Pplat 明显低于 Pplat - PEEP；后者未出现压力平台

3. 改善肺泡和呼吸道的引流、防治肺感染　在肺外疾病导致的呼吸衰竭患者，初始 Raw 和 Crs 接近正常或降低不明显；自主呼吸明显减弱，特别是膈肌功能严重受抑制，在重力和 MV 正压的双重作用下容易导致低位肺泡陷闭和肺感染；已发生的肺感染则难以控制，故应选择较大 VT(12～15 mL/kg) 和较慢的 RR，不仅通气压力安全，维持动脉血气稳定；也有助于扩张陷闭肺泡，促进肺泡引流，防治肺感染。合理加用叹气样通气或简单进行更高 VT 通气效果更佳。间歇性叹气样通气或更高 VT 通气产生的高速气流还可刺激气道黏膜，促进咳痰；促进纤毛摆动，改善周围气道引流。若为严重气道阻塞或严重肺实质病变则不宜应用叹气样通气或大 VT 通气，且需严格控制 Pplat，即控制通气时≤35 cmH$_2$O，有平稳自主吸气触发时≤30 cmH$_2$O。用定压型或自主通气模式进行大 VT 通气的安全性更高，宜首选。

四、通气参数的具体设置与调节

（一）公用参数

主要是 S、FiO$_2$、PEEP。各模式要求基本相同，见第十章第三节。

（二）特有参数

1. 潮气量　强调实际 VT 而不是目标 VT 是合适的，并注意与其他参数的合理组合。

（1）肺外疾病：为克服较低 VT（或 F）可能导致的低位肺泡陷闭、

肺微不张,强调使用大于自然呼吸时的 VT,一般为 12～15 mL/kg;同时 RR 降至 10～16 次/min;并适当应用"sign"功能或 PEEP。

(2) 阻塞性肺疾病:肺过度充气,一般不存在肺泡陷闭,强调正常 VT(8～12 mL/kg);严重过度充气,则选择小 VT(6～8 mL/kg),允许 $PaCO_2$ 一定程度和一定时间的升高,即使 pH 下降也可接受;病情明显缓解,则逐渐过渡至深慢呼吸,VT 12～15 mL/kg。

(3) 限制性肺疾病:肺容积缩小,强调常规 VT(8～12 mL/kg);重症患者,强调小 VT(6～8 mL/kg)。

后两者皆应避免叹气样通气。

(4) 自主呼吸的影响:自主呼吸较强的患者,膈肌功能正常或基本正常,克服肺泡陷闭的能力较强,气道压降低,完成同样 $\dot{V}_A$ 所需的 VT 比缺乏自主呼吸时要低。

(5) 注意:缺乏正确呼吸生理知识,不根据实际情况设置和调节 VT,一律用所谓"小 VT 通气"是系统性和原则性错误。

2. 吸气流量波形和大小　　主要针对目前应用最多的流量限制时间转换,为直接设置;目前应用较多的容积限制时间转换也关注实际流量(一般为方波,F=VT/送气时间)波形图和数据的变化。

(1) 原则:在呼吸平缓的患者,考虑到 S、反应时间、人工气道阻力等的影响,可选择方波或递减波,且 F 偏低,Ti 宜较长;在呼吸较快、较强的患者,宜选择递减波和较高的吸气 F,Ti 宜较短。

(2) 具体大小:一般方波选择 40～60 L/min,递减波为 60～90 L/min;身高较低、呼吸较弱、VT 较小的患者,F 适当降低;反之 F 较高。总体而言,用方波时,Ppeak 高、Pmean 低,不容易满足吸气初期的 F 需求,临床应用逐渐减少;应用递减波时,Ppeak 低、Pmean 高,容易满足吸气初期的 F 需求,临床应用增多。

(3) 流量坡度:呼吸强快或 Raw 较大的患者宜小,建议 0～0.2 s;呼吸慢弱或 Raw 较小的患者宜大,建议 0.1～0.3 s。

(4) 注意问题:VAV 或 V-SIMV 的指令部分,较低的吸气 F,特别是初始吸气 F(包括 F 形态、大小、坡度)是导致 WOB 增加和人机配合不良的主要因素之一,常被错误解读或忽视。

3. 呼吸频率　　预设 RR 可保障最低 RR;实际 RR 是 MV 过程中

的实际通气次数。VCV 时,实际 RR 与预设 RR 相同;有自主吸气触发时,实际 RR≥预设 RR。

(1) 设置原则:应结合 VT、自主呼吸能力和疾病特点设置。首先 RR 与 VT 的乘积,即 VE 应保障适当大小,维持适当 $PaCO_2$ 和 pH 水平;其次在缓解呼吸肌疲劳的前提下,维持一定的自主吸气触发,以改善血液循环、膈肌功能和呼吸系统引流为原则。阻塞性肺疾病和肺外疾病患者宜选择慢 RR,限制性肺疾病患者宜选择较快 RR。

(2) 具体设置:呼吸中枢显著受抑制或有严重呼吸肌疲劳的患者,以 VCV 为主,RR 以维持合适 pH 和 $PaCO_2$ 水平(正常或接近发病前水平)为原则,一般 RR 为 10~16 次/min;严重肺过度充气(如重症哮喘)应进一步减慢(8~12 次/min,更慢将出现 VE 明显下降和 $PaCO_2$ 过度升高)。限制性肺疾病患者 RR 应增快,以 16~25 次/min(VCV)或 20~30 次/min(VAV)为宜。

若患者有一定的自主呼吸能力,可选择较慢的预设 RR,实际 RR 由自主呼吸决定;为防止严重 VE 不足,一般最低 RR 设置在 6~10 次/min。

4. 吸呼气时间比或吸气时间 预设 I:E 在呼吸机上设置,可直接设置(Ti 根据 I:E、Ttot、RR 换算),也可间接设置(先设置 Ti,再根据 RR、F、Ttot 换算为 I:E)。VCV 时,实际 I:E 等于预设 I:E;VAV 时,实际 I:E≤预设 I:E。

(1) 设置原则:肺外疾病患者的气道、肺实质结构和功能基本正常或接近正常,I:E 的选择与自然呼吸相似或略长,一般为 1:2;阻塞性肺疾病患者一般为 1:2.5 左右;限制性肺疾病患者一般为 1:1.5 左右;以改善低氧血症为主要目的时可选择相对较短 I:E。

(2) 注意事项:实际 I:E 和 Te 随实际 RR 变化,Ti 一般不变(根据 Ttot 和 RR 间接设置除外),故应注意根据实际 RR 和疾病状态设置和调节 Ti。

五、通气参数的综合设置与调节

前部分对不同参数的设置进行了阐述,尽管也涉及与其他参数的关系,但欠完善,对不同疾病和病理状态下给出综合设置和评估手段是必要的。

1. **生命支持手段** 无自主呼吸或自主呼吸微弱的疾病,如心跳呼吸骤停、严重脑卒中、药物或毒物中毒,呼吸中枢严重受抑制,MV是重要的生命支持手段,宜控制通气、深慢呼吸,即VT 12~15 mL/kg,RR 10~16次/min,I∶E约1∶2(符合呼吸生理特点)PEEP≤3~5 cmH$_2$O;pH和PaCO$_2$在正常范围,避免出现碱血症,有助于避免颅内压升高和脑组织缺氧。

2. **定压通气(pressure targeted ventilation,PTV)和允许性高碳酸血症(permissive hypercapnia,PHC)** 是通气的基本原则,主要用于危重哮喘和重症ARDS,要求pH≥7.2~7.25。因患者多有明显的呼吸增强和呼吸窘迫,常需镇静-肌松剂抑制过强的自主呼吸,进行控制通气;若病情改善,则及早减少和停用药物,以出现自主吸气触发为原则。

对危重哮喘患者,要求小VT(6~8 mL/kg)、慢RR(8~12次/min)、较长I∶E(1∶2.5~1∶3);随着病情好转逐渐转为深慢呼吸。对ARDS患者,要求小VT(6~8 mL/kg)、快RR(16~25次/min)、较短I∶E(1∶1.5~1∶2);随着病情好转逐渐转为正常呼吸。F满足VT和吸气需要。

3. **强制性呼吸性碱中毒** 在代谢性酸中毒、pH明显下降或脑血管扩张导致颅内高压患者,可选择控制或辅助通气,给予深慢呼吸、适当过度通气,以出现轻度呼吸性碱中毒(PaCO$_2$≥30 mmHg,pH≤7.50)为原则,迅速改善酸血症,改善颅内高压。

4. **大部分情况** 初期以控制通气为主,迅速改善气体交换和呼吸肌疲劳。若疾病处理适当,呼吸机应用得当,则病情迅速好转,逐渐改为以辅助通气为主。此时理想变化为基本波形图规整,出现较低的吸气触发压,Ppeak和Pplat较控制通气时有所降低。

六、通气合适的基本评价

主要涉及临床表现、基本波形图、经皮动脉血氧饱和度(SpO$_2$)或动脉血气等,Pplat或驱动压(DP)控制仅适合少数情况。

1. **临床表现** 无呼吸窘迫或明显呼吸窘迫,生命体征稳定或趋向稳定。

2. **波形图** 除初始通气外,在镇静-肌松剂明显减量或停用的情况下,气道压、流量、潮气量波形图规整,且有适当自主吸气触发。

3. 压力控制 高压控制主要是针对严重阻塞性肺疾病或 ARDS,一般控制通气时 Pplat≤35 cmH$_2$O,有稳定自主吸气触发时 Pplat≤30 cmH$_2$O;其他疾病状态基本不出现上述高压,无须强调。PEEP 合理应用主要针对气道陷闭、肺水肿、ARDS 急性期;其他情况价值非常有限,一般≤3~5 cmH$_2$O。DP≤15 cmH$_2$O 仅适合 ARDS,且为控制通气;在控制 Pplat 和选择适当 PEEP 的情况下,单纯强调控制 DP 价值不大,且容易误导临床应用;控制高压、维持适当低压才能给出明确的应用方法。

4. 通气模式调整 病情好转后应有改用 SIMV+PSV 或单纯 PSV 的计划。

5. 动脉血气 pH 符合前述不同要求,90%≤SaO$_2$ 或 SpO$_2$≤97%;在此基础上,PaCO$_2$ 尽可能在正常范围或基础水平,特殊情况下,尽可能维持 30 mmHg≤PaCO$_2$≤60mmH$_2$O。

6. 注意事项 关注全身状况,尽可能维持血红蛋白(hemoglobin,Hb)≥75 g/L、白蛋白(albumin,A)≥30 g/L,内环境稳定或基本稳定。后同,不赘述。

七、通气参数设置不当与处理对策

参数设置不当大体可分为通气过度和通气不足两种情况。

(一) 通气过度

除初始通气外,相对比较少见。

1. 基本特点 患者表现安静,无自主吸气触发,波形图规整,呼吸性碱中毒或碱血症;若严重过度通气,可出现躁动、肢体抽动、昏迷等表现,PaCO$_2$ 显著下降伴 pH 明显升高。

2. 处理原则 降低 VE,以减慢 RR 为主,初始减慢 1/3~1/2;少部分以降低 VT 为主,或两者同时降低;30 min 复查动脉血气,并根据结果调整。

(二) 通气不足

非常多见,常被错误解读;也常与其他因素所致的人机对抗混淆。

1. 基本特点 部分患者表现为呼吸性酸中毒,且呼吸平稳,波形图规整,主要见于呼吸微弱的患者。大部分 pH 正常,也可因代偿性呼吸增强出现呼吸性碱中毒,临床表现为呼吸窘迫,辅助呼吸肌活动,胸腹矛盾运动,三凹征阳性,张口呼吸;多汗、烦躁、心率增快、血压升高;人机对抗;反复低压报警;波形图出现异常变化,吸气触发压显著下降,Ppeak 和 Pplat 较控制通气时显著下降。它也是其他通气模式应用不当的共同表现。

2. 处理对策 查找原因,并采取适当的处理措施。不同原因的表现特点不同,若改用简易呼吸器通气时明显改善,则为呼吸机模式和参数设置不当或呼吸机性能下降所致;若改用 PSV 后改善,则为 V-A/C 参数设置不当所致,呼吸机性能良好。若抽光气囊内气体、停用呼吸机、经人工气道吸氧时,患者呼吸反而趋向平稳,则是人工气道内痰栓形成或导管过细($\leqslant$7 号)的指征。主要调整措施:① 增大 VT 或增大吸气 F,主要是增大吸气初期 F,在 VT 不变的情况下改方波为递减波,减小流量坡度,提高压力限制水平;在已经应用递减波的情况下,可缩短 Ti,增大 PIF,也可改用定压或自主通气模式。② 积极降低 PEEPi 和 Raw,主要是吸痰、应用气道扩张剂和糖皮质激素(激素)、延长 Te、减慢 RR;若怀疑或证实气管导管内痰痂形成,单纯冲洗效果不佳,应及早更换内径较大的导管。③ 改压力触发为流量触发,并改善 S。④ 更换粗导管和连接接头,处理管路积水。⑤ 必要时更换呼吸机。⑥ 短时间无法明确病因或无法解决时,应用镇静-肌松剂抑制过强的自主呼吸。通气参数设置不当、人工气道太细、导管内痰痂是最常见的因素,应注意鉴别和针对性处理。

八、临床病例分析

1. 病情介绍 男,69 岁,有 COPD 病史,肺功能诊断:轻度阻塞性通气障碍。因反复胆石症发作行全麻下腹腔镜手术治疗。手术顺利,考虑年龄较大、有基础肺功能减退,术后转入外科监护室(SICU),继续 MV 维持,准备麻醉完全缓解后回普外科病房。

SICU 医生用 Servo i 呼吸机,选择 A/C 模式,参数设置:流量触发 2 L/min,FiO_2 50%,PEEP 2 cmH_2O,VT 500 mL,Ti 1.2,RR 20 次/min。患者很快出现呼吸窘迫,且神志恍惚,躁动不安;动脉血气:

pH 7.21，$PaCO_2$ 72 mmHg，PaO_2 118 mmHg。考虑 VE 和 $\dot{V}_A$ 不足，增大 VT，从 500 mL 逐渐增加至 520 mL、550 mL、580 mL，呼吸窘迫和呼吸性酸中毒无好转；检查呼吸机管路，未发现漏气；频繁人机对抗，需反复应用镇静剂抑制自主呼吸。

2. 病情分析

(1) 基本情况分析：患者尽管有轻度阻塞性通气功能障碍，但 COPD 稳定，术中、术后皆无急性加重；全麻刚结束，自主呼吸不会过强，应该很容易稳定通气；患者苏醒不久即出现严重呼吸窘迫和人机对抗，通气参数设置不当的可能性极大。

(2) 机械通气分析：$PaCO_2$ 高达 72 mmHg；FiO_2 高达 50% 时，PaO_2 仅 118 mmHg；说明 $\dot{V}_A$ 不足合并换气功能障碍；尽管不断增加 VT，但 $PaCO_2$ 基本无变化，说明增大 VT 无效。

3. 现代 A/C 模式的特点与合理设置

(1) 问题：询问 SICU 的医务人员，皆不知道送气 F 大小，也表达不出波形图变化。检查发现流量为方波，大小为 18 L/min，相当于 300 mL/s；实际触发和送气时间 0.8 s，屏气时间 0.4 s；两者之和等于 Ti，为 1.2，故实际输出（输入气道）VT 最多为 300 mL/s×0.8 s=240 mL。设置 VT(500 mL)仅是目标 VT；能否达到目标 VT，取决于与流量和时间有关的多种因素，且不同呼吸机差别较大，容易发生混乱。本例的核心问题是 F 设置过低，不断增大目标 VT 并不能增加实际 VT，因此 VE 持续不足，呼吸性酸中毒、呼吸窘迫、波形图异常持续存在。

(2) 合理调节：一是继续用 A/C 模式，增大 F 和调整 I∶E（后者间接设置 Ti），前者增大至 40 L/min，相当于 667 mL/s；后者调整至送气时间约 0.9 s，且出现适当的屏气时间，则实际输入 VT 等于预设 VT；二是患者的呼吸能力非常强，改用以自主呼吸为主的 PSV 模式。

4. 呼吸机实际调整、结果与分析

(1) 调整与结果：本例用第一种方式调节，数分钟后呼吸窘迫即缓解，波形图恢复正常，神志逐渐清醒，人机配合协调；将 FiO_2 降至 21%，30 min 复查动脉血气：pH 7.42，$PaCO_2$ 37 mmHg，PaO_2 72 mmHg。

(2) 分析：A/C 模式似乎很容易调节，但忽略或不知道现代呼吸机特点。根据现代呼吸机特点调整后，实际输入 VT 即达预设 VT 水平,VE 和 $\dot{V}_A$ 相应增大,呼吸性酸中毒迅速改善。随着 VT 增大和自主呼吸改善,肺泡开放,通气血流比例($\dot{V}/\dot{Q}$)失调改善;加之通气功能迅速改善,低氧血症也迅速纠正;临床症状迅速缓解。后改用 PSV,次日患者基本恢复后,撤机、拔管。

总之,V-A/C 模式是临床常用模式,但现代呼吸机有较大变化,专业医务人员应用不当是普遍现象。控制通气可有效缓解呼吸肌疲劳,长期应用将导致呼吸肌的失用性萎缩,尽可能在 24~48 h 或以下;呼吸肌疲劳一旦改善,应减慢 RR,尽早过渡至辅助通气。辅助通气时,呼吸肌做功持续于整个吸气过程,S、流量波形及大小、流量坡度、送气时间、屏气时间、压力限制、VT、I∶E 调节不当皆可导致人机对抗和 WOB 显著增加,但常被错误解读或忽视。

第三节 容积辅助/控制通气的智能化

V-A/C 模式(VT 直接设置或间接设置)的基本特点是 VT 恒定,若设置适当,容易保障 VE 和维持适当 $PaCO_2$;若设置过度,容易出现呼吸性碱中毒或碱血症,升高 Pplat;若设置不足,容易通气不足,人机对抗,跨肺压和切变力增大,发生 VALI;若 Raw 升高,容易出现 Ppeak 过高。上述情况要求熟练操作者经常检测和调节,为降低操作难度和工作量,智能化调节应运而生,简单的智能化是在气道压达预设值的基础上,送气流量减慢;比较完善的智能化是在 V-A/C 模式的基础上具有流量调节功能。

一、压力限制通气

1. **特点及优势** VALI 曾被认为是 Paw 升高所致,称为气压伤;为减少气压伤发生,工程师提出压力限制的概念,即在定容型模式,除设置压力报警外,还设置通气过程中能达到的最高压力,称为限制压力,实质也是工作压力,称为 PLV。若峰压未达限制压力水平,则按预设要求送气,气道压、流量(方波)、潮气量波形图呈典型定容型模式变化;若气道压达限制水平,送气尚未结束,则送气 F 减慢,直至送气结束,使 Ppeak 维持在压力限制水平,VT 不变,基本特点是 Raw 升高时,降低 Ppeak,保障 VT。

2. 适应证与问题　PLV 在定容型模式的基础上兼顾定压型模式,理论上可用于各种呼吸衰竭和心肺复苏患者;应用不当也出现一系列问题。

(1) 压力限制过度:若通气阻力(主要是 Raw)显著升高,则送气 F 刚达预设值,Paw 就达压力限制水平,送气 F 必然迅速减慢,以致送气尚未完成(未出现平台)即转换为呼气,导致 VT 下降(图 6-23),实际 VE 不足。它是临床上常见的设置不当和人机对抗原因,常被错误解读或忽视。

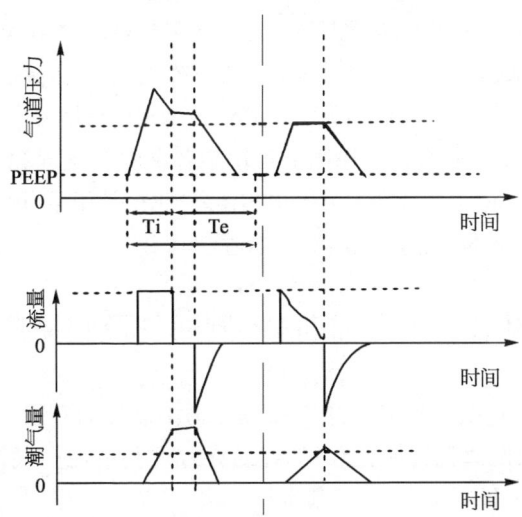

图 6-23　PLV 限制过度的气道压、流量、潮气量波形图

(2) 危重哮喘或 ARDS 患者:减慢送气 F,保障 VT,意味着 Pplat 和跨肺压的升高或持续时间延长,发生 VALI 和低血压的机会可能增多,因此采用 PHC 时不宜应用。

二、流量调节容积辅助/控制通气

1. 基本概念与特点　呼吸机送气过程中能感知患者的吸气和呼气用力,在一定限度内调节自主气流,并迅速输送与患者自主呼吸尽可能相适应的吸气 F 或呼气 F,即预设 F 不足或屏气阶段无 F 的情况下,呼吸机会额外增加 F；反之呼吸机会额外降低 F。与预设值相比，VT 有波动；压力为方波，Ppeak 降低，随通气阻力变化。故在定容型模式的基础上兼有定压型模式的特点，有助于改善人机配合。

2. 应用方法　首先选择 V-A/C 模式，在主屏幕设置好全部的参数。该模式的基本特点是流量限制时间转换，即通过预设 F 波形及大小、送气时间和屏气时间达到预设 VT，故首先设置全部公共参数和特征性参数；然后开启 autoflow，该模式即正常运转。

3. 主要问题及合理应用　临床上常过于夸大自主气流的作用，认为气流量随自主呼吸能力和强度的变化而随意调节，不懂或忽视基本参数的合理调节。事实上，自主气流的调节作用有限，只有在 V-A/C 参数设置合适的基础上，自主气流才能有效发挥作用，从而在保障适当 VT 和 VE 的基础上，降低 Ppeak 和改善人机配合；否则更容易加重人机对抗。

4. 适应证和禁忌证　原则上可用于各种呼吸衰竭和心肺复苏患者，调节适当，将明显减少人为干预和镇静-肌松剂用量，用于阻塞性肺疾病更合适；基本特点是保障 VT，不适合 PHC。

第四节　压力辅助/控制通气及临床应用

P-A/C 包括两种基本类型，一是压力限制压力转换，即呼吸机送气，压力达预设值就转换为呼气，容易导致 VT 不足和气体分布不均匀，是早期 PCV 的特点，现已基本被淘汰；二是压力限制时间转换，即呼吸机送气达预设压力后，维持该压力直至达预设 Ti 后转换为呼气，是现代呼吸机的基本运转方式。与 V-A/C 模式相同，各种呼吸机显示屏表达 P-A/C 模式是错误或混乱的，临床医生正确理解、正确表达和正确书写是基本要求。

一、预设参数及实际变化

(一) 气道压

通气压力是预设的，Ti 包括触发时间（控制通气无）、送气时间和屏气时间，Ppeak 和 Pplat 相同；也经常没有屏气时间（吸气 F 需接近 0），特别是呼吸较快的患者。压力波形为方波（图 6-24），随吸气压力坡度而略有变化(图6-25)。Pal在吸气相为曲面向上的曲线、呼气相为曲面向下的曲线。

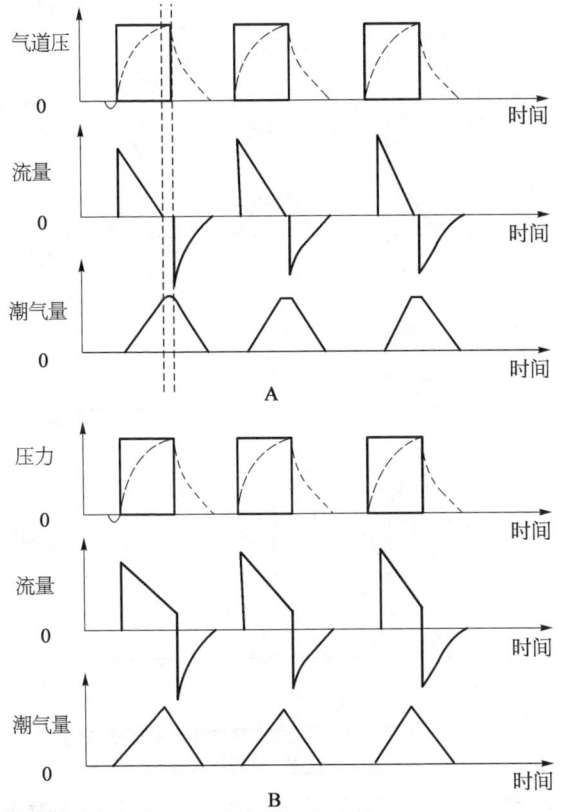

图6-24 传统P-A/C模式的气道压、流量、潮气量波形图
A. 送气F结束,出现短暂屏气,时间参数设置合适,波形图规整;
B. 吸气结束时,F尚未降至0,大约占PIF的20%,时间参数设置基本合适,波形图规整。Paw波形图的虚线表示Pal变化

1. **压力** 为方波,产生递减流量波。在Raw显著升高或呼吸深快的患者,递减流量波容易满足患者对吸气初期高F的需求,缓解呼吸窘迫。若患者Raw不大或升高有限,呼吸缓慢,需克服的通气阻力较低,同步时间显著缩短,快速上升的气流会对面部(无创通气)或气管(有创通气)产生刺激,降低依从性。

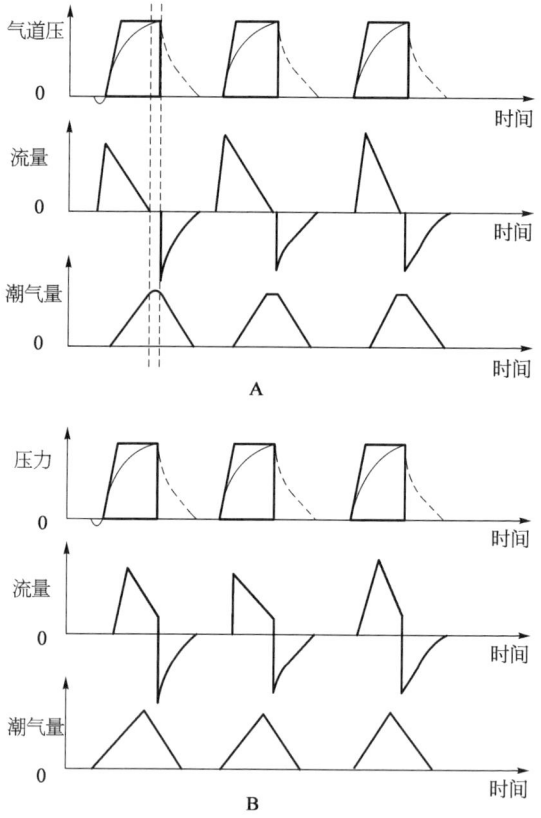

图 6-25 适当吸气压力坡度的 P-A/C 模式的
气道压、流量、潮气量波形图

A. 送气 F 结束,出现短暂屏气,Ti 设置合适;B. 吸气结束时,F 尚未降到 0,大约占 PIF 的 20%,Ti 设置基本合适。Paw 波形图的虚线表示 Pal 变化,吸气压力坡度适当

2. 吸气压力坡度　为克服方波压力的问题,现代呼吸机可调节出不同水平的吸气压力坡度,以更好地满足通气需求。

(1) 适当和过度的压力坡度:呼吸机吸气装置被触发后,通气压力在预设时间内上升至预设压力,吸气流量也较平缓达峰值,减轻气流对面部或气管的刺激。吸气压力坡度时间一般不超过 0.3 s,否则流量上升速度过慢,吸气初期 F 不足和 VT 下降,导致代偿性呼吸增强、增快和人机对抗,WOB 显著增加。波形图表现为吸气 F 和 VT 皆较小,且出现凹形变化;吸气触发压和吸气早、中期的压力显著降低(图6-26A)。容易发生VALI和负压性肺水肿,且容易被误诊为VAP。若患者自主呼吸较弱,则Paw缓慢上升(图6-26B),F和VT波形图规整,

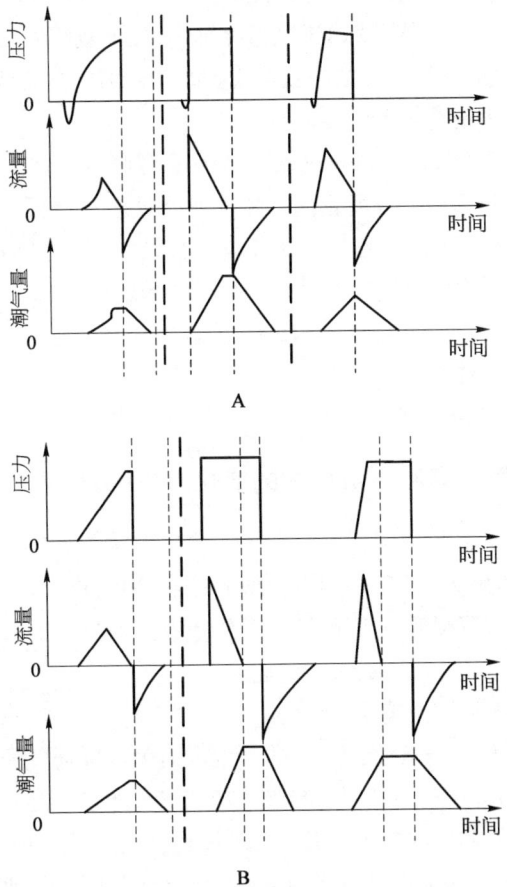

图6-26 不适当吸气压力坡度的气道压、流量、潮气量波形图

A. 左侧为吸气压力坡度时间过长时的波形图,吸气触发压显著降低,峰压降低,F和VT明显降低;中间和左侧分别为无和有适当吸气压力坡度的波形图,其中右侧吸气F未降至0(欠合适),VT较小,中间吸气F降至0,有短暂屏气,VT最大。B. 中间无吸气压力坡度,送气F降至0,有较长屏气(欠合适);左侧压力坡度过长,F、VT明显下降;右侧吸气压力坡度合适,屏气过长(不合适)。皆无自主吸气触发,波形图规整

常见于过度镇静-肌松的患者或呼吸中枢疾病患者,也需调整,以减少镇静-肌松剂用量,促进自主吸气触发的恢复。

(2) 压力坡度时间的设置:现代呼吸机多有坡度调节旋钮,其上升时间有较大的变化范围。坡度较陡时(0~0.2 s),F 高,Ti 短,适合深而快的呼吸形式,如 ARDS、CPE、重症肺炎;坡度较缓时(0.1~0.3 s),F 低,Ti 长,适合 RR 较慢的呼吸形式,如 COPD、中枢性低通气。患者呼吸平稳,皆表现为规整的波形图。

3. 呼气压力坡度 目前仅见于 BiPAP 呼吸机,主要用 1、2、3 等相对数表示,与吸气压力坡度相同。呼气坡度延缓气道压下降和呼出气排出,实质是呼气阻力,绝大部分疾病不宜设置;仅适合复杂 OSAHS 的 BiPAP 无创正压通气(NPPV)治疗。由于现代 BiPAP 呼吸机几乎皆有呼气压力坡度,故除 OSAHS 外,应设置在最低水平。

(二) 吸气时间

以出现适当屏气平台及吸气流量接近 0 为原则。

二、吸气流量和呼吸形式的变化

(一) 基本变化

通气压力增大,吸气 F 和 VT 增大;通气阻力增大,将缩短通气压力的平衡时间,降低吸气 F 和 VT;现代呼吸机通过辅助参数进一步影响 F 和 VT。

1. 吸气流量 为递减波。

(1) 无吸气压力坡度:PCV 的预设压力为实际通气压力;PAV 的实际通气压力取决于预设压力与吸气初期 Pal 之差。无论是否有自主吸气触发,吸气初适的峰压与 Pal 之差,即实际通气压力最大,F 最大;随着气流不断进入肺泡,Pal 升高,峰压与 Pal 之差减小,吸气 F 减慢;Pal 达峰压水平后,压力差降为 0,送气结束进入短暂屏气阶段,吸气 F 降为 0(图 6-24A);若送气未结束,F 维持在较低水平(图 6-24B),Te 也是基本合适的。

(2) 合适压力坡度:流量上升平缓,仍保持递减波形态,吸气 F 降至 0 或接近 0(图 6-25)。各波形图规整。

(3) 说明:指令通气缺乏自主呼吸的充分代偿,容易发生气体分布不均匀;适当屏气对改善气体分布是必要的,因此应调节出屏气;部分患者 Raw 显著增大或 RR 增快,呼吸机参数调节困难,没有屏气也可以接受,但吸气末 F 尽可能接近 0。

2. 潮气量　影响 VT 的主要因素为实际通气压力,即预设压力与吸气初始 Pal 之差,包括压力大小和持续时间,VT＝平均吸气 F×送气时间;其他多种因素通过间接影响通气压力的大小和持续时间而影响 VT。

(二) 呼吸形式

1. 呼吸频率　无自主吸气触发为 PCV,预设 RR 为实际 RR;有自主呼吸时,实际 RR 由自主呼吸决定。无论何种情况,限制性肺疾病不宜长时间超过 30 次/min,阻塞性肺疾病不宜长时间超过 20 次/min;否则不仅显著增加 WOB,诱发或加重呼吸肌疲劳,也产生高切变力,诱发或加重 VALI,需适当应用镇静-肌松剂。

2. 吸呼气时间比　PCV 时,I∶E 为预设值;PAV 时,实际 I∶E≤预设 I∶E,由预设 Ti 或 Ttot 和实际 RR 共同决定。

(1) 主要问题:自主呼吸较快时,表现为实际 IRV,送气时间过短,容易被错误解读或忽视,其波形图变化主要有以下特点:在预设 Ti 中、末期(呼吸机送气末期或屏气期)因呼气动作出现短暂 Paw 上升;也可因吸气动作而出现短暂 Paw 下降,伴 F 和 VT 波形图的异常变化。常出现严重人机对抗,容易发生 VALI 和负压性肺水肿。

(2) 处理对策:提高通气压力,缩短预设 Ti 或 Ttot,避免实际 IRV,适当应用镇静-肌松剂抑制过强的自主呼吸;更合适的选择是改用自主通气模式,如 PSV;多数情况也需适当应用镇静-肌松剂,但剂量要小得多。

三、压力辅助/控制通气模式的演变

为充分发挥 P-A/C 的优点,克服其在某些方面的缺陷,更好地满足不同疾病的通气需要,又发展出一系列不同定压型通气模式,如 APRV、BIPAP。皆有共同特性,如压力限制时间转换,也有背景频率,无自主呼吸时与 PCV 相同;有自主吸气触发时,不同模式表现出不同的特点,主要用于 ARDS 顽固性低氧血症的治疗,其中 BIPAP 的调节有明显不同和较好的生理学效应,单独阐述。

四、临床应用

1. 心肺复苏和严重呼吸衰竭的治疗　有逐渐取代 V-A/C 的趋势。

2. 呼吸动力学测定　完全抑制自主呼吸后也能准确进行呼吸力学测定,但必须符合下述条件:吸气 F 在预设 Ti 内结束,出现稳定平台。因 F 为递减波,测定 Raw 的准确性有欠缺,即使用于前后比较,因为 F 直接影响湍流强度,进而影响 Raw。在流量为方波的定容型模式,F 稳定,Raw 测定的准确度高。

3. 改善气道和肺泡的引流　在肺外疾病导致的呼吸衰竭患者或有较轻基础肺疾病的患者或肺实质疾病明显缓解后继发感染的患者,Raw 和 Crs 接近正常或变化有限,较高通气压力即可产生较大 VT,不仅改善 $\dot{V}/\dot{Q}$ 失调和维持动脉血气稳定;且有助于防止肺泡陷闭,预防感染;一旦发生 VAP,则充分开放肺泡,有效改善引流肺泡,治疗感染。在较大压力和较大 VT(12~15 mL)通气的基础上,间歇性进行 30 cmH_2O 的高压力通气(PEEP≤1 cmH_2O)效果更佳,不仅有助于萎陷肺泡的充分开放,且高压产生的高流量气流还可刺激气管-支气管黏膜,促进咳痰和纤毛摆动,是呼吸较弱或无自主呼吸患者的首选模式。

五、通气参数的具体调节

(一) 通气压力的调节

1. 通气压力的设置方法　大体分两种。

(1) 预设压力为通气压力:通气压力不受 PEEP 影响。若 PEEP 增加,峰压升高,峰压与 PEEP 的差值不变,即预设通气压力不变;反之,PEEP 降低,峰压降低,其差值也始终等于预设通气压力,是临床上最常用的设置方式。

(2) 预设高压(吸气相压力,IPAP)和低压(呼气相压力,EPAP,相当于 PEEP):IPAP 与 EPAP 之差等于预设通气压力。预设高压升高或低压降低皆增加通气压力;预设高压降低或低压升高皆降低通气压力。主要见于 BIPAP 模式和 BiPAP 呼吸机。

2. 实际通气压力与预设通气压力的异同　实际通气压力为预设通气压力与吸气初始 Pal 之差。无 PEEPi、控制通气条件下,实际通气压力为预设通气压力或为 Ppeak 与 PEEP 之差;有 PEEPi 的情况下,PEEPal 受 PEEPi 产生机制、PEEP 与 PEEPi 综合效应的影响,PEEPal 常与 PEEP 不同,故实际通气压力与预设通气压力可以有较大不同。若有自主吸气触发,送气初期 Pal 显著下降,常明显低于 PEEP 或 PEEPal,实际通气压力增大,PIF 相应增大。

3. 通气压力的调节原则

(1) 首先符合 PTV 策略:即控制通气时高压≤35 cmH_2O,有稳定自主吸气触发时≤30 cmH_2O,有明显自主吸气触发时需适当应用镇静-肌松剂;ARDS 的 PEEP 为 8~12 cmH_2O(有自主吸气触发)或 10~15 cmH_2O(控制通气),或低于 PEEPi 的 85%(COPD)或 3~5 cmH_2O(哮喘等)。若不能维持足够 VT 和 VE,则采用 PHC。

(2) 符合不同疾病的呼吸生理特点:在前述范围内通过调节高压使 VT 维持在适当水平,保持良好的人机关系;同时限制性肺疾病的实际 RR 宜较快、阻塞性肺疾病或肺外疾病的 RR 宜较慢。无论何种情况,皆应避免 RR 明显增快或人机对抗。

因此与定容型通气相似,除前述情况(ARDS、危重阻塞性肺疾病)外,大部分不需要特意控制高压,绝大部分情况下单纯强度控制 DP≤15 cmH_2O 无意义。

(二) 压力坡度

对各种定压型模式,如 PSV 等皆适用。

1. 吸气压力坡度 坡度较陡时(0~0.2 s),F 高,Ti 短,适合深而快的呼吸形式,如 ARDS、CPE、肺炎;坡度较缓时(0.1~0.3 s),F 低,Ti 长,适合 RR 较慢的呼吸形式,如 COPD、中枢性低通气或神经-肌肉疾病。患者表现为呼吸平稳,波形图规整;无论何种情况,吸气压力坡度时间一般不超过 0.3 s,否则流量上升速度过慢,吸气初期 F 不足,不能满足吸气需要,导致人机配合度下降;波形图表现为吸气 F 和 VT 皆较小。若自主呼吸过强,则出现凹陷性变化,吸气触发压显著降低,需进一步调整或适当应用镇静-肌松剂(图 6-27)。

2. 呼气压力坡度 用于 OSAHS 或合并 OSAHS 患者,要求与吸气压力坡度相同(图 6-27)。

3. 压力坡度的设置方法 多可直接设置时间,如 0.1 s(图 6-

28),或根据百分数调整(见于部分多功能呼吸机,图 6-28);部分呼吸机为相对值(主要见于 BiPAP 呼吸机,图 6-28),应详细阅读说明书,在不能确定相对值或百分数准确含义的情况下,宜选择最小的坡度或较大百分数(如 100%),并观察波形图。

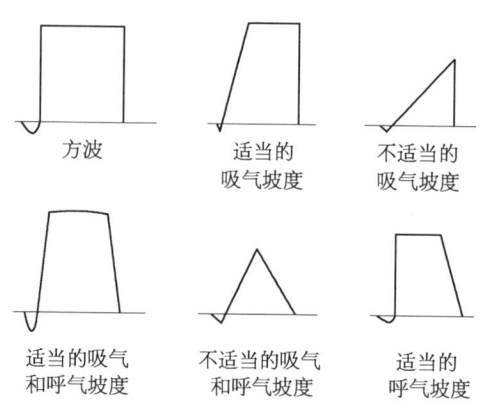

图 6-27 吸气和呼气压力坡度(斜坡)

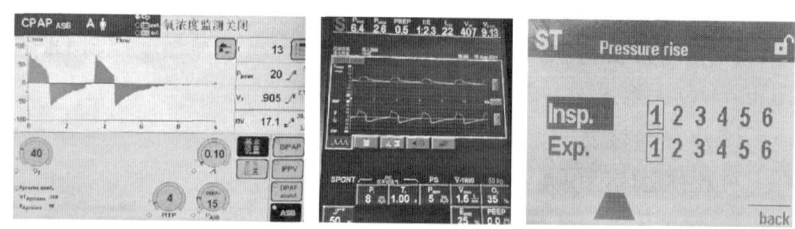

图 6-28 吸气压力坡度设置的三种基本方法

(三) 吸气时间或吸呼气时间比和呼吸频率

应符合呼吸生理,避免预设或实际 RR 过快和人机对抗;且应注意阻塞性和限制性肺疾病(急性和慢性不同)或肺外疾病对 I∶E、RR、VE 的不同要求。详见前述。

六、通气参数的综合设置与调节

不同疾病和病理生理状态(主要是 Raw、Crs、肺过度充气)对 P-A/C 的要求不同,因此判断是否适当的标准也不同,与 V-A/C 模式相似。

1. **生命支持手段** 无自主呼吸或自主呼吸弱的患者，如心跳呼吸骤停、严重脑血管意外、药物或毒物中毒导致呼吸中枢严重受抑制，MV 是主要的生命支持手段，要求预设合适的通气压力、Ti、RR，实现控制通气、深慢呼吸，维持 $PaCO_2$ 在正常范围，避免出现碱血症。

2. **PTV 和 PHC** 主要用于危重哮喘和重度 ARDS，较 V-A/C 更有优势，镇静-肌松剂的需要量较小。在哮喘患者，要求严格控制高压，应用低水平 PEEP，使呼吸形式表现为小 VT、慢 RR、较长 I∶E，多需控制通气。在 ARDS 患者，要求控制高压，维持适当低压，使呼吸形式表现为正常或小 VT、较快 RR、较短 I∶E、较高 PEEP，尽可能辅助通气。

3. **强制性呼吸性碱中毒** 代谢性酸中毒、pH 明显下降或脑血管扩张导致的颅内高压患者，宜深慢呼吸，出现轻度呼吸性碱中毒（pH≤7.5，$PaCO_2$≥30 mmHg），有助于迅速改善代谢性酸中毒；改善颅内高压，又可避免明显碱血症导致脑缺氧。

4. **大部分情况** 若疾病治疗合适、呼吸机应用得当，则逐渐由 PCV 变为 PAV，临床表现为患者呼吸平稳，Paw、F、VT 波形图规整，出现较低的吸气触发压下降，有较短的屏气平台。若触发压和吸气初期压力明显下降，患者呼吸窘迫、人机对抗，提示通气阻力过大或通气参数设置不当或呼吸机性能差，应积极查找原因和给予针对性处理；在暂时不能明确原因的情况下，适当给予镇静-肌松剂。

七、通气参数设置不当的判断与处理

1. **通气过度** 发生呼吸性碱中毒，并出现相应临床表现。与 V-A/C 模式相似，主要表现为患者过度安静，无自主呼吸触发，动脉血 pH 升高；若为严重过度通气，可出现躁动、肢体抽动、昏迷等表现，动脉血 pH 显著升高。处理原则：降低 VE，以减慢 RR 为主，减慢 1/3～1/2；少部分降低通气压力或两者同时降低。

2. **通气不足** 具体原因见前述，非常多见，容易被错误解读或忽视。主要表现为呼吸窘迫和人机对抗，容易出现 VALI、负压性肺水肿，WOB 显著增加，呼吸肌疲劳。与 V-A/C 模式的处理相似，不赘述。

第五节 压力辅助/控制通气的智能化

定压型模式(P-A/V、P-SIMV、PSV)的智能化程度较定容型模式高,临床应用广泛。

一、压力调节容积控制通气的基本概念与特点

PRVCV 实质是 P-A/C 的参数调节由人工调节向电脑自动化调节发展,在一定的压力范围内可保持相对稳定的 VT,是设计该类模式的初始目的,对肺外疾病所致呼吸衰竭的治疗和其他类型疾病好转后的 MV 治疗或撤机更有价值。对严重气道-肺疾病(主要是危重哮喘和 ARDS)患者,控制吸气末压力比维持足够 VT 更重要,称为保护性肺通气,不宜首选或不宜选择。

二、临床应用举例

1. *病情介绍* 男,34 岁,危重哮喘,Ⅱ型呼吸衰竭,给予紧急经口气管插管 MV,用 PRVCV,加用镇静-肌松剂抑制自主呼吸实现控制通气,保持小 VT 和慢 RR,其中目标 VT 450 mL(6.9 mL/kg),RR 14 次/min;给予大剂量激素和气道扩张剂等治疗。2 天后病情明显好转,先后停用肌松剂和镇静剂,自主吸气触发恢复,目标 VT 不变,调整通气压力为 20 cmH$_2$O,吸气压力坡度 0.2 s,呼气压力坡度 0,PEEP 3 cmH$_2$O。实际结果为:患者吸气触发可,PaCO$_2$ 降至正常,低浓度氧疗即可维持合适 PaO$_2$;患者持续呼吸窘迫,实际 RR 增快至 28 次/min 左右,Ppeak 升至 38 cmH$_2$O 左右。如此高的通气条件无法撤机,怎么办?

2. *治疗和评估问题*

(1)问题:主治医生和上级医生皆基本不懂哮喘的呼吸力学特点和现代呼吸机的特点,机械套用"小 VT 通气"。危重哮喘存在严重气道阻塞和肺过度充气,用小 VT、慢 RR、长 I∶E,较大剂量镇静-肌松剂,采用 PHC 是合适的;病情一旦明显改善,需尽快过渡至深慢呼吸,以符合哮喘患者的呼吸生理特点;持续追求小 VT,必然导致一系列问题。

(2) 后果：肌松剂已停用，镇静剂逐渐减量和停用。由于 VT 过小，患者代偿性 RR 增快，Te 不足，PEF 下降，肺过度充气加重，PEEPi 升高（图 6-29）；吸气阻力增大，为保持目标压力，Ppeak 自动升高，加重上述异常，形成恶性循环。

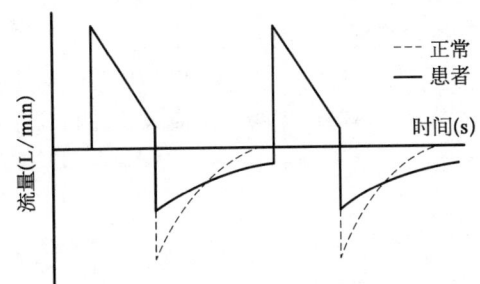

图 6-29 哮喘患者不适当应用 PRVCV 时的流量波形图

目标 VT 太小，代偿性 RR 增快，Te 缩短，PEF 降低，PEEPi 较高

3. 处理对策

(1) 通气参数调节：将目标 VT 逐渐增加至 480 mL、500 mL、520 mL、540 mL、560 mL 后，实际 RR 逐渐减慢至 16 次/min，Te、I∶E 逐渐延长，PEF 增大，下一次吸气前呼气 F 降至 0（图 6-30）。由于呼气充分，PEEPi 显著减小或消失；必然伴 Ppeak 下降，该例逐渐下降至约 28 cmH$_2$O；且患者呼吸平稳，触发良好。上述变化大约 10 min 实现。

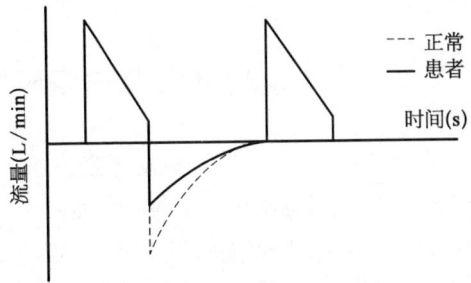

图 6-30 哮喘患者适当应用 PRVCV 时流量波形图

目标 VT 增大，RR 减慢，Te 延长，PEF 增大，呼气末 F 和 PEEPi 降至 0

(2) 如前述,在危重哮喘阶段,维持稳定 VT 并非必要,故首选 PRVCV 并不合适,也是导致后续问题的主要原因;首选非智能化的 P-A/C 模式是合适的。

(3) 药物治疗:将甲泼尼龙由 80 mg 静脉滴注(qd)改为 20 mg 静脉滴注(q8 h),首剂加倍,使药物迅速发挥强大的抗炎作用,且能维持 24 h 的疗效。气道扩张剂等应用方法不变。

(4) 最终结果:后改用 PSV,次日(大约 15 h)停机;观察 2 h,病情平稳,顺利拔管;24 h 后将静脉用激素迅速减量,72 h 后停用;吸入激素持续应用。

4. 小结

(1) 尽管定压型模式的智能化程度较高,但总体有限;预设目标 VT 不应是固定的,而应随着患者的病理生理状态变化。本例患者病初的特点是 Raw 显著增大和严重肺过度充气,小 VT(目标 VT 450 mL)通气伴较慢 RR(14 次/min 是不合适的)是必然选择;患者气道阻塞明显缓解后,逐渐转为深慢通气也是必然选择,故目标 VT 必须逐渐增大。主治医师缺乏相应知识和能力,出现问题是必然的;也是目前普遍存在的临床问题。进一步分析,患者逐渐增大目标 VT 后,RR 迅速减慢,呼气充分,呼气 F 降至 0,可判断该患者目前相当于较轻的哮喘急性发作,不需要 MV 支持;若不是呼吸机应用水平太差,患者应该撤机、拔管。

(2) 激素应用必须符合疾病状态下的药代动力学特点,而不是健康人的药代动力学变化。作为重症哮喘用药,甲泼尼龙 40~480 mg 静脉滴注(qd)是常见错误。

第六节　压力支持通气及临床应用

PSV 是自主通气模式,由自主吸气触发呼吸机送气、维持通气压力和决定吸呼气转换;吸气过程给予一定的压力辅助和限制,表现为压力限制流量转换(图 6-31)。PSV 主要用于有一定呼吸能力、通气阻力不是非常大的呼吸衰竭患者或撤机过程。尽管新型自主通气模式和智能模式不断出现,PSV 的高度成熟度和稳定性决定了其仍是有自主呼吸患者的标准模式。

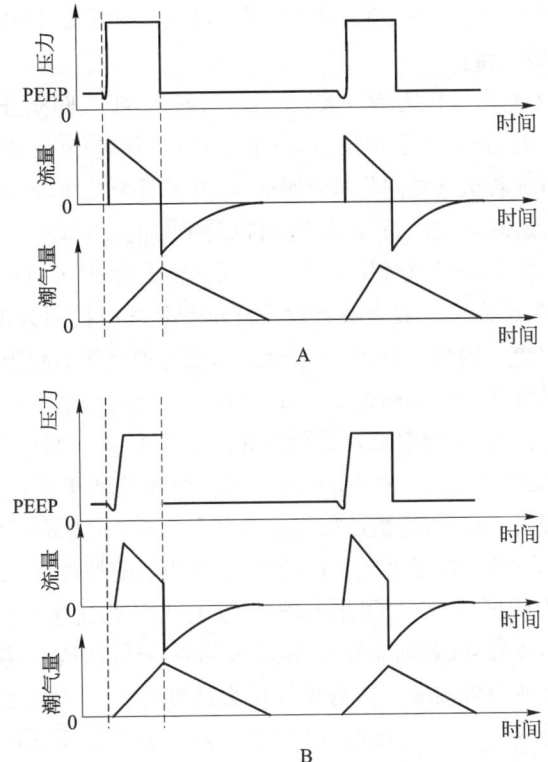

图 6-31　PSV 模式正常的气道压、流量和潮气量波形图
A. 传统设置，气道压为典型方波；B. 设置合适的吸气压力坡度；波形图皆规整

一、PSV 的运转

PSV 运转包括四个阶段：吸气触发、吸气维持、吸气终止（伴吸呼气转换）和呼气，核心是前三个阶段。

（一）吸气的识别和触发

与 A/C 和 SIMV 模式相同，识别自主吸气的信号可以是气道压、流量、容积或气流形态的变化，常用压力触发或流量触发，触发后也表现为一定的反应时间，不同呼吸机差别较大。一般老式呼吸机性能差，应用较久的品牌呼吸机、生产时间较短的非品牌呼吸机性能差，反应时间长;管理好的品牌呼吸机、BiPAP 呼吸机反应时间短,同步性好。

(二) 吸气维持

1. 基本特点 压力为方波,一旦吸气触发,吸气阀充分开放、呼气阀关闭,压力迅速上升至预设值,峰压与 Pal 的压差(实际通气压力)最大,F 最高;随着送气时间延长,Pal 升高,压差逐渐减小,F 迅速下降,故流量表现为递减波,达一定 F 水平(可以是绝对值或 PIF 的一定比例;可人工调节或固定,一般为 PIF 的 25%),吸气转化为呼气(图 6-31A)。

2. 通气压力 一般直接预设 PS;BiPAP 呼吸机则为预设高压与预设低压之差。因必须有自主吸气触发,实际通气压力高于预设压力。常规通气的峰压一般不超过 30 cmH$_2$O,更高的压力是不合适的(除非用 PSV 进行呼吸系统引流);否则需更换为 A/C 或 SIMV 模式。

3. 吸气压力坡度 在 Raw 升高或呼吸深快的患者,递减流量波容易满足患者对高 F,特别是吸气初期高 F 的需求,缓解呼吸困难。若患者 Raw 基本正常,呼吸较平稳或较弱;呼吸机的性能好,则需要克服的通气阻力较低,同步时间显著缩短,快速上升的高速气流会对面部(无创通气)或气管(有创通气)产生较大刺激,降低依从性,甚至诱发刺激性结膜炎或频繁咳嗽。适当吸气压力坡度(图 6-31B)的特点是吸气装置被触发后,压力在预设时间内较平缓上升至预设压力,流量也较平缓达峰值,减轻气流对面部或气管的刺激。

(1) 坡度时间:现代呼吸机多设计有范围较大的坡度调节旋钮,与 P-A/V 设置和要求相同。坡度较陡时(0~0.2 s),F 高,Ti 短,适合深而快的呼吸形式;坡度较缓时(0.1~0.3 s),F 低,Ti 长,适合 RR 较慢的呼吸形式。患者表现为呼吸平稳,波形图规整(图 6-31B)。

(2) 坡度极限:一般不超过 0.3 s,否则流量上升速度过慢,吸气初期 F 不足,不能满足吸气需要,导致代偿性呼吸增强增快和人机对抗,WOB 显著增加。波形图表现为吸气 F 和 VT 皆较小、出现凹陷性变化;吸气触发压显著降低(图 6-32)。

4. 呼气压力坡度 见于少部分传统呼吸机和几乎全部现代 BiPAP 呼吸机。

(1) 基本特点:传统通气,吸气结束,气道压迅速降至 0 或 PEEP 水平,保障呼气迅速完成;呼气坡度意味着呼气阻力增大,呼气减慢,对

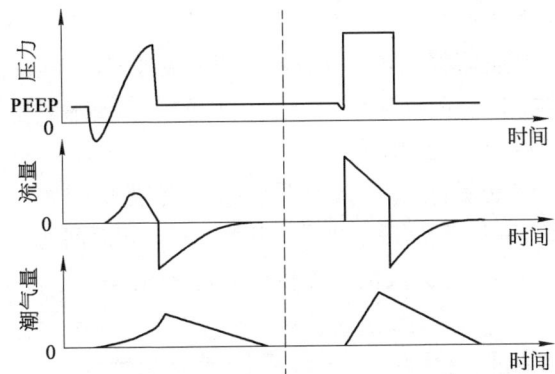

图 6-32 不合适吸气压力坡度的 PSV 模式波形图

左侧为不合适的吸气压力坡度,吸气触发压和初始 Paw 皆显著下降,F 和 VT 的吸气上升支呈凹陷性改变;右侧为传统压力波形图,各波形图规整,提示设置合适

阻塞性肺疾病有明显影响。在 Raw 正常、呼吸平稳的患者,坡度也无优势。在复杂性 OSAHS 患者,需双水平 NPPV,在吸气相高压作用下,上气道充分开放;呼气相 Paw 迅速下降,在惯性作用下,上气道回缩和塌陷。呼气压力坡度延缓压力的下降,防止上气道塌陷,提高治疗效果;同样不宜超过 0.3 s。COPD 表现为一定程度的周围气道陷闭,坡度存在可能也有助于防止陷闭,对抗 PEEPi;合适 PEEP 的效果更显著,且不增加或降低 Raw,故呼气压力坡度对绝大部分疾病不合适。

(2) 适应证:复杂 OSAHS 患者。

5. 坡度的设置方法　与 P-A/C 模式相同,不赘述。

(三) 吸气结束的识别和终止

1. 流量转换　是 PSV 的标准转换方式。

(1) 基本特性:PIF 下降至一定水平后由吸气转换为呼气。达转换水平时,一般认为吸气肌收缩结束,从而较好保障 MV 和自主呼吸转换的同步。特定呼吸机的转换流量一般是恒定的,可以设置为绝对值,一般为 2~6 L/min;多设置为 PIF 的 25%。

(2) 流量转换水平的调节:大部分现代呼吸机设计有转换流量调节旋钮,可根据需要调节出不同的转换值。ARDS 或 CPE 患者吸气 F 高、Ti 短,吸气动作常在 F 降至 PIF 的 25% 前结束;COPD 或神经-肌肉疾病患者常呼吸深慢,PIF低、Ti长,吸气动作常在F降至PIF的25%后结束,因此根据患者的呼吸形式调节吸呼气转换值将有更好的同步性。转换水平还直接影响送气时间和VT,转换水平越低,送气时间越长,VT越大;反之,则送气时间越短,VT越小(图6-33)。若转换水平设置过低,患者自主吸气动作早已结束,呼吸机仍送气;设置过高,患者自主吸气动作存在,呼吸机早已开始呼气。短时间尚可正常运转,持续时间过长必然导致人机对抗和异常波形图(图6-34),后者还是

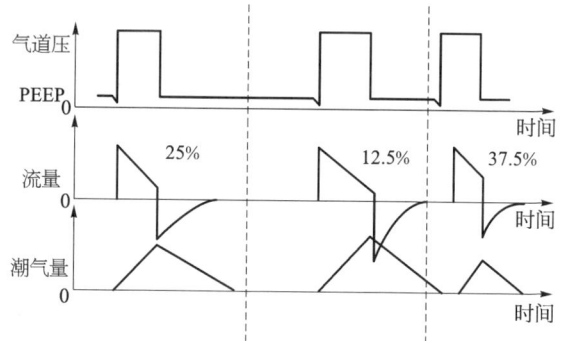

图6-33　PSV模式不同流量转换的波形图

左侧为常规设置;中间设置水平降低,VT增大;右侧设置水平升高,VT减小。在该范围内合理设置,可满足绝大部分通气需要

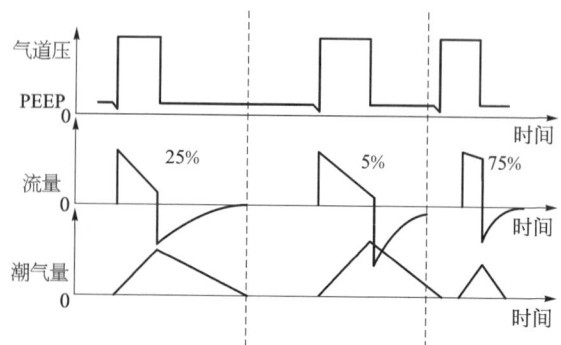

图6-34　PSV模式:流量转换过高或过低的波形图

左侧为常规设置;中间设置水平过低,VT明显增大;右侧设置水平过高,VT明显减小;后两者皆超出合理范围,长时间通气容易导致人机对抗

导致双吸气的常见原因,也是撤机失败的常见原因。因此,在没有充分掌握和熟练应用 PSV 的情况下,建议选择 25%的固定转换值。

2. 压力转换 Paw 超过预设值,一般为 $1\sim 3\,cmH_2O$,提示患者需立即呼气,呼吸机将自动终止吸气。若患者提前呼气、出现咳嗽或躁动皆会出现 Paw 升高,自动终止吸气,有助于改善人机对抗和过度充气,因此它是一种安全设置。

若患者躁动不安、连接管路积水或呼吸加快等导致的压力指针或感受器抖动皆会导致频繁转换,表现为 RR 显著增快(可达 40~60次/min 或更高)和小 VT,严重影响通气效果和人机配合,需积极处理。

3. 时间转换 也是一种安全装置,若 Ti 过长,如漏气时,也将自动终止送气。

二、PSV 模式的演变

主要有 PA 和 VSV,前者为 PSV 与 VAV 的组合,临床应用不多;后者为 PSV 的智能化调节,临床应用较多,也有较多问题,见本章第七节。

三、临床应用

1. 呼吸衰竭的治疗 PSV 是目前常用的通气模式之一。① 绝大多数呼吸衰竭患者有一定自主呼吸能力。② PSV 允许患者自主呼吸在一定范围内调节,有良好的生理学效应和人机关系,减少或避免镇静-肌松剂的应用,发生呼吸肌肌病或肌无力的机会明显减少。③ 可从呼吸衰竭患者的上机、治疗直接过渡到撤机,应用方便。

由于高度依赖自主呼吸能力,故 PSV 慎用于 Raw 显著增加、严重呼吸肌疲劳、难以纠正的浅快呼吸患者,禁用于无自主呼吸或自主呼吸明显减弱的患者。

PSV 可用于有创通气(IPV),用于 NPPV 更具优越性,后者是目前最常用的模式。

2. 用于撤机过程 用 SIMV 撤机,呼吸机辅助通气和自主呼吸交替出现,容易导致呼吸形式的"剧烈波动"和患者的不适应,操作者需精细调节。用 PSV 时,呼吸机支持每一次呼吸,自主呼吸也可对每一次呼吸进行调节,有利于从辅助通气向自主呼吸的平稳过渡;随着 PS 下降,自主呼吸做功逐渐增加。PS 7~9 cmH_2O 相当于克服吸气阀和气管插管的阻力,即患者相当于在"不存在人工气道"的情况下自主呼吸;若能稳定呼吸 4~6 h,动脉血 pH ≥ 7.30, FiO_2 ≤ 40%, PaO_2 ≥ 60 mmHg 或 SaO_2 ≥ 90%,可考虑撤机。现代高档呼吸机的按需阀或伺服阀的阻力小,流量触发进一步减小呼吸功,PS 可降至 5~7 cmH_2O;较大部分中、低档呼吸机性能差,需要的 PS 偏高。

3. 改善呼吸肌疲劳 调节 PS 可灵活确定减少 WOB 的幅度,对呼吸力学无明显不良影响,是目前最常用的改善呼吸肌疲劳的通气模式。

4. 扩张肺泡陷闭和改善呼吸系统全程引流 MV 取代或大部分代替自主呼吸或 VT 过小将导致低位肺区陷闭,PaO_2 下降或需要更高 FiO_2;肺泡引流不畅,容易发生 VAP 或感染控制困难(图 6-35)。其主要见于肺外疾病患者。提高 PS 可增大 VT,充分扩张萎陷肺泡,改善 Crs 和 $\dot{V}/\dot{Q}$ 失调,提高 PaO_2;间歇性高 PS 产生的高流量刺激气管黏膜,促进咳嗽反射;刺激纤毛摆动和分泌物的转运,从而改善肺泡-支气管-气管的全程引流,是防治 VAP 的主要措施之一。

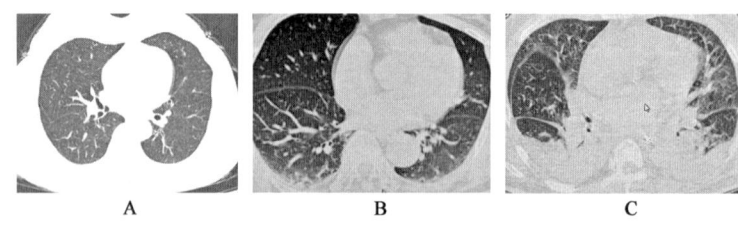

图 6-35 潮气量不足的低位肺泡陷闭

A. 健康人自主呼吸,肺窗各部位密度基本一致;B. VT 不足,低位肺泡通气不足,密度增高,高位肺部密度低;C. 长时间 VT 严重不足,低位肺区萎陷、不张

具体操作要求是将 PEEP 降至 0~1 cmH_2O 或略高,PS 迅速增加至 30 cmH_2O,每次通气 2 min 左右,每日实施 4~6 次。它是自主呼吸能力较强患者的首选模式。

5. 改善左心衰竭患者的心功能 CPE 患者,尤其是急性患者,不仅导致低氧血症,也导致呼吸明显增强增快,Ppl 过度下降。由于 Starling 定律和限流效应,对前负荷影响不大,左心室跨壁压(后负荷)显著增大,心排血量(cardiac output, CO)下降;适当 PS 不仅改善肺水肿和气体交换；也直接降低 Ppl 和左心室跨壁压，对前负荷影响不大，CO 增大。呼吸、循环功能改善导致良性循环，促进病情的迅速缓解。

6. 注意事项

（1）有一定的应用范围：PSV 是自主通气模式，吸气触发、吸气维持和吸呼气转换皆取决于自主呼吸，因此无自主呼吸或自主呼吸微弱的患者不能应用 PSV；呼吸肌极度疲劳或呼吸肌肌力显著下降的患者，应用 PSV 后容易出现呼吸中枢兴奋性的显著下降，RR 显著减慢和 VE 不足，也不宜使用。在严重阻塞性肺疾病，主要是危重哮喘，Raw 显著增大和高 PEEPi 将延迟 PSV 的吸气触发、缩短送气时间、延迟吸呼气转换，导致人机配合不良和 VE 不足，也不宜应用。对于呼吸浅快的患者，部分通过增大 PS、调节压力坡度等使呼吸逐渐深慢；部分持续不能改善，需要改用 SIMV 或 A/C 模式或以此为基础衍化的智能型模式。

（2）有一定个体差异：不同呼吸机的性能不同，PS 的上升坡度不同，转换流量水平也可能不同，从而表现出不同的支持强度，即同等 PS 时，一种呼吸机的支持强度是合适的，更换呼吸机后可能出现通气不足或过度，故更换呼吸机后需重新调节。

（3）难以对呼吸力学准确监测：自主呼吸持续存在，不能对呼吸动力学进行准确监测，需加用特殊的屏气装置和计算程序。当然 VT、F 等常用参数仍可准确监测，波形图的动态监测可提供更多有价值的信息。

（4）对漏气的敏感性高：与 A/C 或 SIMV 不同，气道漏气不仅影响 VT 大小，也显著影响 PSV 的吸气触发和吸呼气转换，更容易导致通气失败。

（5）对气道压的不适当变化敏感性高：压力转换是安全措施。若导致压力转换的因素频繁存在，如咳嗽、躁动不安、连接管路扭曲或积水、呼吸过快或呼吸机软件程序等问题导致气道压波动大或锯齿波频繁出现，吸呼气转换也随之频繁出现，表现为 RR 异常增快，且不规律；Paw、F、VT 波形图不规整。

四、通气参数设置和调节

1. 公共参数　S、PEEP 和 FiO_2。与其他模式相同，不赘述。
2. PS 的设置和调节原则　大多数情况下（辅助参数合适），PSV

仅需设置和调节 PS,以达到稳定呼吸或改善呼吸系统引流的目的。

(1) 呼吸支持:应较快调节出稳定的呼吸状态。

1) 基本要求:初始设置的 PS 应较低,根据熟练程度在 2~6 min 增加一次 PS,每次增加约 2 cmH_2O,直至达稳定的呼吸状态或符合呼吸生理要求。

2) 调节的机制:PS 升高表现为呼吸肌做功下降、VT 迅速增大和 RR 迅速减慢,并在 5~6 min 达稳定状态。

3) 呼吸稳定的表现:阻塞性肺疾病表现为深慢呼吸;限制性肺疾病表现为适度浅快或深快呼吸。无论何种类型,患者呼吸平稳,以胸腹运动同步、腹式呼吸为主,辅助呼吸肌活动明显减弱或消失,Paw、F、VT 波形图规整;RR 不超过 30 次/min 或仅偶尔超过。

(2) 改善呼吸系统引流:要求不同,见前述。

3. PS 的具体调节方法　针对呼吸支持患者,初始通气时,PS 应较低,大约 10 cmH_2O,使 VT 略小,RR 略快;随后逐渐增大 PS,使 VT 逐渐增大,RR 逐渐减慢。

(1) 初始应用者或应用 PSV 不熟练者:一般每次增加 PS 2 cmH_2O,每 5~6 min 增加 1 次,使患者的呼吸形式符合呼吸生理学特点,可顺利地实现从自主呼吸向 MV 的过渡。

(2) 熟练应用 PSV 者:可每次增加 PS 约 4 cmH_2O,每 2~3 min 调节 1 次。

(3) 调节原则:通气过程中,若 RR 加快,VT 变小,呼吸窘迫出现或加重,波形图丧失正常形态,说明 PS 不足或通气阻力过大,需提高 PS;若 VT 明显增大,RR 明显减慢,Paw、F、VT 的波形图规整,提示 PS 过大,需降低 PS;在两者之间,提示 PS 合适。

4. 压力坡度和流量转换水平的设置　具体见前述,在不能充分掌握调节技巧的情况下,可将吸气压力坡度设置在最低,流量转换设置在常规水平(占 PIF 的 25%)。呼气压力坡度仅适合进行 NPPV 的 OSAHS 患者。

5. 呼气时间和吸气时间调节　少部分 BiPAP 呼吸机(德国万曼)有一定 Ti 和 Te 调节功能,通过呼吸机的反馈通路逐渐延长 Ti、Te,有助于减慢 RR,改善浅快呼吸,按说明书调节。

五、病例分析

(一) 病情介绍

1. **基本情况** 女,56 岁,平素体健,无慢性呼吸系统疾病,胃溃疡穿孔导致急性腹膜炎,行紧急手术。术后因痰液引流不畅、严重呼吸衰竭而经口气管插管,给予德尔格 Evita 4 呼吸机通气和综合治疗,情况逐渐好转,术后 12 天腹部病情稳定,肺部感染控制。

2. **基本判断** 应该能够撤机、拔管。

3. **实际通气情况** PSV 模式,通气参数:流量触发 2 L/min,PEEP 3 cmH$_2$O,FiO$_2$ 50%,PS 18 cmH$_2$O;实际 RR 为 30~40 次/min,睡眠后大约为 25 次/min,VT 300 mL 左右;需间歇性应用镇静剂;SpO$_2$ 98%;动脉血气:pH 7.41,PaO$_2$ 82 mmHg,SaO$_2$ 98%,PaCO$_2$ 38 cmH$_2$O。

4. **临床判断** 尽管原发疾病控制,但如此高的 PS 和 FiO$_2$ 不能维持稳定呼吸,不能撤机。

(二) 问题

1. **现状** 当地医生完全不懂现代呼吸机的特点,无视 PSV 的吸气压力坡度,将波形图监测设置为 P - V 环,且不懂动态 P - V 环的意义,基本不用 Paw、F 和 VT 波形图监测。

2. **实际吸气压力坡度** 该呼吸机的最长坡度时间为 1.5 s,操作者因不懂该参数的意义而用足 1.5 s。从病史介绍可知,患者呼吸中枢驱动正常,应该与健康人相似,但实际为浅快呼吸,RR 30~40 次/min 对应的 Ti 大约为 0.6 s,即吸气结束时 PS 大约为 7 cmH$_2$O,而吸气中期的压力不足 4 cmH$_2$O,吸气初期更低,如此低的 PS 尚不足以克服人工气道、呼吸机吸气阀和管路的阻力,波形图异常是必然的。

3. **过度吸气压力坡度的后果** 呼吸 F 和 VT 非常小,不仅容易导致呼吸肌疲劳,也导致大量肺泡陷闭,主要是低位肺泡萎陷,重者表现为低位肺不张(图 6 - 35),出现严重 $\dot{V}/\dot{Q}$ 失调,且以低 $\dot{V}/\dot{Q}$ 为主;需要的 FiO$_2$ 显著升高(本例高达 50%)。如此恶性循环,患者不可能撤机。

(三) 处理

1. **即刻处理** 维持 PS 不变,将吸气压力坡度降至 0.2 s,FiO$_2$ 降至 21%,VT 迅速升至 1 000 mL 以上,RR 减慢(图 6 - 36);通气约

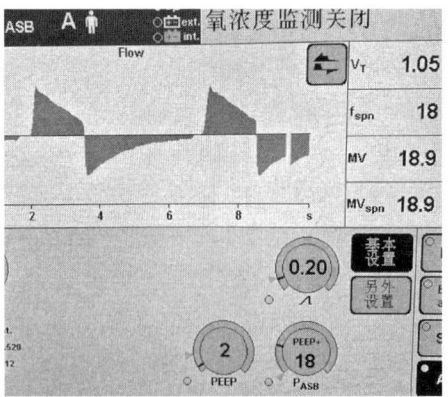

图 6-36 较低气道-胸肺阻力的 VT 变化

5 min,RR 降至 6~8 次/min,VT 稳定在 1 000 mL 以上,心率也逐渐减慢,SpO_2 维持 98%。

2. 即可处理的机制　过长的吸气压力坡度导致通气压力严重不足,必然导致肺泡萎陷、人机对抗,伴呼吸肌疲劳;关闭压力坡度,在足够高的压力作用下肺泡将充分开放,与正常肺基本相同,不需额外吸氧浓度即可满足需求。

3. 后续处理　将 PS 逐渐降至 12 cmH_2O,吸气压力坡度 0.2 s,FiO_2 25%,30 min 后 RR 约为 17 次/min,VT 为 600~700 mL,心率平稳,患者安然入睡;Paw、F、VT 波形图规整(图 6-37)。

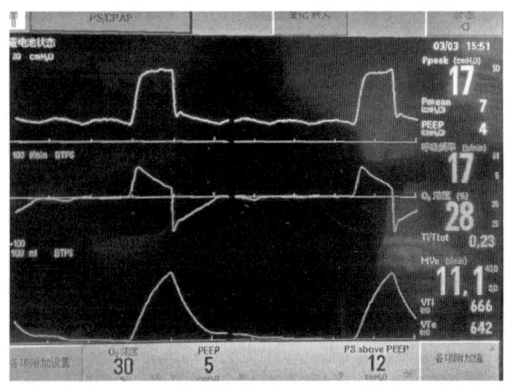

图 6-37　PSV 模式设置合适的波形图变化

4. 后续处理的依据　长达10余日的低支持、高负荷吸气,患者有明显呼吸肌疲劳,适当高于克服人工气道、呼吸阀的 PS 是必要的;如此通气 12~24 h,呼吸肌功能基本恢复正常。

5. 最终结果　次日停机;观察 2 h,病情平稳,顺利拔管,5 日后出院。

(四) 处理手段及效果的评价

患者基础气道-肺功能基本正常,尽管本次手术后出现气道引流不畅,但治疗后迅速好转。实际通气压力、F 和 VT 不足,导致大量肺泡萎陷,并出现呼吸肌疲劳;设置好吸气压力坡度后,吸气 F 和 VT 迅速增大,大量陷闭肺泡迅速开放,$\dot{V}/\dot{Q}$ 迅速恢复正常或接近正常,故吸空气状态下,SaO_2 维持正常;Paw、F、VT 波形图也较快恢复正常;临床症状逐渐缓解。既然肺泡充分开放,自然不需要额外吸氧,将 FiO_2 降至 21% 可更方便观察和准确评价治疗效果。肺泡充分开放后,降低 PS 是适当的;经过约 16 h 的通气,呼吸肌疲劳恢复。由于基础肺功能正常,可迅速撤机、拔管,没有必要进行严格撤机试验。

第七节　容积支持通气

VSV 是 PSV 的主要智能型模式,在不同 BiPAP 呼吸机的称谓有 AVAPS 和 IVAPS 等,后两者也包括 P-A/C 模式的智能化,即根据基本设置可以是 VSV 或 PRVCV。

一、基本工作方式

该模式首先预设目标 VT(大部分呼吸机)或目标 $\dot{V}_A$(部分 BiPAP 呼吸机),具体模式的选择和调节有所不同,一是直接设置为 VSV(多功能呼吸机);二是先设置为 PSV(BiPAP 呼吸机)的 S 键或 S/T 键),再开启智能调节键,设定 PS 及高压变化范围。无论何种情况皆需设置合适的辅助参数:吸气压力坡度、呼气压力坡度、吸呼气转换水平等。PS 产生 VT,由微电脑自动测定 Crs,自动调整 PS 水平,若 VT 低于预设值,PS 逐渐升高,直至达预设 VT;若超过预设 VT,PS 逐渐降低,直至达预设 VT,从而保障 VT 相对稳定,用于有一定自主呼吸能力的患者。随着自主呼吸增强,PS 自动降低至最低设置水平。若呼吸减弱,呼吸暂停时间超过一定数值(一般为 20 s),自动转换为 PRVCV 或背景通气(多功能呼吸机);或实际 RR 等于预设 RR(BiPAP 呼吸机的 S/T 键),PRVCV 发挥作用。

二、临床应用中的常见问题

1. **预设目标 VT 不符合疾病的呼吸生理学特点** 是通气失败的常见原因,常不能正确评价或忽视,主要有两种基本情况。

(1) 目标 VT 设置过高:在压力调节范围内,达最大压力后仍无法达目标 VT,呼吸机送气装置的运转速度持续加快,不仅增加呼吸机部件的磨损,也导致呼吸机送气速度加快,刺激面部(NPPV),伴漏气明显增多,也更容易发生胃胀气;或刺激气管(IPV),导致人机配合不良,特别是 NPPV,通气失败的机会明显增加。

(2) 目标 VT 设置过低:导致实际 VT 始终在目标 VT 之上,PS 在低水平,提示该患者可能不需要呼吸机通气(图 6-38);也可能是实际 VT 持续超过目标 VT,患者仍有呼吸肌疲劳。无论何种情况,该设置皆不合适,也容易导致通气失败。

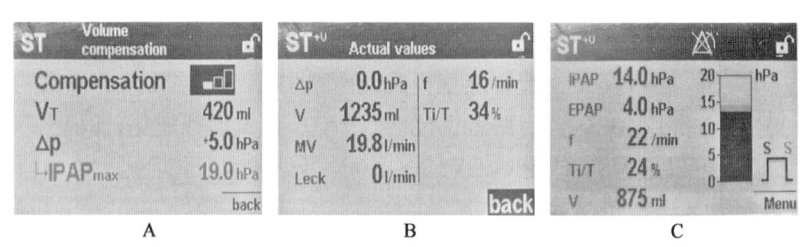

图 6-38 预设 VT 过低时通气参数变化

COPD 呼吸衰竭患者,选择 S/T 键,预设 VT 过低,为 420 mL;预设 IPAP 和 EPAP 分别为 14 cmH$_2$O 和 4 cmH$_2$O,实际 VT 多数在 1 L 以上;实际 RR 16 次/min,与预设 RR 相同,智能压力调节未发挥作用(ΔP 等于 0),实际模式为 PCV(A、B);患者翻身出现 RR 增快(C),VT 仍较大,远超目标 VT,智能压力调节未发挥作用,实际通气模式为 PSV。该患者不需要 MV,是临床医生缺乏基本知识和滥用呼吸机的必然结果

2. **预设目标 VT 不变** 无论是正常、阻塞性、限制性或混合性肺疾病,随着病情恶化或治疗后好转,理想的呼吸形式必然变化,目标 VT 也应该变化,如严重阻塞性肺疾病,通气初期,Raw 明显增大,肺过度充气显著(意味着合并低 Crs 和高 PEEPi),P-V 曲线陡直段显著缩

短,目标 VT 应偏小,比如 400 mL;若治疗后明显好转,肺过度充气明显减轻,陡直段容积增大,目标 VT 相应增大,比如 480 mL;进一步好转,目标 VT 进一步增大,比如 550 mL。VT 增大,必然伴 RR 减慢,Te 延长,湍流强度减弱,Raw 明显降低,即符合深慢呼吸的特点;若保持目前 VT 400 mL 不变,RR 必然代偿性增快,呼气不充分,PEEPi 增大,导致人机对抗和通气失败。其他智能化模式亦如此,如本章第五节应用举例。

三、参数的合理设置与调节

根据疾病的呼吸生理变化特点设置是基本要求,首先评估通气动力下降(呼吸中枢或神经-肌肉疾病、气道-肺结构基本正常)还是呼吸器官疾病,再区分后者的通气功能障碍的类型(阻塞性、限制性、混合性)及严重程度(轻度、中度、重度);评估和选择合适目标 VT。直接开启 VSV 模式(多功能呼吸机)或先开启 PSV 模式(多数 BiPAP 呼吸机),调整好 PSV 的参数后再开启智能化操作;是否加 PEEP 及 PEEP 大小根据病理生理特点确定。观察呼吸形式的变化,要求在 10~30 min 出现平稳呼吸,实际 VT 在目标 VT 上下波动,呼吸形式符合通气功能障碍的类型。若达不到上述要求,调节目标 VT,直至出现合适的呼吸形式;否则需改用其他通气模式或加用镇静-肌松剂。大体可分为下述两种情况。

1. 不需预设 PS 设置目标 VT,在 5 cmH$_2$O 的 PS 进行第一次通气,根据实际 VT 与预设 VT 之差自动调节。若较快达目标 VT,且患者呼吸平稳或趋向平稳,说明目标 VT 设置合适。若实际 VT 持续低于目标 VT,说明目标 VT 设置过高,需适当降低,直至实际 VT 达目标 VT,且呼吸平稳。若实际 VT 持续高于目标 VT,说明不需要呼吸机通气或目标 VT 设置过低,建议首选停机观察,若持续呼吸平稳,说明不需要 MV,分析判断失误的原因,及早停机;否则需适当升高目标 VT,直至实际 VT 达目标 VT,且呼吸平稳。该类调节主要见于多功能呼吸机。

2. 需预设 PS 设置目标 VT,将初始 PS 设置在大约 10 cmH$_2$O,最高压力变化范围大约为 5 cmH$_2$O(不同呼吸机有差异)。若较快达目标 VT,且患者呼吸平稳或趋向平稳,说明设置合适;若 PS 达最高值,实际 VT 持续低于目标 VT,说明目标 VT 设置过高或 PS 不足,首选升高 PS 及同步升高最高压力;或降低目标 VT,直至实际 VT 达目标 VT,且呼吸平稳。强调临床上更多见目标 VT 设置过高,降低目标 VT 更有必要。若实际 VT 持续高于目标 VT,提示不需要呼吸机通气或目标 VT 设置过低,仍建议首选停机观察,若持续呼吸平稳,说明不需要 MV,分析判断失误的原因,及早停机;否则需适当升高目标 VT,直至实际 VT 达目标 VT,且呼吸平稳。该类调节主要见于 BiPAP 呼吸机。

四、适应证

除不适合呼吸系统引流外,其余与 PSV 模式基本相同。

五、基本评价

VSV 是智能化程度相对较高的通气模式,应用得当可明显减少人为操作,但不能取代人为操作;熟练掌握和应用 PSV 是应用 VSV 的前提和基础;预设目标 VT(或目标 $\dot{V}_A$)的设置要符合呼吸生理,也应随呼吸生理变化而调节。专业临床医务人员多不能掌握 VSV,宜改用单纯 PSV;熟练应用 PSV 后,先在通气稳定的患者应用 VSV,然后过渡至呼吸不稳定的患者,并注意总结应用的经验、教训。

第八节 自主呼吸与持续气道正压通气

S 和 CPAP 是经常被忽视的通气形式,但在现代呼吸机常有独特优势,正确理解和合理应用能方便解决较多问题,且有助于提高呼吸机应用水平。

一、自主呼吸

S 是指呼吸机提供湿化温化的空氧混合气或空气,不提供通气支持和 CPAP,完全由自主呼吸完成的通气形式;与正常自然呼吸相比,需额外克服人工气道、呼吸机通气阀和管路等增加的阻力。

(一)自主呼吸的设置

设置在 S 键(不同呼吸机的显示不同),将 CPAP/PEEP、PS 皆设置在 0,即为自主呼吸;S、FiO_2 根据需求设置(图 6-39);PSV 的辅助参数设置好,备用。

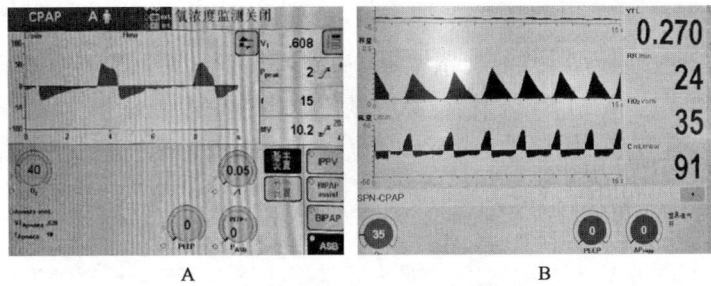

图 6-39　自主呼吸的设置和流量变化

A. 稳定的自主呼吸；B. 浅快自主呼吸，呼气流量波形呈平台状，提示呼气阀开放不全。设置在 S 键，将 CPAP/PEEP、PS 皆设置为 0

(二) 自主呼吸的应用

因没有呼吸支持及 CPAP/PEEP，故极少单独临床应用；现代多功能呼吸机能提供充足的气流和完善的监测，合理设置有多方面用途。

1. T 管撤机

(1) 传统 T 管撤机：是标准撤机方式，也有标准的设备。基本要求是断开呼吸机，患者经 T 管呼吸湿化温化的空氧混合气或空气；气流量需足够大，超过患者呼吸的峰流量，避免增加额外的阻力。达要求即撤机；未达撤机要求，则需连接呼吸机，再次进行 MV。

(2) 经呼吸机 T 管撤机：双气路呼吸机与患者的连接实质为 T 管（图 6-40）。绝大部分多功能品牌呼吸机能够提供足够大的流量，满足自主呼吸需求；基本要求是设置在流量触发，且将触发流量开至最大，导管气囊充分抽气；监测显示流量波形图规整，出现吸气和呼气尖峰（图 6-39A）。

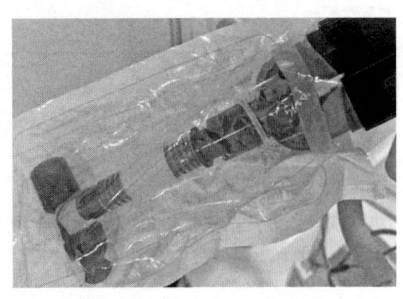

图 6-40　多功能呼吸机的连接接头

由于呼吸与 MV 治疗时相同的充分温化湿化的气流，无需断开和再次连接呼吸机，故较单纯的传统 T 管撤机更具优势。

2. 呼吸机康复锻炼　人工气道、呼吸机管路和阀、S 增加呼吸阻力，故在呼吸肌萎缩的患者，可直接用于锻炼呼吸肌，其特点是可以根据患者反应(包括数据和波形图)精确控制和显示锻炼时间;通过导管气囊充气(阻力大)或抽气(阻力小)简易调节阻力;一旦患者明显不耐受,可迅速给予 PSV 支持,避免明显呼吸窘迫,较传统锻炼方式方便、客观,直接显示呼吸波形图和监测数据,如 VT、RR、VE 和呼吸指数(f/VT),与 PSV 等模式随时切换。

3. 呼吸功能评价

(1) 最大吸气压(MIP)和最大呼气压(MEP)测定:根据呼吸机的荧光屏和波形图直接显示,简单方便;部分呼吸机仅能准确显示 MEP,无法准确显示 MIP。要求气囊合理充气、充分封闭气道,按标准测定要求测定和读取结果(图 6-41)。

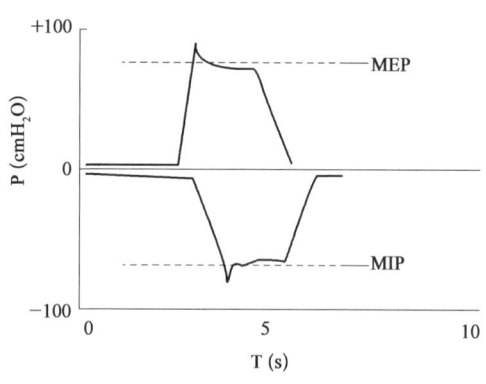

图 6-41 MIP 和 MEP

MIP 和 MEP 皆为出现平台后的压力度数,非最大压力

(2) 肺活量(VC)测定:要求气囊充气、充分密闭后按常规肺功能测定方法测定。强调该测定结果为目前环境状态下的结果,需按标准状态校正。

二、持续气道正压

呼吸机提供有效湿化温化的空氧混合气或空气,并提供稳定的 CPAP 或可自动调节的 CPAP,不提供通气支持。主要用于 NPPV 和撤机。

(一) CPAP 的设置

设置在 S 键(不同呼吸机的显示不同),将 CPAP/PEEP、PS 皆设置为 0 即为 S；根据需要设置一定 CPAP 水平，一般初始水平为 2～4 cmH$_2$O；S、FiO$_2$ 需根据要求合理设置（图 6-42）；PSV 的辅助参数设置好，备用。

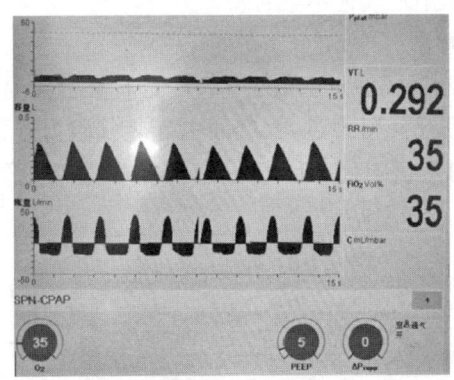

图 6-42　CPAP 时的气道压、呼吸流量和潮气量波形图

Paw 稳定；呼气 F 明显低于 PIF，呈平台状，提示呼气阀明显开放不全

（二）CPAP 的临床应用

1. 心源性肺水肿　首选 CPAP 进行 NPPV，应用适当能同时改善气体交换和心功能。

（1）作用机制和优点：CPAP 增加 Pal 和肺间质压（Pin），改善肺水肿和气体交换，进而降低氧耗量，间接改善心功能；选择性降低左心室后负荷（左心室跨壁压），直接改善心功能。在慢性 CPE 患者，直接改善心功能的作用有限，但改善并发的呼吸中枢调节功能紊乱和/或 OSAHS。CPAP 的优势是通气稳定性好，压力波动小，患者依从性高。

（2）具体操作和评价：从 2～4 cmH$_2$O 起始，逐渐增加至 6～10 cmH$_2$O；若患者趋向呼吸平稳、心率减慢、血压稳定，提示压力合适，相当于 Ppl 接近正常，建议测定 Pes；否则需增加压力；反之需降低压力。CPAP 超过 10 cmH$_2$O，患者多难以耐受，宜改为 PSV+PEEP，或改用 IPV。

2. 较轻的 OSAHS 或呼吸衰竭较轻的 COPD 或 COPD 合并 OSAHS 的治疗　可首选 CPAP 进行 NPPV，能有效对抗上下气道陷闭,降低通气阻力,改善气体交换,改善呼吸肌疲劳。

(三) 撤机

也是自主呼吸试验的标准撤机选择,一般选择 CPAP 5 cmH_2O,更适合 COPD 或有心功能不全的患者。

(四) 注意事项

缺乏通气支持,需注意避免通气阀性能下降,主要是呼气阀开放不全或不稳定导致呼气阻力过大,继而引起吸气阻力过大(图 6-42)。对任何多功能呼吸机的自主通气模式而言,如 S、PSV、VSV,皆需设置好背景通气(图 6-43)。

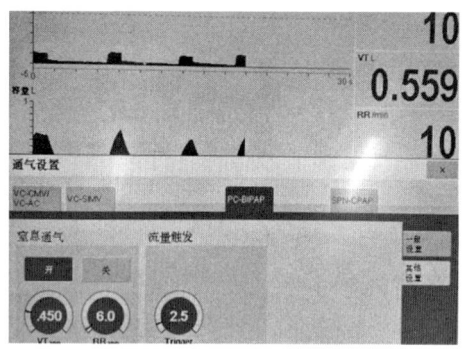

图 6-43 背景通气的设置

三、自动持续气道正压

auto-CPAP 较 CPAP 更有效、合适地对抗上气道陷闭,故首选用于 OSAHS 的治疗;注意在重症 OSAHS,深睡眠时,CPAP 过高,患者容易产生不适感,可设置较低的治疗目标,待患者适应后,逐渐升高目标值,充分发挥治疗作用。

第九节　同步间歇指令通气

同步间歇指令通气分定容和定压两种基本模式,前者是较早出现的经典模式,后者起步较晚,但发展较快,临床应用明显增多。

一、容积控制同步间歇指令通气

V‑SIMV(SIMV)是指呼吸机按预设 Ttot 和 RR 送气,每个吸气过程的 VT(F)、Ti 恒定,两次 MV 之间是不受呼吸机控制的自主呼吸,呼吸机仅提供空氧混合气。现代呼吸机皆有同步功能,故除非特殊说明,IMV 与 SIMV 通用。

(一) SIMV 的生理学效应

SIMV 的作用随辅助强度变化,有较大的变化范围。若 VT 适当(包括辅助参数适当),辅助强度随预设 RR 增快而增强。若预设 RR 足以抑制自主 RR 为 VCV,与 A/C 模式的 VCV 相同;若有较少自主 RR 出现,其作用和效应类似 VAV;反之接近自主呼吸。一般自主通气量大约占总通气量的 1/3,机械通气量大约占 2/3,将表现出与 A/C 不同的特点。

1. 对通气功能的影响　由于自主呼吸的调节作用,发生过度通气和碱中毒的机会少。

2. 对换气功能的影响　由于自主呼吸的调节作用,可改善重力与通气压力导致的气体分布不均,改善 $\dot{V}/\dot{Q}$ 失调。

3. 对呼吸功的影响　机械通气部分与辅助通气对呼吸肌做功的影响相似,自主呼吸部分的做功量明显增加,合理应用 SIMV 模式,通过部分 MV 减少呼吸功,通过部分自主呼吸锻炼呼吸肌,有助于避免呼吸肌的失用性萎缩,促进撤机。

除非 MV 的辅助程度超过控制通气时的 80%,单纯 SIMV 仍有较高的呼吸肌做功量;调节不当或使用性能较差的按需阀时,呼吸肌做功显著增加。同样,现代 SIMV 模式的 MV 部分也分为容积限制时间转换和流量限制时间转换两种类型,实际参数调节与 A/C 模式相同,涉及目标 VT、F 波形和大小、送气时间等辅助参数,调节不当将导致 WOB 显著增加。

4. 对心血管功能的影响　Pmean 低,对血流动力学的影响小;部分自主呼吸存在,有利于改善肺循环和体循环。

5. 机械通气相关性肺损伤　MV 次数少,人机关系好,发生 VALI 的机会少。

6. 人机关系　可较好发挥自主呼吸的代偿作用,改善人机配合,减少镇静剂的应用。

7. 对呼吸中枢驱动的影响　MV 和自主呼吸的协调有助于维持适当的呼吸中枢驱动。

(二) 临床应用

1. 撤机　因为有锻炼自主呼吸的作用,故最初用于人工气道 MV 的撤机过程。MV 的初始模式可以是 A/C 或 SIMV,准备撤机时应选择 SIMV,维持呼吸平稳和动脉血气在适当水平;随后逐渐减慢预设 RR,1~4 h 减少 1~3 次/min;一旦出现呼吸窘迫的表现,应恢复至原 RR,待病情稳定后再减慢预设 RR。

(1) 基本撤机要求:呼吸平稳;动脉血 pH≥7.30,$PaCO_2$ 维持在基础水平(可以正常或高于正常),FiO_2≤40%时 PaO_2≥60 mmHg 或 SaO_2≥90%。若设定 RR 为 4 次/min,并能稳定维持通气 4~6 h,可实施撤机。

(2) 注意事项:① 因为呼吸机和连接管道(特别是气管插管)皆有一定阻力,撤机前无需也不应该将预设 RR 降至 0。② 避免在低 RR 水平(≤3 次/min)长时间呼吸,否则容易诱发呼吸肌疲劳;若已经维持稳定呼吸状态 4~6 h,但出于复杂原因而暂不撤机,需增加 RR 至 6~8 次/min,然后可反复降低 RR,锻炼多次后撤机。③ 降低通气辅助主要通过减慢 RR 实现,不宜降低 VT。④ VT 设置必须兼顾 F 形态和大小、压力限制等辅助参数。

2. 呼吸衰竭的治疗　因为 SIMV 有较大的支持强度变化范围,故可用于各种呼吸衰竭的治疗,尤其是有一定自主呼吸能力者。具体参数的调节,特别是输出 VT 的调节与 A/C 模式相同,RR 根据通气需求调节,具体要求是在缓解呼吸肌疲劳的基础上,使动脉血气维持在正常或接近发病前的水平。

(三) SIMV 的陷阱与对策

理论上 SIMV 可改善气体交换,缓解呼吸肌疲劳,又能锻炼呼吸肌,可用于各种呼吸衰竭的治疗,也用于撤机过程。实际情况并非完全如此,SIMV 的应用问题多见,也容易被错误解读或忽视。简述如下。

1. 通气不足或 MV 与自主呼吸不匹配

(1) 通气不足的特点：大体分两种情况。① 一般性通气不足，即 SIMV 在较低辅助水平（包括预设 VT 不足、RR 不足）时，尽管可以使动脉血气维持在合适水平，但患者常出现呼吸窘迫、人机对抗和 WOB 明显增加。在自主呼吸能力较弱的患者，若预设 RR 不足，容易导致自主 VT 减小、总 VE 下降和呼吸性酸中毒。② 辅助参数设置不当，由于 SIMV 的 MV 部分是指令性通气，实际 VT 与目标 VT 可能并不相同，涉及 F 形态和大小、压力限制等辅助参数，与现代 V-A/C 模式的设置相同。若设置不当将导致实际 VT 下降或通气形式与患者自主呼吸形式不匹配，引起呼吸窘迫和人机对抗，以及波形图的异常变化。具体见本章第二节。

(2) 临床表现：部分呼吸中枢驱动较低的患者表现为呼吸平稳，波形图规整，可有 CO_2 潴留的表现。多数表现为实际 RR 和心率增快，血压升高，辅助呼吸肌活动，三凹征阳性，张口呼吸；波形图监测主要表现为吸气触发压显著下降，Ppeak 和 Pplat 下降，频繁低压报警。

2. 通气过度 包括绝对过度和相对过度两种基本情况。

(1) 绝对过度：RR 过快或 VT 过大，导致 VE 和 $\dot{V}_A$ 过大，过度抑制自主呼吸，表现为呼吸平稳，极少有自主吸气触发或为控制通气，动脉血气提示呼吸性碱中毒或碱血症。

(2) 相对过度：主要见于夜间自主呼吸减弱的患者，如高龄、中枢性睡眠呼吸暂停低通气综合征、特发性中枢性低通气、基础 $PaCO_2$ 升高、应用镇静剂的患者。主要特点是白天清醒、代谢率较高，有自主呼吸；夜间睡眠后代谢率显著降低，呼吸中枢兴奋性下降，无自主吸气触发，故表面上为 SIMV，实际是 VCV，容易导致呼吸机依赖和撤机困难。更有甚者，部分医务人员担心夜间"不安全"而明显增加 RR，导致睡眠时 VCV，发生持续性碱中毒（较少查动脉血气而难以发现），不仅容易发生呼吸机依赖，也可因严重碱中毒而导致其他严重并发症。

由于 SIMV 的上述特点和临床应用机会较多，设置不当的机会也较多。

(四) 主要适应证和注意事项

鉴于上述情况，强调 SIMV 主要用于有一定自主呼吸能力的患者；自主呼吸过强或过弱皆不宜首选，还应特别注意现代呼吸机参数的合理设置和调节。自主呼吸较强或自主呼吸能力明显恢复的患者,应及早改用自主通气模式,如 PSV;若应用于自主呼吸特别强的重症患者(如重度 ARDS 和危重哮喘)时则应适当应用镇静-肌松剂。

(五) SIMV 模式的实际应用方式

SIMV 无论用于撤机过程还是呼吸衰竭的治疗,几乎皆常规加用 PSV。

二、压力控制同步间歇指令通气

P-SIMV 是指呼吸机按预设 RR 送气,吸气过程由预设通气压力、Ti、吸气压力坡度等完成,两次 MV 之间是不受 MV 控制的自主呼吸,因此其基本特点、生理学效应、临床应用要求与 V-SIMV 相似;由于为定压型模式,更容易改善人机配合,减少镇静-肌松剂的用量及其导致的相关问题,较 V-SIMV 更多用于有一定呼吸能力的呼吸衰竭患者的治疗和撤机过程。现代呼吸机皆有同步功能,P-SIMV 与 P-IMV 有相同的含义。

由于单纯自主呼吸有较多问题,P-SIMV 也很少单独应用,几乎皆与 PSV 联合应用,其特点和要求与 P-A/C 和 PSV 相同;涉及两个模式的参数,更容易发生调节不当和通气失败。

第十节　容积控制同步间歇指令通气加压力支持通气

定容型 SIMV+PSV 是临床上常用的通气模式组合之一,如此应用的"表面理由"主要有:① SIMV 主要有两部分,一是 IMV 按呼吸机指令通气,可有效改善气体交换和缓解呼吸肌疲劳;二是自主呼吸,可锻炼呼吸肌,也容易诱发呼吸肌疲劳,若加用 PSV,则可锻炼呼吸肌而不容易诱发呼吸肌疲劳,从而在治疗呼吸衰竭的同时有利于撤机。② 两种模式都是较早出现的通气模式,发展较成熟,应用经验较多,有利于推广。

如前所述,现代通气模式有更多参数,SIMV 和 PSV 两个模式组合意味着除公用参数外,又有各自的特有参数,还要协调好两者的比例;意味着大约增加 1 倍的参数设置,且有更高的要求;现代专业医务人员缺乏正确呼吸生理和机械力学知识是普遍现象,临床设置混乱普遍存在,常使 SIMV+PSV 成为最差的通气模式之一。

一、现代 SIMV+PSV 的特点和合理设置

(一) SIMV 的特点与合理设置

SIMV 随 A/C 发展而变化,与早期有显著差别。首先,SIMV 本身是指令性通气,其预设 VT 太小、Ti 太短或过长皆不适合自主呼吸;更重要的是,SIMV 实际输出 VT 不一定是预设 VT,其实际大小与 F 形态和大小、送气时间等辅助参数的设置直接相关。任何参数设置不当将导致实际 VT 下降,或 MV 的 Ttot 与自主呼吸不一致,发生人机对抗。其次,SIMV 辅助过度,包括绝对过度和相对过度,实际是 CMV 或夜间 CMV。

(二) PSV 的特点与合理设置

与早期 PSV 相比,现代 PSV 不仅有 PS(公用参数除外)设置,还涉及吸气压力坡度、吸呼气的流量转换水平等辅助参数,部分呼吸机还有呼气压力坡度,部分 BiPAP 呼吸机还涉及 Ti 和 Te 调节。

(三) SIMV+PSV 的合理设置和临床表现

既然兼具两种模式,则 SIMV 和 PSV 的参数设置(包括辅助参数设置)皆必须合适,才能有效达到治疗作用,并使负效应降至最低。

通气合适将出现下述表现。

1. 临床表现 患者呼吸平稳或趋向平稳,呼吸形式符合病理生理学特点(正常、阻塞、限制、混合)。

2. 波形图 SIMV 和 PSV 的 Paw、F、VT 的波形图皆规整(图 6-44)。此二项为最主要标准。

3. 通气参数 两种模式的 VT、Ti 接近,后者的峰压大约是前者的 85%。

4. 两种模式占比随通气目的变化 呼吸衰竭治疗过程的理想情况是 PSV 的 RR 占总 RR 的 1/2~2/3,若主要依靠 SIMV 完成,则直接改用 A/C 更合适(单一模式的参数少,更容易合理调节);若进入撤机过程,SIMV 的 RR 需减少或停用,直至过渡至 PSV,再降低 PS。

5. 动脉血气 正常或符合通气需求。

6. 特别强调 即使通气参数设置不符合呼吸生理学特点,甚至出

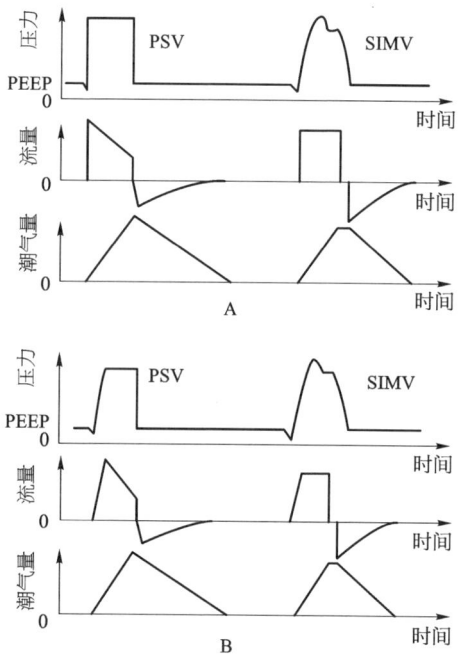

图 6-44 参数设置合适的 SIMV+PSV 的波形图

A. 传统设置;B. 合适吸气压力坡度和流量坡度。PSV 的峰压低于 SIMV,约占后者的 85%,两者 VT 相近

现心力衰竭或人机对抗或呼吸肌疲劳等也可在一定时间内维持动脉血气正常,故临床表现稳定和波形图规整更重要。

二、不合适的 SIMV+PSV 设置

不合适的 SIMV+PSV 设置有多种,临床表现、波形图、动脉血气等也有所不同。

1. SIMV 的通气量过大

(1) 基本特点:IMV 辅助过度,包括绝对过度和相对过度,前者指 RR 过快和/或 VT 过大,过度抑制自主呼吸;后者主要见于呼吸中枢驱动下降或睡眠时自主呼吸减弱的患者,PSV 常不发挥作用,故通气模式实际是 CMV 或夜间 CMV,且以 VCV 为主,容易发生呼吸性碱中毒或碱血症,导致呼吸机依赖和撤机困难。

(2) 处理原则：降低 SIMV 的 RR，使 PSV 出现；在基础 $PaCO_2$ 升高的患者，夜间或基础代谢率降低，进一步减慢 SIMV 的 RR，以 6～10 次/min 为宜，避免睡眠时碱血症。

2. PSV 通气过度

(1) 基本特点：主要见于病情明显好转后，SIMV 的 RR 较低、PSV 压力较高，患者呼吸平稳，RR 较慢，Paw、F、VT 波形图规整；PSV 的 VT 明显高于 SIMV（图 6-45），总 RR 明显减慢；动脉血气表现为呼吸性碱中毒或碱血症。

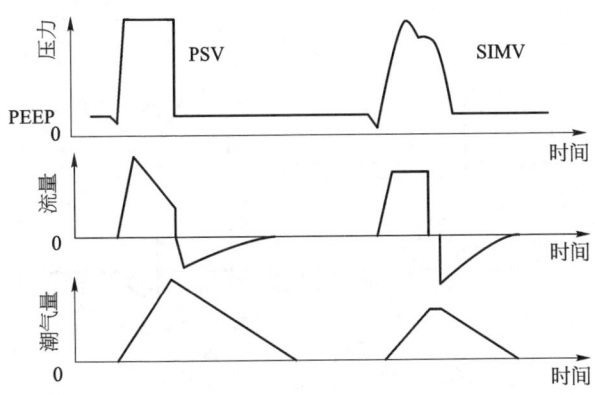

图 6-45　PSV 通气过度、SIMV 适当的波形图

PSV 的峰压高于 SIMV，VT 明显大于 SIMV；两者的波形图皆规整

(2) 处理原则：逐渐降低 PS，使其 VT 下降至接近 SIMV 的预设 VT，总 RR 逐渐增快，符合患者的病理生理学特点。

3. SIMV 不足或与自主呼吸不匹配　有多种情况，与 A/C 相似，简述如下，见本章第二节。

(1) Ti 过长：常导致明显的人机对抗，频繁高压报警或高压、低压报警反复出现；也可因呼吸运动幅度过大、频率过快导致跨肺压和切变力增大，诱发或加重 VALI 和负压性肺水肿。Paw 波形图表现为屏气阶段的压力大幅度波动；F 和 VT 波形图欠规整（图 6-46）。

(2) Ti 不足：送气时间过短，实际 VT 减小，出现呼吸窘迫、人机对抗和波形图异常。

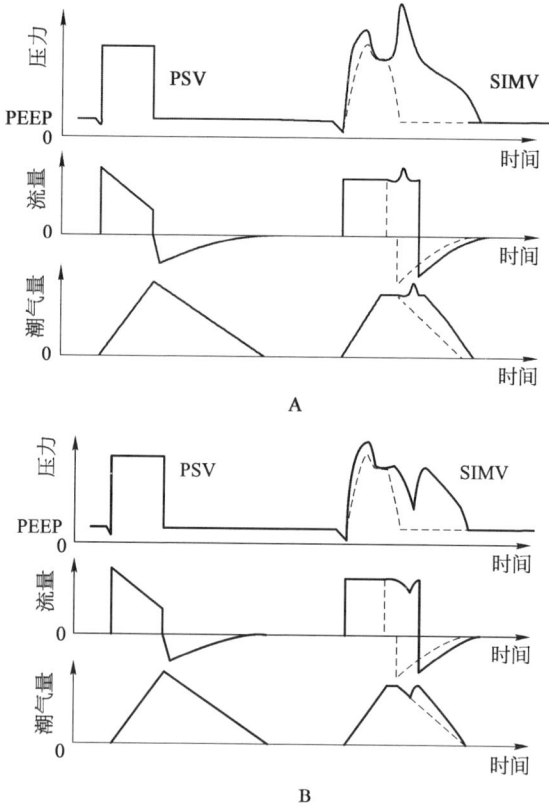

图 6-46 SIMV 吸气时间过长的波形图

A. SIMV 的 Paw 明显升高、波形图不规整,F 和 VT 波形图出现凸型改变,虚线为 SIMV 的理想波形图;PSV 的波形图规整。B. 屏气期吸气,SIMV 的 Paw 明显下降,F 和 VT 的波形图出现凹型改变,虚线为 SIMV 的理想波形图,PSV 的波形图规整

(3) 吸气 F 不足:包括吸气 F 大小不足、流量坡度太大或初始吸气 F 不合适,主要见于方波,极端情况是正弦波和递增波等。

(4) 压力限制过度:导致 SIMV 和 PSV 的最高气道压只能达压力限制水平,使 SIMV 的实际送气 F 显著下降,VT 下降;由于 PSV 的压力受限,其 F 和 VT 也不足(图 6-47)。

4. **PS 不足** 包括预设 PS 不足(图 6-48)、吸气压力坡度过大、设置呼气压力坡度或呼气压力坡度过大、吸呼气转换水平过高等。临床

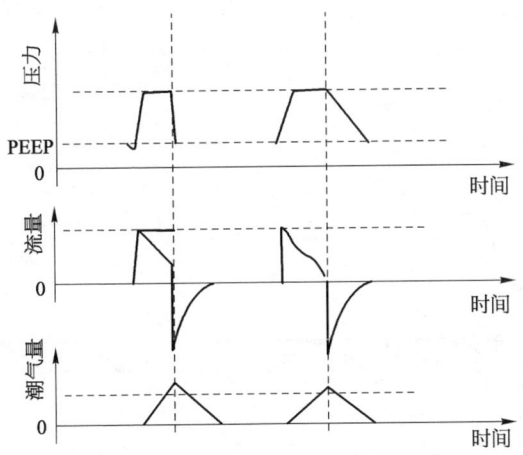

图 6-47　压力限制过度的 SIMV+PSV 波形图

左侧为 PSV,右侧为 SIMV。压力限制过度导致 SIMV 的 Paw 迅速达预设高限,呈平台状,F 迅速下降,VT 明显减小;使 PSV 的 Ppeak 维持在压力限制水平,送气 F 和 VT 皆下降

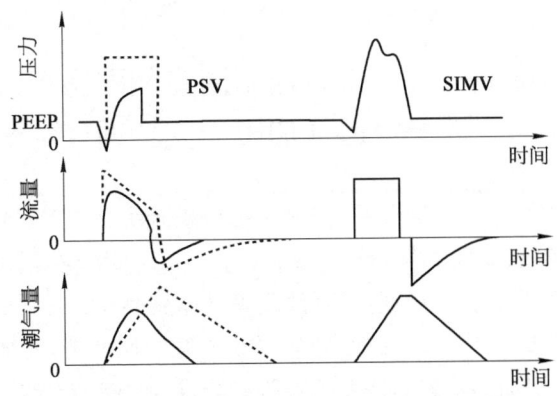

图 6-48　PS 不足的波形图

PS 太低,吸气触发压明显下降,压力缓慢上升,VT 明显小于 SIMV 的 VT;虚线为 PSV 理想波形图。SIMV 的波形图规整表现与 SIMV 吸气 F 不足相似,波形图不符合正常 PSV 的特点。

5. **SIMV+PSV 的辅助强度皆不足**　可以是 SIMV、PSV 的一个主要参数或辅助参数设置不当,也可以是多个或全部参数设置不当,多个参数设置不当并不少见,皆会导致呼吸窘迫、人机对抗和波形图的异常变化(图6-49)。

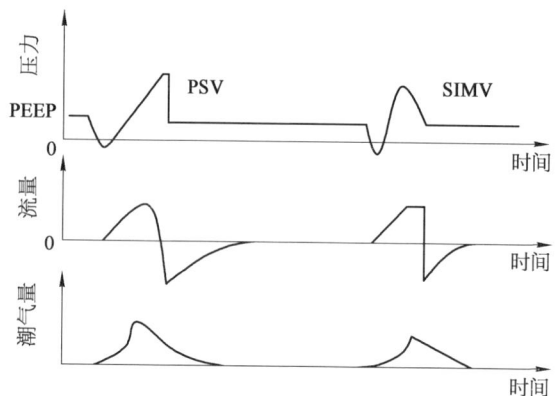

图6-49 SIMV+PSV参数设置皆不适当的波形图

PSV的吸气压力坡度太长,SIMV的流量坡度太长;波形图皆不规整,VT减小

第十一节 压力控制同步间歇指令通气加压力支持通气

P-SIMV+PSV是临床上常用的通气模式组合之一,与定容型与PSV组合的"表面理由"相同,主要有:① P-SIMV主要有两部分组成,一是按呼吸机指令通气,可有效改善气体交换和缓解呼吸肌疲劳;二是自主呼吸,可锻炼呼吸肌,也容易诱发呼吸肌疲劳,若加用PSV,则可锻炼呼吸肌而不容易诱发呼吸肌疲劳,从而在治疗呼吸衰竭的同时有利于顺利撤机。② 两种模式都是较早出现的通气模式,发展较成熟,应用经验较多,有利于推广。由于定压通气有更多优势,P-SIMV+PSV较V-SIMV+PSV的临床应用增多。

P-SIMV和PSV两个模式组合意味着除公用参数外,各自的参数需单独设置好,还要协调好两者的比例,也大约增加1倍的参数设置,有更高的要求;现代专业医务人员缺乏正确呼吸生理和机械力学知识是普遍现象,对定压型模式的知识更缺乏,临床设置混乱普遍存在,常使 P-SIMV+PSV 成为最差的通气模式。与 V-SIMV+PSV 有较多共性,本节简述如下。

一、现代 P-SIMV+PSV 的特点、合理设置与表现

(一) 通气模式的特点与合理设置

1. P-SIMV 的特点与合理设置　P-SIMV 随 P-A/C 模式的发展而变化,其特点与早期有显著区别。首先,P-SIMV 的 MV 部分是定压型指令性通气,预设通气压力、Ti(直接设置或根据 RR 和 Ttot 间接设置)、吸气压力坡度、呼气压力坡度等皆必须合理设置,达到与患者的呼吸生理学特点和临床治疗目的一致。

2. PSV 的特点与合理设置　现代 PSV 不但要设置与 P-SIMV 一致的公用参数及特有的 PS;还可能要设置好辅助参数:吸气压力坡度、吸呼气的流量转换水平等(不同呼吸机类型有差异);少部分 BiPAP 呼吸机还涉及 Ti 和 Te 的调节;各调节应与患者的呼吸生理学特点和临床治疗目的一致。

3. P-SIMV+PSV 的应用指征与合理设置

(1) 应用指征:由于自主呼吸发挥作用较大,也可充分发挥指令通气的作用,故可用于各种呼吸衰竭的治疗,主要用于自主呼吸能力较强的患者或用于撤机过程。

(2) 基本要求:兼具两种模式,P-SIMV 和 PSV 的参数设置(包括辅助参数设置)皆必须合适,从而有效达到治疗作用,并使负效应降至最低。

(3) 两种模式的占比:随通气目的变化。呼吸衰竭治疗过程中,理想情况是 PSV 的 RR 占总 RR 的 1/2~2/3,若主要依靠 P-SIMV 完成,宜直接改用 P-A/C,单一模式的参数更少,更容易合理调节。在进入撤机过程的患者,SIMV 的 RR 需减少,并逐渐过渡至 PSV。

(二) 合理设置的表现

1. 主要要求

(1) 临床表现:患者呼吸平稳或趋向平稳,呼吸形式符合呼吸生理学特点(正常、阻塞、限制、混合)。

(2) 波形图：P-SIMV 部分和 PSV 部分的 Paw、F、VT 的波形图规整。

(3) 通气参数：两种模式的 VT 接近，后者的 Ppeak 稍低于前者。

(4) 动脉血气：一般要求正常（指 pH 正常，$PaCO_2$ 正常，$PaO_2 \geqslant$ 60 mmHg）或符合通气需求。前者简单；后者可以是多种情况，比如 $PaCO_2$ 达基础水平，或适当过度通气，使动脉血 pH 略高，比如 $7.45 < pH \leqslant 7.50$，适度抑制过强的自主呼吸，改善人机配合或较快改善高钾血症。

2. 特别说明　综合评估患者的临床表现和波形图更重要；反之即使动脉血气正常，也可能有参数设置或疾病或呼吸机问题，需积极查找、评估和处理。

二、P-SIMV+PSV 的不合理设置与临床表现

不合适的 P-SIMV+PSV 设置有多种，临床表现、波形图和动脉血气也有差异。

(一) P-SIMV 参数设置不当

1. P-SIMV 辅助过度　包括绝对过度和相对过度，即表面上是 P-SIMV+PSV，实际是 CMV 或夜间 CMV，导致呼吸性碱中毒、夜间呼吸性碱中毒或碱血症。治疗原则是减慢 P-SIMV 的 RR，以出现自主吸气触发和 PSV 为原则。与 V-SIMV+PSV 相似。

2. P-SIMV 辅助不足或与自主呼吸不匹配　任何参数设置不当，特别是辅助参数设置不当，如通气压力不足、吸气压力坡度过度、Ti 过短或过长，导致实际 VT 下降、MV 的 Ttot 或呼吸形式与自主呼吸不一致，发生人机对抗和波形图异常。处理原则是针对不同参数的设置问题调节，以恢复稳定自主呼吸和规整波形图为主要原则。

(二) PSV 参数设置不当

1. PSV 的辅助过度　主要见于病情明显好转后，SIMV 的 RR 较慢、PS 较高，患者呼吸平稳，Paw、F、VT 波形图规整；PSV 的 VT 明显高于 SIMV 的 VT，总 RR 明显减慢；动脉血气表现为呼吸性碱中毒或碱血症。处理原则是逐渐降低 PS 或升高转换水平，使 VT 下降至接近 P-SIMV 的 VT，总 RR 逐渐增快，呼吸性碱中毒或碱血症缓解，符合呼吸生理学特点。

2. PSV 的支持不足　包括预设 PS 不足、吸气压力坡度过大、设置呼气压力坡度或过大坡度、吸呼气转换水平过高。发生呼吸窘迫、人机对抗和波形图的异常变化。治疗原则是针对不同参数的设置问题调节，以恢复稳定的自主呼吸和规整的波形图为主要原则。

(三) P-SIMV 和 PSV 的辅助强度皆不足

患者发生呼吸窘迫、人机对抗和波形图异常。处理原则是针对不同参数设置问题调节，以恢复稳定自主呼吸和规整波形图为主要原则。

(四) P-SIMV 和 PSV 的辅助强度皆过度

理论上存在，实际上极少。两种模式的参数皆过度的情况下，单纯 P-SIMV 足以导致通气过度，发生呼吸性碱中毒或碱血症，自主呼吸被显著抑制，PSV 不能发挥作用；在部分呼吸衰竭患者，主要是急性肺实质疾病，呼吸中枢过度兴奋，自主呼吸显著放大 P-SIMV 和 PSV 的作用，适当应用镇静-肌松剂是必要的。

第十二节　反　比　通　气

IRV 是将符合呼吸生理的 I∶E 强制性缩短，即 Ti≥Te 以达到改善氧合，减轻或避免气道压升高的通气方式，主要用于 ARDS 顽固性低氧血症的治疗。

一、反比通气改善氧合的措施和机制

除 FiO_2 外，改善换气功能和低氧血症的通气参数主要有 PEEP、Pplat、RR，三者皆可通过提高平均 Pal 和跨肺压而发挥作用。

1. PEEP　改善 ARDS 换气功能的主要措施之一，设置"合适或最佳"PEEP 有多种方法，倾向于选择等于或略高于肺或呼吸系统 P-V 曲线低位拐点(LIP)的水平。应用 60% 的 FiO_2 后，PaO_2 仍低于 60 mmHg，可继续增加 PEEP，且 PaO_2 多继续升高；也将导致 Pplat 明显升高和肺过度充气，增加 VALI 的机会和 MV 对循环功能的抑制；扩张气道，使 VD 增加，通气效率下降。改变通气策略是必要的，IRV 是措施之一。

2. IRV　主要通过延长 Ti 实现，其次是增快 RR。

(1) Ti 延长:在合理设置 PEEP 基础上,延长 Ti 或 IRV 必然伴吸气末正压时间延长,可使部分病变较重的陷闭肺泡扩张,促进肺泡周围液体向间质扩散,改善氧合,而不会导致 Paw 升高;Ti 延长也可改善气体分布和 $\dot{V}/\dot{Q}$ 失调,降低 VD;VD 下降可允许较低 VT、较低 Paw 和 Pal。在 RR 不变的条件下,Ti 延长必然伴 Te 缩短,若控制得当,仍能充分呼气;若 Ti 过度延长必将导致 Te 显著缩短和 PEEPi 形成,后者有助于改善氧合。

(2) RR 增快:总 Ti 延长,氧合改善。

二、反比通气的主要缺点

(一) 基本问题

1. 气体陷闭和肺过度充气 Te 缩短至一定程度将导致呼气不足,气体陷闭,呼气末和吸气末肺过度充气。主要影响因素简述如下。

(1) I∶E 反比的程度是气体陷闭的主要因素:一般 I∶E 越短,气体陷闭量越多;两者之间并无肯定关系,与疾病特点和个体差异有关。在单纯肺实质疾病,由于 Crs 显著减退,Raw 接近正常,Pal 和 Paw 达到平衡的时间显著缩短,故一般 IRV 不会出现气体陷闭,只有超过较大限度才会发生,且有明显个体差异,比如有报道显示 I∶E 为 2∶1 时,10 例 ARDS 患者的 PEEPi 为 $0 \sim 10$ cmH_2O。

(2) Raw 增大是影响气体陷闭的直接因素:试验证实 ARDS 患者的呼气阻力增加,与 4 $cmH_2O/(L \cdot s^{-1})$ 的正常值相比,Rrs 升至 $9 \sim 13$ $cmH_2O/(L \cdot s^{-1})$。肺间质和肺泡渗出液增加、表面活性物质作用下降是导致肺黏性阻力增加的主要因素;肺容积缩小、肺渗出物流入气道、炎症介质介导的气道痉挛则可能是 Raw 增大的主要因素。我们对危重 ARDS 患者进行支气管镜检查,发现部分患者出现大气道水肿,因此在危重患者出现较高 PEEPi 的可能性大。

(3) 通气方式是影响气体陷闭的重要因素:在 I∶E 恒定的情况下,RR 增快使总 Te 缩短,VT 增大使需要的 Ti 延长,两者综合作用将加重气体陷闭。

2. PEEPi 不是改善氧合的理想方法

(1) 基本作用特点:定容型模式的 PEEPi 会导致 Pplat 和 Ppeak

升高,加重吸气末肺过度充气,尤其是 Raw 增大的患者;定压型模式的 PEEPi 导致实际通气压力不足和 VT 下降,并可能导致或加重高碳酸血症。

(2) 容易忽视的特点:与 PEEP 在肺内均匀分布不同,PEEPi 分布不均匀,一般病变重的肺区(需要高 Pal 改善氧合),RC 短,呼气速度快,不利于 PEEPi 形成;病变轻的肺区(需要低 Pal 改善氧合),RC 长,呼气速度慢,PEEPi 大,因此 PEEPi 改善氧合的效率差。

(二) 容易诱发扩张力损伤

Ti 过长,肺持续扩张容易导致跨肺压持续过大和诱发 VALI,故 Ti 延长有一定限度,以不应用大剂量的镇静-肌松剂为原则。

(三) 抑制血流动力学

Ti 延长、PEEPi、PEEPi 不均匀分布将显著增大 Pal,增强 MV 对血流动力学的抑制,因此实施 IRV 必须有严格的血流动力学监测。

(四) 人机关系差

IRV 不符合呼吸生理学特点,一旦有明显自主呼吸出现,必然人机对抗,必须用大剂量镇静-肌松剂抑制自主呼吸;后者抑制呼吸道分泌物引流,抑制膈肌张力和收缩力,诱发或加重低位肺泡萎陷。

因此,IRV 应尽可能避免应用或避免长时间应用;一旦选用,应尽量选择定压型模式。

三、实施反比通气的要求

(一) V-IRV

实质是 V-A/C 或 V-SIMV 按反比完成的通气形式。除加快 RR 外,主要通过延长吸气末屏气和送气时间实现,后者又可通过降低吸气 F 和改用递减流量波完成。

1. 主要优点　各种多功能呼吸机几乎皆有定容型模式,且相对为临床医生所熟悉,在 Raw 增大或 Crs 减退的情况下容易保障 VT 稳定。

2. 主要缺点　Raw 增大时,导致 Pplat 和 Ppeak 明显升高,以及肺内气体分布不均,RC 短的肺区过度充气,RC 长的肺区通气不足;PEEPi 较高时加重吸气末肺过度充气;人机配合不良时容易导致跨肺压和切变力急剧升高,需大剂量镇静-肌松剂抑制自主呼吸。

3. 选择和调节　流量为递减波有助于改善气体分布和改善人机配合,可首选。即使如此,也不可能真正达到定压型模式的主要特点。如前述,危重 ARDS 多有一定程度的 Raw 升高,发生 VALI 的机会较多,应注意 I∶E、RR 和 VT 的合理设置,并特别注意呼气 F 波形图的监测。

(二) P-IRV

实质是 P-A/V 或 P-SIMV 按反比完成的通气形式。

1. 主要优点　压力为方波,Paw 恒定,Pal 一般不会超过预设 Paw;流量为递减波,肺内气体分布相对均匀,改善氧合的作用较显著;初始 F 较高,有自主吸气触发时,呼吸机容易配合患者通气,对镇静-肌松剂的需求量较小;产生 PEEPi 时,一般不会加重吸气末肺过度充气;增加 RR 可增加 VE,有助于改善高碳酸血症。

2. 主要缺点及合理评估　Raw 明显增加时,吸气 F 小;PEEPi 使吸气初期气道与肺泡的压力差下降,VT 减小;增加 RR 不能增加 VE,反而因 Ti 和 Te 缩短降低 VT,增大 PEEPi。综合效应是 $\dot{V}_A$ 下降和 $PaCO_2$ 升高,在一定范围内称为 PHC,因此 P-IRV 更适合 ARDS 的治疗。由于现代 P-A/C 的参数设置复杂,较多医护人员不熟悉,可能会导致负效应发生率增加。

总体上,与 V-IRV 相比,P-IRV 有更高的低氧血症改善率和相对较好的人机关系,需要更小剂量的镇静-肌松剂,可首选。

四、临床应用

主要用于重度 ARDS 患者,IRV 可暂时改善氧合,负效应大,应避免"较长时间应用"或"较长时间出现"。

1. 具体模式的选择　首选 P-SIMV+PSV 或 P-A/C;若对定压型模式不熟悉,也可选择 V-SIMV+PSV 或 V-A/C 模式。

2. 参数调节

(1) 基本要求:从常规正比通气开始,逐渐延长 Ti,避免突然过渡至高比例的 IRV。参数调节应在维持适当氧合的条件下,I∶E 不超过 2∶1,VT 和 RR 与常规正比通气相似;若需继续缩短 I∶E,则应适当减慢 RR、降低 VT，允许 $PaCO_2$ 适当升高或进一步升高。应用 IRV 时，还需应用镇静-肌松剂，避免人机对抗。

（2）辅助参数：无论定压型模式还是定容型模式，辅助参数设置不当是常见问题，真正学会现代 P-A/C 或 V-A/C 是实施 IRV 的前提和基础。

五、反比通气的发展

为实现 IRV 改善氧合的作用，尽量减少副作用，发展出 BIPAP。从理论上和实际应用效果看，BIPAP 可完全取代上述几种形式的 IRV。用 BIPAP 不仅有更好的效果、更好的人机关系、更低的镇静-肌松剂用量和更少的负效应，应用也更为方便。随着 PHC 和开放性肺通气策略的日趋成熟，以及体外膜氧合（ECMO）等辅助通气措施的推广，单纯 IRV 的实际应用极少。

六、实际反比通气

无论定容型还是定压型、持续指令还是间歇指令通气，临床上已经极少直接设置 IRV，却经常出现"事实上的 IRV"。因为前述各种模式的基本转换方式是时间转换，Ti 是预设和恒定的或相对恒定的，若患者自主 RR 增快，必然导致"实际 IRV"的反复出现。患者常表现为明显呼吸窘迫，辅助呼吸肌活动，三凹征阳性，张口呼吸，多汗，烦躁，心率增快，血压升高，反复低压和高压报警，实际监测（不是预设）的反比 I：E 频繁或反复出现，波形图监测显示吸气触发压显著下降，Ppeak 下降（伴跨肺压增大和切变力增大）。容易发生 VALI、负压性肺水肿，常被错误解读，是治疗失败的常见原因。

第七章

机械通气时的人机同步

机械通气(MV)时的人机关系改善是提高通气效果、减少不良反应的核心因素。

第一节 呼吸气流与呼吸动作的同步

同步不仅涉及 MV 患者,也涉及非 MV 患者,核心是呼吸气流与呼吸动作的关系,两者一致,且强度匹配,称为同步;反之则为不同步。

一、同步的具体概念与意义

1. 同步概念 吸、呼气流量(F)与吸、呼气动作同时发生、维持和终止,且强度匹配称为同步,是广义的同步概念。由于呼气是被动或以被动为主,且直接受吸气影响,部分学者认为同步指吸气同步;还有部分学者将吸气气流与吸气触发一致称为同步,这些皆是狭义的同步概念。

2. 自主呼吸或 MV 的同步 前者是指自主吸、呼气气流与吸、呼气动作同时发生、维持和终止,且强度匹配(图 7-1);后者指呼吸机送气、呼气和胸肺扩展、回缩时间一致,且强度匹配(图 7-2)。

3. 说明 尽管有诸多同步概念,但 MV 的任何阶段与自主呼吸动作不一致,皆会导致人机对抗和通气失败,因此广义上的同步应为基本的同步概念。

二、自主呼吸的同步

1. 健康人自主呼吸的同步　健康人静息呼吸时,功能残气量(FRC)约占肺总量(total lung capacity,TLC)的40%,胸廓和肺的顺应性相似,且处于弹性平衡状态,呼气末肺泡压(Pal)为0;气道阻力(Raw)低,一旦出现自主吸气动作,胸腔内压(Ppl)迅速下降,肺扩张,Pal迅速降至0以下,从而产生气道口与肺泡之间的顺向压力(P)差,外界气体迅速进入气道和肺泡,即吸气气流和吸气动作几乎同时发生、维持和终止,且强度一致,表现为良好的同步(图7-1),Ppl、Pal、Paw变化幅度有限(表7-1),临床表现为呼吸平稳。

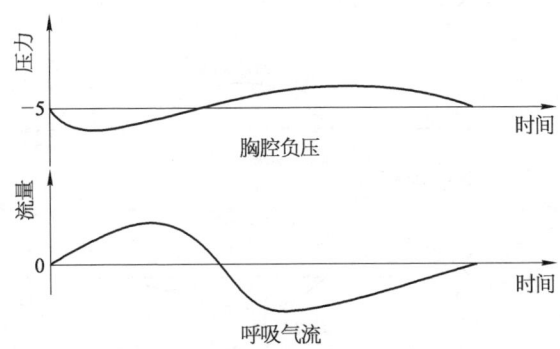

图7-1　健康人自主呼吸时的同步模式图

－5是－5mmHg的简写,代表Ppl的平均值(下同);自主吸气、呼气F与Ppl变化几乎一致,且强度匹配(Ppl变化幅度小);图形规整

表7-1　健康人平静吸气时的压力变化

压　力	下降幅度(cmH$_2$O)
Ppl	1.5
Pal	1
Paw	0.5

注:气道取中间部位(后同)。

2. 气流阻塞患者的同步　慢性阻塞性肺疾病(COPD)、支气管哮喘(哮喘)患者或其他阻塞性肺疾病患者,中重度气流阻塞时,不仅

Raw 明显升高,也常出现内源性呼气末正压(PEEPi),即呼气末 Pal 大于 0。自主吸气动作发生后,Ppl 下降,肺扩张,Pal 下降,仍大于 0,不能产生顺向压力差;呼吸肌本体感受器等兴奋,吸气肌收缩增强,直至 Ppl 下降使 Pal 小于 0,产生气道口-肺泡之间的顺向压力差。由于较高的 Raw 和 PEEPi,Paw"缓慢"下降(正常迅速下降),达一定水平(使鼻腔或口腔压稍低于 0)后,才能产生吸气气流,即患者吸气气流和吸气动作不同步,而是有较长时间差。该段时间是呼吸器官本身阻力增大所致,称为阻力时间(图 7-2),导致自主吸气气流和动作不一致,即不同步。在该段时间内,患者仅有吸气动作,没有气流产生,类似窒息样呼吸,患者用力吸气,Ppl、Pal、Paw 显著下降(表 7-2)。临床表现为呼吸费力、辅助呼吸肌活动、胸腹矛盾运动、三凹征阳性。

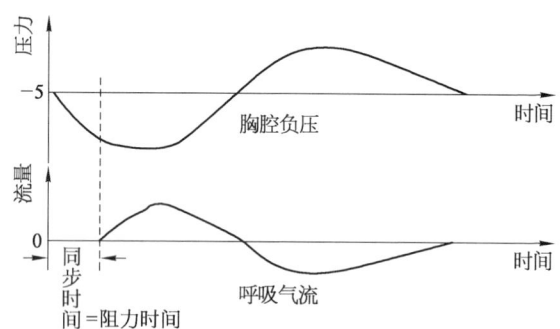

图 7-2 气流阻塞患者的吸气触发不同步模式图

气流产生明显落后于 Ppl 下降,Ppl 变化幅度大

表 7-2 气流阻塞患者平静吸气时的压力变化

压力	下降幅度(cmH_2O)
Ppl	20
Pal	11
Paw	8

注:假定 PEEPi 为 10 cmH_2O。

3. 严重肺实质病变患者的同步 该类患者需克服显著增加的肺实质阻力,主要是胸肺弹性阻力(Ers);与 Raw 相比,Ers 对同步的影响要弱得多。

4. MV患者的人机同步　人机同步涉及呼吸周期的各个阶段,包括吸气触发、送气维持、屏气、吸呼气转换、呼气等过程(图7-3和图7-4),任何阶段出问题(包括参数设置、呼吸机性能和连接管理、呼吸系统疾病)皆会导致人机不同步,其中吸气触发最重要、最困难,并影响其后的各个过程;专业医务人员的认识和实践上有较多误区,故需系统阐述。

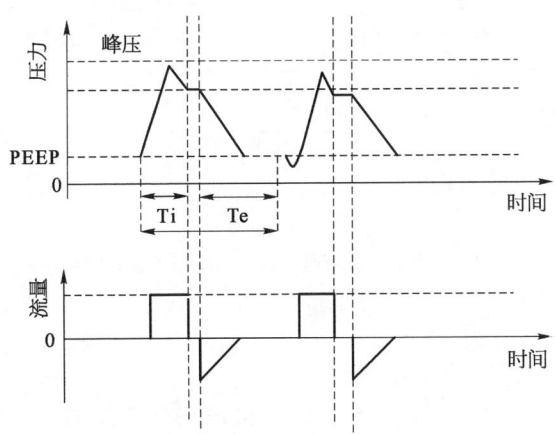

图7-3　机械通气患者的人机同步模式图

容积辅助/控制通气(V-A/C),患者的吸气、呼气F与Paw(间接反映Ppl)的变化一致,且匹配,表现为波形图规整,屏气时间合适或基本合适,右侧峰压和平台压略降低

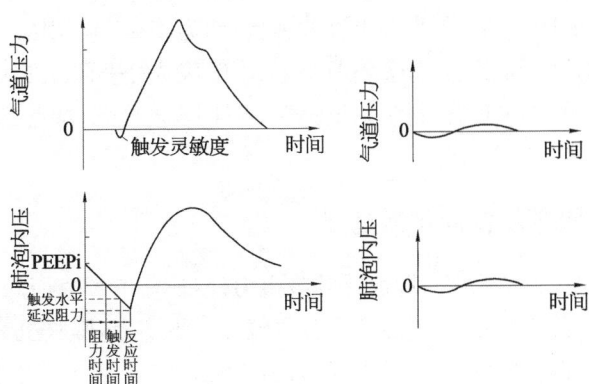

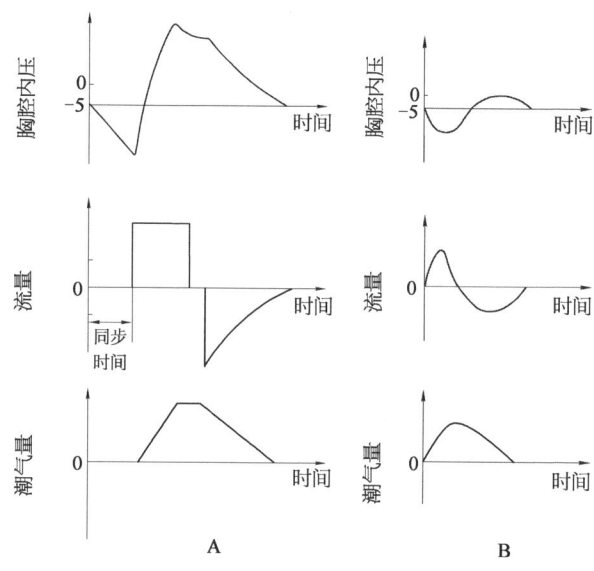

图 7-4 吸气触发与呼吸机送气的同步关系对照示意图

A. 机械通气；B. 自主呼吸

第二节 吸气触发同步的影响因素与处理对策

"触发灵敏度(S)高,呼吸机同步性好"是 MV 时的常见观念,其含义是 S 无限接近 0 或持续气道正压/呼气末正压(CPAP/PEEP)水平,将有最好的同步性。但事实上并非如此,因为临床上选用的 S 皆在一定范围内,而不是无限接近 0;且 S 接近 0 容易发生假触发和人机对抗。因此,需正确理解、科学认识吸气触发同步的概念、特点、影响因素及处理对策。

一、吸气触发同步与过程

MV 时,患者除需克服前述呼吸阻力外,还需继续克服触发阻力,使 Paw 降至 S 以下,才可能产生吸气气流。事实上,呼吸机为机械装置,各工作部件皆有一定的摩擦阻力和惯性阻力,从达 S 至呼吸机送气仍需一定时间,包括信号的传导、加工、输出和阀门的开放,其中主要是吸气阀的开放,然后才能输出气流。

1. 阻力时间 吸气触发需首先克服呼吸器官的阻力,主要是 Ers 和 Raw;部分情况下,PEEPi 和人工气道阻力发挥重要作用。该部分阻力称为呼吸阻力,克服该部分阻力需要的时间称为阻力时间。

2. 触发时间 S 是人为设置的阻力,设置在合适水平可较好地保障触发的敏感性和稳定性。该部分阻力称为触发阻力,克服该部分阻力的时间称为触发时间。

3. 反应时间 Paw 降至触发水平或流量达 S,呼吸机将压力或流量等信号传导至呼吸机内的接收装置(以近端压力感受器为例说明),按常规连接管长度 18.3 m(60 ft)计算,约需 10 ms;然后,呼吸机对信号进行采集和处理,并传导至送气装置,使吸气阀开放或充分开放,送气开始。该段时间称为反应时间或延迟时间。吸气阀性能是决定反应时间的主要因素之一。

4. 吸气触发同步的时间 与自主呼吸不同,MV 患者开始吸气至呼吸机送气需克服呼吸阻力、触发阻力、延迟阻力,并经历阻力时间、触发时间、延迟时间才能完成。三段时间的总和为同步时间(图 7-4～图 7-6),即 MV 时需要克服的阻力更多,时间更长,应用不当,Ppl、Pal、Paw 的变化幅度更大(表 7-3 和表 7-4),尤其是气流阻塞患者。全面处理好影响同步的三类因素才能保障良好的吸气触发同步。

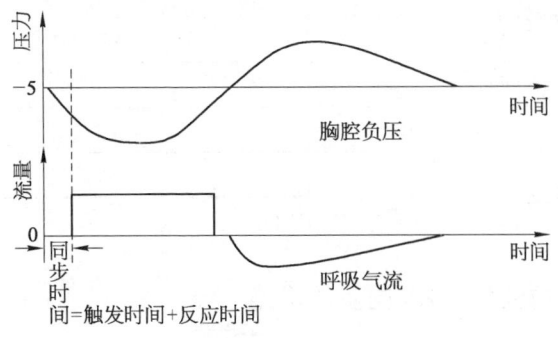

图 7-5 正常肺吸气触发模式图

F 产生短暂落后于 Ppl 下降

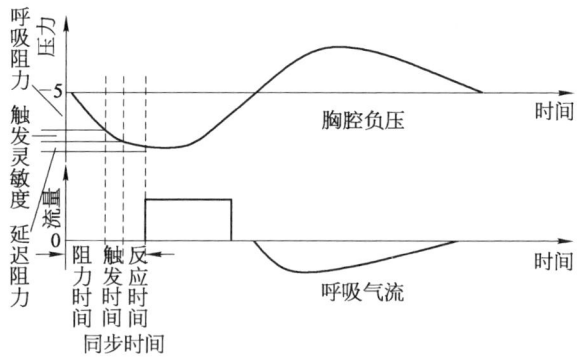

图7-6　气流阻塞患者吸气触发模式图

F产生显著落后于Ppl下降

表7-3　正常肺吸气触发时的压力变化

压　力	下降幅度(cmH_2O)
Ppl	7
Pal	6.5
Paw	6
S	2

注：S为$-2\ cmH_2O$。

表7-4　气流阻塞患者吸气触发时的压力变化

压　力	下降幅度(cmH_2O)
Ppl	21.5
Pal	16
Paw	8
S	2

注：假定PEEPi为$10\ cmH_2O$，S为$-2\ cmH_2O$。

二、改善吸气触发同步的措施

(一) 降低呼吸阻力

呼吸阻力主要是Raw（包括人工气道）、PEEPi、Ers；在某些情况下,肺黏性阻力、惯性阻力,胸廓黏性阻力、惯性阻力也发挥重要作用。

1. 降低肺黏性和惯性阻力　正常肺是含气器官,液体少,密度非常低,黏性和惯性阻力可忽略不计;急性肺损伤或肺水肿患者的肺间质、肺泡液体明显增多,肺黏性阻力、惯性阻力显著增大,是人机同步较差的原因之一,临床上容易被忽视。适当 PEEP 常是最迅速和最有效的治疗手段;根据具体疾病,适当应用利尿药或糖皮质激素(激素)也有一定价值。

(1) 急性呼吸窘迫综合征(ARDS):患者有较强的呼吸中枢驱动水平,适当 PEEP 扩张陷闭肺泡、改善肺水肿,肺顺应性(C_L)明显改善,吸气压力传导增快,同步改善;部分患者,适当应用激素,既促进病情好转,又降低肺阻力,改善同步性。

(2) 急性肺水肿:适当 PEEP 会迅速改善水肿液的分布,促进水肿液的吸收;结合利尿剂,也会使 C_L 和吸气压传导明显改善,同步性相应改善。

2. PEEPi 和 Raw 的处理　周围气道阻塞性疾病,主要是 COPD、哮喘等,有 Raw 增大和 PEEPi。应结合发生机制,适当应用 PEEP 对抗气道陷闭及其导致的 PEEPi;或通过降低潮气量(VT)、延长呼气时间(Te)降低 Raw 及其导致的 PEEPi。

(1) COPD:以气道陷闭为主,伴气道阻塞。若通气有效,逐渐实现深慢呼吸,呼吸 F 减慢,湍流强度显著减弱,Raw 显著下降,伴 PEEPi 下降;适当应用 PEEP 对抗气道陷闭和 PEEPi,可较好实现人机同步。

(2) 哮喘:危重患者常有严重、短期内不能解决的气道阻塞和肺过度充气。小 VT、慢呼吸频率(RR)、长 Te,可降低湍流强度和 Raw,必然伴 PEEPi 下降;伴 $PaCO_2$ 升高[允许性高碳酸血症(PHC)]和呼吸中枢驱动增强,故难以单纯通过呼吸机调节实现同步,需适当应用镇静-肌松剂抑制自主呼吸,进行控制通气(CV)。

PHC 过程中,经适当激素和气道扩张剂等治疗,气道水肿明显减轻、气道平滑肌痉挛缓解,将实现深慢呼吸,Raw 显著降低,PEEPi 显著下降,人机同步容易实现,应迅速停用肌松剂和减少镇静剂;也将较快进入撤机过程。

前述情况显示:实现人机吸气触发同步与疾病治疗并不矛盾,而是具有高度一致性。若经常出现人机同步较差或需频繁使用镇静-肌松剂,说明临床医生水平有待提高。

(3) 气管插管或气管切开导管的合理选择:因导管内气流为湍流,阻力与导管半径的 5 次方成反比,且随 F 增大而增大,故导管对 Raw 和同步性的影响巨大,是导管内径≤7 mm 时容易治疗失败的主要原因之一。原则上气管插管或切开的导管必须与气管匹配,越粗越好。一般经口插管或气管切开的患者,男性选择 8~9 号,女性 7.5~8.5 号;经鼻插管的导管内径可减小 0.5 号。

(4) 适当降低胸廓的黏性和惯性阻力:一般胸廓黏性和惯性阻力可忽略不计;胸廓黏性和惯性阻力增大主要见于肥胖、胸腔积液,胸腔积液减少对改善同步有一定作用。

(二) 合理调节 S 和改善触发方式

绝大部分呼吸机的 S 可人为调节,设置以容易触发又基本不发生假触发为原则。

1. 压力触发

(1) 设置和调节:一般为 $-2 \sim -1$ cmH$_2$O;自主呼吸较弱时可调至 $-1.5 \sim -0.5$ cmH$_2$O;气道压较高或 RR 较快时容易导致假触发,可调至 $-2.5 \sim -1.5$ cmH$_2$O;若仍有较多假触发,进一步降低 S 是不合适的,应积极查找和处理原因。

(2) 影响因素:连接管路积水或气道内分泌物多常导致管路和压力抖动(图 7-7),容易导致频繁假触发,需及时处理;峰压过高或 RR

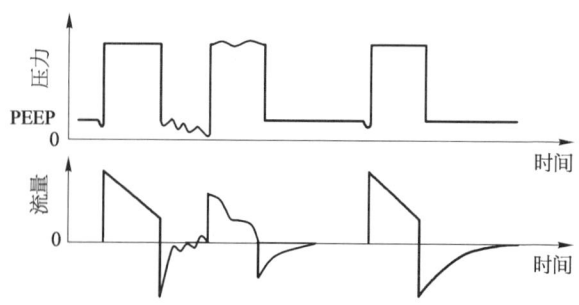

图 7-7 压力或流量抖动导致假触发

中间图形为 P 抖动向下超过 S(上)或 F 抖动向上超出 S(下)导致假触发。假触发时,吸气 F 降低,相应的流量面积(等于 VT)减少

过快、惯性增大、假触发机会增多，应适当调整，必要时应用镇静剂。现代部分呼吸机的通气阀性能差（多见于生产时间较短的呼吸机）或软件性能不稳定（MAQUET 呼吸机最突出）常导致压力抖动（图 7-7），容易被忽视，需更换或维修呼吸机。

2. 流量触发

（1）设置与调节：原则与压力触发基本相同，一般为 1～2 L/min，自主呼吸较弱时可降至 0.5～1.5 L/min；RR 较快时容易导致假触发，可提高至 1.5～2.5 L/min。需强调流量触发的要求随呼吸机类型变化，即在一种呼吸机，其触发水平 1 L/min 可能相当于另一种呼吸机的 2 L/min；少部分呼吸机的 F 越高，触发越灵敏。因为在不同呼吸机的触发机制可能不同。

（2）影响因素：流量触发较压力触发的稳定性好；流量波形抖动也会导致假触发，发生机制和影响因素与压力触发类似，包括管路等硬件问题或软件问题。若流量抖动小，达不到触发水平，不会假触发（图 7-8），但应引起注意；若无管路积水或压力过高、呼吸过快等问题，则可能是呼吸机性能差或软件问题所致（图 7-8B、C），需厂家严格评估和维修。

3. 合理选择和维修呼吸机　反应时间由呼吸机本身性能决定，也与管理不善有直接关系，定期规范保养、维修是必要的。

（1）呼吸机的选择：若患者 RR 快或需要的压力高（包括高压或低压），对同步时间要求高，应选择性能好、反应时间短的呼吸机；RR 较慢或需要通气压力较低的患者对多种呼吸机皆可适应。部分学者将从患者吸气动作开始到呼吸机送气的时间称为呼吸机的反应时间，忽略了 E_{rs}、$PEEP_i$、R_{aw}、S 等对吸气触发的影响，是原则性错误。

（2）呼吸机的保养与维修：对改善反应时间至关重要。长时间过度应用呼吸机会使大量"灰尘"和"化学物质"吸入呼吸机内，导致机械部件，特别是吸气阀的性能下降，反应时间延长。一般要求多功能呼吸机应用 6 000 h 进行一次保养、维修，BiPAP 呼吸机应用 4 000 h 进行一次保养、维修；若周围环境较差，则需要在更短时间内维修。

（3）呼吸机的淘汰：目前缺乏严格验证的呼吸机大量进入医院，性能太差成为常见原因，不仅影响吸气触发，也影响吸气过程、吸呼气转

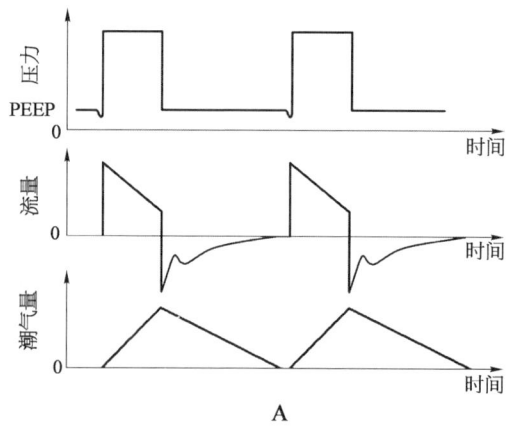

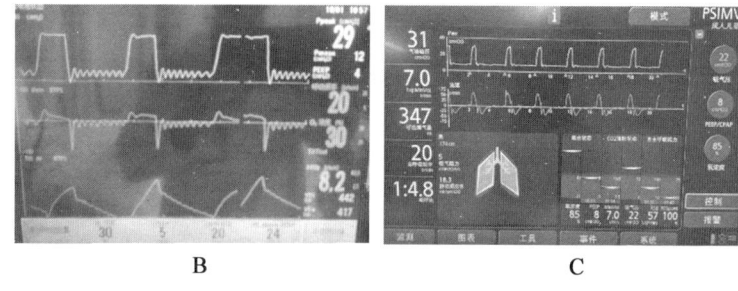

图 7-8 流量抖动未达 S 的波形图

A. 模式图；B、C. 实测图,持续、规律的锯齿样变化提示软件或呼吸机性能显著下降。呼气相初始部流量抖动幅度不大,未影响通气过程

换等阶段,是患者致死的常见原因,必须淘汰或严格限制用途,如仅用于外科手术后短时间过渡的患者。若性能优良的呼吸机应用时间过长,性能也会明显下降,且难以维修,必须淘汰。呼吸机本身的影响日益突出,且错误解读较多,合理解读和评价是正确应用的基础。详见第五章。

三、触发感受器的位置与触发时间

理论上,呼吸中枢活动或吸气神经元放电,呼吸机即能感知,并迅速产生吸气气流,才会有最好的吸气触发同步；需要准确、灵敏地测定呼吸中枢或膈神经或膈肌的电活动,至少是 Ppl 的变化,后者常规用食管内压(Pes)代替,临床应用的绝大部分呼吸机达不到要求。

1. 压力感受器的位置、特点和缺陷　触发敏感性取决于感受器的类型和感受器的位置。呼吸机发展的早期阶段为压力触发,感受器设置在连接管路的呼气端、吸气端、近端,感受连接管路的压力变化,而不是 Paw,更不能反映 Pal 或 Ppl,即自主呼吸开始,Ppl 下降需克服肺的阻力(主要是弹力阻力,在某些情况下黏性阻力和惯性阻力也发挥重要作用)、PEEPi、Raw、人工气道或面罩阻力、连接管路的阻力后,才能触发感受器。故以下任何情况皆可导致触发延迟:① 肺弹性、黏性、惯性阻力显著升高,见于 ARDS、重度肺水肿;② PEEPi,见于气道陷闭或阻塞导致的肺过度充气,如 COPD、哮喘;③ RR 过快,如 ARDS、肺水肿、反比通气(IRV);④ Raw 显著升高,如 COPD、哮喘,尤其是危重哮喘患者。如前述,在严重气流阻塞和高 PEEPi 患者,自主呼吸引起的压力下降需很长时间才能传导至感受器,导致触发延迟(trigger delay)或不能触发呼吸肌送气,后者称为无效触发(ineffective effort)(图 7-9),多需应用镇静-肌松剂抑制过强的自主呼吸。气管插管显著增加 Raw,故气管压力降至 S 水平(如 $-1.5\ cmH_2O$),感受器压力常仍在较高的水平,不可能

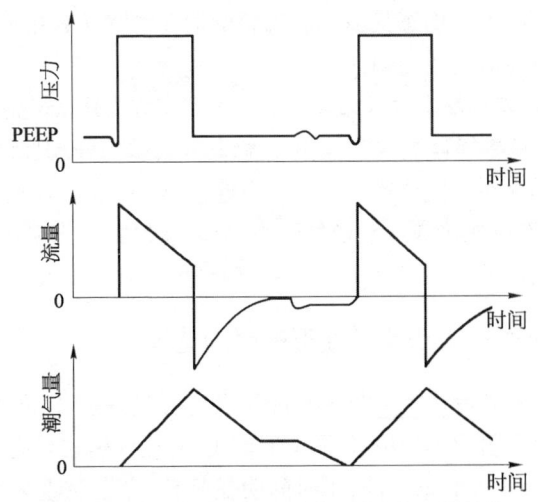

图 7-9　Raw 过大、PEEPi 过高导致吸气无效触发

Raw 过大,下一次吸气前 F 未降至 0;有吸气动作和 Paw 波动,F 短暂升至 0 点,未达 S,未触发呼吸机送气,呼气 VT 波形图欠规整

触发呼吸机送气。有学者用 PB 7200 呼吸机经气管插管 MV，发现感受器压力降至 $-1\,cmH_2O$ 时，人工气道压力已降至 $-1.7\,cmH_2O$，从吸气动作开始至呼吸机送气的时间长达 115 ms，在送气延迟和自主呼吸的双重作用下，气管压继续下降至 $-2.8\,cmH_2O$。所以无论从理论上还是从实际效果而言，压力感受器设置在呼吸机的连接管路不是最佳选择。

2. 感受器的发展方向

(1) 膈神经或膈肌电活动的感知：使感受器能感受呼吸肌（主要是膈肌）或呼吸神经（主要是膈神经）的电活动可避免上述呼吸阻力对触发的影响，是理论上的最佳选择，且在动物实验中取得了成功。总体上讲，由于创伤性和操作难度较大，或无创或微创的准确性差，临床应用显著受限，仅无创性感受膈肌电活动技术在神经调节辅助通气（NAVA）取得成功而应用于临床，稳定性和准确性还有待完善，真正广泛应用还有较多工作要做。

(2) 气管或人工气道压力的感知：将压力感受器放置于大气道或人工气道内也是一种比较合理的选择，但需克服以下问题：如何稳定地固定在气管导管内或大气道内；如何避免分泌物污染或堵塞感受器；如何在吸痰时不损伤感受器。该类感受器在动物实验中取得成功，临床应用难以克服前述问题。

3. 现代吸气触发方式的合理选择　　现实方法是完善流量触发或以流量触发为核心的容积、形态等综合触发方式（如 BiPAP 呼吸机的 auto track 技术），并尽可能放置于 Y 形管附近，如 Hamilton 呼吸机。与人工气道相比，面罩连接基本不增加阻力，只要能保障适当密闭，呼吸机的同步性将明显提高。

四、通气模式和流量波形的合理选择

通气模式和流量波形与吸气触发没有直接关系，但间接影响吸气触发。在呼吸阻力小的患者，阻力时间短，对通气模式和流量波形的要求低。在 Raw 大的患者，同步时间明显延长，患者对吸气初始的高 F 需求高，宜选择递减波，故首选定压型模式；若选择定容型模式，则宜选择递减波，方波欠合适，其他波形不宜选择（图 7-10）。若选择成比例通气（PAV）、NAVA 等"完全自主通气"模式，则需克服的阻力少，有更好的同步性,其中 NAVA 几乎不需要克服阻力就能触发呼吸机送气,理论上有最好的同步性。

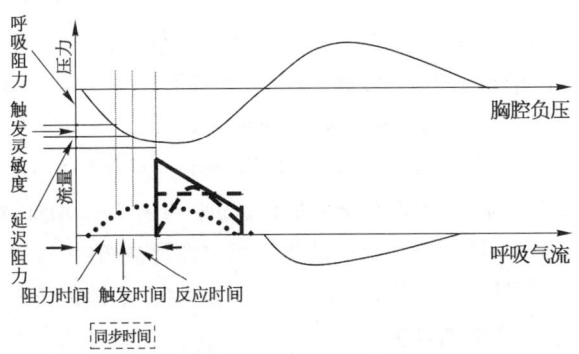

图 7-10 高呼吸阻力与流量波形关系的模式图

Raw 显著增大,同步时间显著延长,递减波容易满足患者对高 F 的需求,方波次之,正弦波初始 F 太低,不宜选择。点状虚线正弦波表示呼吸阻力正常,静息自然呼吸时的 F,吸气 F 和吸气动作同步

五、影响吸气触发同步性的相对因素及处理对策

同步性间接与 RR、吸气时间(Ti)和吸呼气时间比(I∶E)相关。若 RR 慢,对同步时间要求低;RR 快,对同步时间要求高。Ti 长,对同步时间要求低;反之则要求高。比如实际 RR 20 次/min,I∶E 为 1∶2 时,Ti 为 1 s,同步时间为 0.2～0.3 s 可较好满足通气需求;实际 RR 40 次/min,I∶E 仍为 1∶2 时,Ti 将缩短至约 0.5 s;若同步时间仍为 0.3 s,实际送气时间最多 0.2 s,假若设置屏气时间 0.1 s,则实际送气时间仅 0.1 s,在如此短的时间内,不可能实现人机同步;若延长 Ti,将影响吸呼气转换,甚至出现 IRV。增大 VT、减慢 RR,或适当应用镇静-肌松剂抑制自主呼吸是必要的。

第三节 吸呼气过程同步的影响因素及处理对策

吸气触发是影响人机同步的基础和首要因素,吸气和呼气过程的影响常被忽视,尤其是吸气过程,是 MV 失败的常见影响因素。

一、吸气过程同步

主要是指 VT 大小、吸气 F 的形态和大小符合患者的通气需求,以及吸气气流能够在适当时间内进入气道和肺泡。

1. 潮气量　除小 VT 的有限适应证外,VT 适当大或足够大才能满足患者需求,改善人机同步,防止肺泡陷闭。若 VT 太小,将不能满足患者的吸气需求,导致实际 RR 加快、呼吸功(WOB)增加、呼吸窘迫和大量肺泡陷闭,诱发或加重机械通气相关性肺损伤(VALI)和机械通气相关性肺炎(VAP)。若 VT 太大,特别是神经-肌肉损伤或呼吸肌明显疲劳的患者,将抑制自主呼吸,导致下一次吸气的驱动力不足和不能触发呼吸机送气,从而出现周期性无触发,不利于神经-肌肉功能的恢复,也容易导致呼吸肌的失用性萎缩和呼吸机依赖。因每分钟通气量(VE)已充分满足通气需求,患者常无呼吸窘迫的表现。

2. 吸气流量　若 VT 足够大,吸气 F 不足,特别是吸气初期 F 不足,也将与吸气动作不一致,导致 WOB 增加和呼吸窘迫。若患者自主呼吸平缓,气流量较慢,选择方波、递减波皆可,用较低的吸气峰流量(PIF)即可满足吸气需求,通气模式的选择也比较容易。若患者呼吸增强增快,吸气流量波形近似递减波,且需要较高 PIF,若选择定容型模式,应选择递减波,PIF 需达 60~90 L/min;若选择压力辅助/控制通气(P-A/C)、NAVA、PSV 模式则需用较高的辅助强度或通气压力,以产生较高的吸气 F。

若吸气初期 F 过大,也会使患者不适,主要见于预设压力较高的定压型模式和峰压较高的定容型模式,需适当设置吸气压力坡度或流量坡度。

3. 潮气量和吸气流量的可变性　若患者呼吸波动较大,VT 或吸气 F 的变化也相应较大,将明显影响同步性。

(1) 定容型模式:VT 和吸气 F 是预定和恒定的,无论如何调节也难以满足通气需求,应适当加用镇静剂;也可改用定容型模式+自主气流(autoflow),在一定范围内,后者的吸气 F 和 VT 随自主呼吸能力变化,同步性改善。

(2) 定压型模式：自主吸气对 VT、吸气 F 进行一定程度调节，同步性改善；使用电脑对 PCV 模式进行自动化调节则称为压力调节容积控制通气(PRVCV)，吸气 F、VT 的调节更完善，同步性可能更好。自主通气模式，如 PSV，VT、吸气 F 大小和波形随自主呼吸变化，同步性好；电脑自动调节 PSV 时称为容积支持通气(VSV)，同步性可能进一步改善。双水平正压通气(BIPAP)允许指令通气过程中出现一定程度的自主呼吸，同步性改善。

(3) 完全自主通气模式：理论上 PAV、NAVA 完全符合自主呼吸要求，同步性可能最好。

4. 气体进入肺泡的速度 Raw 增加、PEEPi、气管插管导管或连接管太细等因素皆可限制气流进入肺内的速度，导致吸气过程不同步，应积极处理，否则必须采取小 VT 和应用镇静-肌松剂，进行 CV，称为 PHC。

二、吸呼气转换同步

通气模式的吸呼气转换方式符合患者自主吸气的终止要求将有良好的同步性。常用的转换方式有压力转换、容积转换、时间转换、流量转换和自主转换，前三种方式不考虑患者自主吸气的终止与否，达预设要求即终止送气；若自主吸气动作明显终止于呼吸机送气结束前或结束后将导致人机对抗，见于各种传统定压或定容型模式。

呼吸机 Ti 或吸呼气转换与自主呼吸不一致是指令通气模式人机对抗的常见原因，但容易被忽视或错误解读。传统自主通气模式，如 PSV、VSV 为流量转换，具体大小随自主呼吸变化，同步性较 A/C 模式或同步间歇指令通气(SIMV)优越；吸呼气转换水平固定或需人为调节，设置或调节不当也容易人机对抗。新型自主通气模式，如 PAV、NAVA 为自主转换，完全随自主呼吸变化，理论上有最好的同步性。

三、呼气过程同步

吸气主动，呼气被动，对同步的直接影响小。若呼气期患者出现明显呼气动作，将容易导致人机不同步。呼气期是否出现呼气动作与吸气流量和吸气动作的终止直接相关,若呼吸机预设 Ti 太短,呼吸机送气结束后患者仍处于吸气阶段;若预设 Ti 过长,则呼吸机送气或屏气尚未结束,而患者已开始呼气,两种情况皆会导致人机对抗。呼吸机吸呼气转换设置与自主吸气终止不能同步,将出现呼气动作;吸气气流形态也影响呼气动作,方波表现为吸气结束时 F 突然归 0,容易诱发呼气动作;递减波的 F 逐渐下降,且在降至 0 之前终止送气,不容易诱发呼气动作,故定容型模式的递减波、定压型模式、自主通气模式的呼气同步较好。Te 太短,将导致呼气不完全;呼气阻力增大,限制呼气速度,如呼气阀/PEEP 阀性能太差,有较高的持续气流(如流量触发的流量较大时),都将导致呼气阻力增大,可诱发呼气肌活动,也可能导致 PEEPi 形成或增大,使下一次吸气阻力增大,吸气触发困难。

总体上,呼气过程是被动的或以被动为主,同步性好坏与前述三个过程直接相关,单纯呼气时间和呼气阻力也有一定影响。

事实上,自主呼吸和 MV 的任何一个环节的不同步皆可导致整个通气过程的对抗,一个因素常影响其他环节,重点处理首要因素和主要因素就容易实现人机同步。前述环节不仅涉及气道-肺阻力和人工气道阻力,更多涉及通气模式选择和通气参数调节。人机对抗不仅表现为患者的呼吸窘迫和其他临床症状的变化,气道压(Paw)、呼吸流量(F)、潮气量(VT)波形图变化能提供更多信息,有助于鉴别人机不同步的原因。

第四节 特殊形式的人机不同步 ——双吸气与双触发

双吸气(double inspiration)是经常被提及和错误解读的不同步表现,与诸多表面类似的概念混淆或重叠,如双触发(double-triggering),导致理论阐述和临床实践的混乱,因此有必要单独阐述。

一、重要的相关概念及意义

1. 膈肌电信号(Edi) 膈肌在呼吸过程产生的非平稳的微弱电活动,可以用体表或胃内电极等无创测定,也可用穿刺电极有创测定,目前更多的是胃内无创测定。Edi 出现比 Paw、吸气 F 变化早,能很好地反映自主呼吸开始的时间、呼吸时程及呼吸努力的程度,故可用于 MV 过程中评估呼吸肌活动;Edi 不受肺弹性阻力(E_L)和 Raw 影响,直接触发呼吸机送气,可达到高度人机同步,以此为基础设计出 NAVA 模式。

2. 食管内压(Pes)　平稳呼吸状态下,食管中下 1/3 交界处的压力,近似等于 Ppl。监测 Pes 可较准确地反映 Ppl 变化,进而评估自主呼吸或 MV 过程中的呼吸肌活动。因测定简单方便,稳定性好,较 Edi 更常用。

3. 正常吸气触发　患者吸气引起的 Paw、F 等变化达 S 或按呼吸机预设时间要求等引发呼吸机送气,前者有 1 次规律的 Edi 或 Pes 变化,后者无 Edi。呼吸周期(Ttot)是规律或基本规律的。

二、双吸气

(一) 自主呼吸患者的双吸气

在规律或基本规律的呼吸过程中连续出现两次异常呼吸动作,第 1 次呼气明显不充分的呼吸形式,其 Ttot 小于平均 Ttot 的 1/2。双吸气是呼吸中枢驱动水平下降的表现,主要见于颅内高压患者。

(二) MV 患者的双吸气

有两种基本概念:① 表面形式符合,本质上不一定是双吸气;② 表面形式和本质皆符合,是真正的双吸气。

1. 表面形式概念及处理对策　规律或基本规律的呼吸中过早出现 1 次呼吸,其前 1 个呼吸的呼气明显不充分,其 Ttot 小于平均 Ttot 的 1/2,与发生原因和机制无关。常见以下两种形式。

(1) 假触发(false triggering):因连接管理漏气或 S 过于敏感或继发于心脏振荡或管路积水或人工气道、气管-支气管内分泌物潴留等导致 Paw 或 F 波动诱发呼吸机送气,称为假触发或自动触发(self triggering)。正常通气和过早出现的假触发通气组成形式上的双吸气。基本特点是两次呼吸的 Paw、F、VT 波形图皆同步存在,Edi 或 Pes 监测显示第 2 次触发无膈肌收缩,相对容易判断原因和处理。

(2) 双触发:形式上也可表现为双吸气。见后述。

2. 反向触发(reverse triggering) 形式和本质皆可符合双吸气。见后述。

三、无效触发

无效触发(ineffective effort)有吸气努力,未达预设 S,未能触发呼吸机送气。其特点是波形图出现吸气压和吸气 F 的微小变化,表现为 PEEP 的短暂向下凹陷(提示吸气努力)和呼气 F 短暂向上凹陷(提示呼气暂时中断),无 VT 出现。Edi 或 Pes 监测显示一次膈肌收缩(图 7-9 和图 7-11A)。发生原因众多,如呼吸中枢驱动不足、过度镇静、呼吸肌无力、S 设置过高、Raw 过大、高 PEEPi。对机体影响不大,针对原因调整通气参数即可。

四、过早循环

正常情况下呼吸机吸气时间结束,患者吸气努力结束,但部分患者的吸气努力仍继续,称为过早循环(premature cycling)。它是辅助或自主通气的概念,多见于低顺应性疾病,如 ARDS 或预设 Ti 过短的患者。基本特点是过早吸气发生在呼气初始阶段,可以检测到呼气流量波形图的一个峰值,且在基线(接近 0)水平。气道压波形并不终止于 PEEP,而是有小凹陷,提示吸气肌仍然收缩;Edi 或 Pes 显示一次膈肌收缩(图 7-11B)。一般对机体影响不大,无需特殊处理;随着 ARDS 明显好转或正规设置呼吸机参数而逐渐缓解。

五、双触发

1. 基本特点　患者自主吸气 1 次,呼吸机送气 2 次,即患者吸气努力在第 1 个呼吸周期没有完成,又触发了第 2 次呼吸机送气。呼吸间隔可能很短(形式上的双吸气),也可能不是很短(达不到形式上的双吸气标准)。基本特点是两次呼吸的 Paw、F、VT 波形图同步存在,第 1 个 Ttot 显著缩短;Edi 或 Pes 监测显示一次膈肌收缩(图 7-11C),故称为双触发。它是过早循环的一种特殊形式。

2. 处理原则　适当增大通气压力,抑制呼吸肌收缩;必要时适当应用镇静-肌松剂。

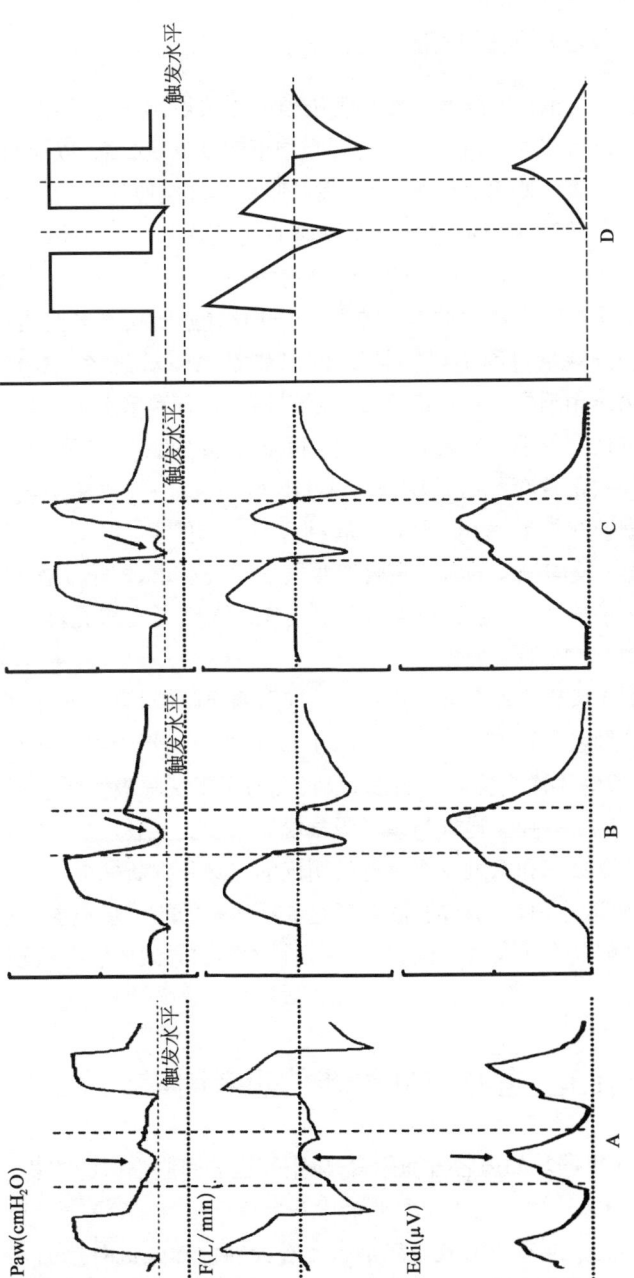

图 7-11 不同吸气触发异常的特点

PSV 模式,自上而下分别为 Paw、F、Edi 的波形图。A. 无效触发,显示 Edi 活动,F 上升,仅达基线,Paw 下降,幅度有限,两者皆未达 S,未触发呼吸机送气,称为无效触发。B. 膈肌收缩,产生吸气和呼气,膈肌收缩,诱发膈肌持续收缩,达 S,诱发呼吸机送气,称为过早呼气,称为过早循环。C. 与 B 类似,但膈肌持续强收缩,达 S,提前出现第 2 次通气,触发呼吸机送气的呼气相提前收缩,触发呼吸机提前送气,称为双触发。D. P-A/C 模式,第 1 次为控制通气,无膈肌收缩;第 2 次膈肌收缩在第 1 次通气的呼气相提前收缩,触发呼吸机送气,称为双吸气

六、反向触发与处理对策

1. 反向触发　正常控制通气按呼吸机预设要求规律通气，但部分控制通气患者，呼吸机送气激活患者的呼吸中枢触发膈肌收缩，以应对肺被动充气；如果吸气肌力足够强，可触发呼吸机第 2 次通气。与传统通气的时程不同，故称为反向触发。基本特点是两次通气的 Paw、F、VT 波形图同步存在，第 1 个呼吸的 Ttot 显著缩短，Edi 或 Pes 监测无膈肌收缩；第 2 次呼吸有膈肌收缩。常见于应用镇静-肌松剂的患者，在病情好转、药物减量过程中更容易发生，特别是 ARDS 患者。处理难度较大，药物作用消失后会逐渐恢复；在该过程中，若频繁出现，容易导致肺损伤，需适当处理。主要处理措施：降低 S，减少触发，并避免过度降低，以免导致正常吸气触发困难和 WOB 增加；适当加用镇静剂，减少触发，根据监测结果，缓慢减量；两者结合，效果更佳。

2. 双吸气　反向触发的时程符合双吸气的时程要求，即第 1 次呼气的 Ttot 小于平均 Ttot 的 1/2 则称为双吸气。既然本质相同，处理原则也相同（图 7-11D）。

3. 双吸气与双触发的异同　共同点是连续两次呼吸，第 1 次呼气明显不充分的呼吸形式，其 Ttot 小于平均 Ttot 的 1/2；不同点为双触发指两次通气皆为 1 次自主吸气触发，双吸气的第 1 次呼吸为呼吸机按预设时间要求触发（控制通气）；患者吸气触发第 2 次呼吸。

综上所述，双吸气和双触发皆有比较明确的定义和判断标准，但多数专家阐述和临床应用是混乱的，两者皆是提前通气的非同步现象，机制不同；正确理解其本质及其与假触发、无效触发等的异同才能有效预防和正常处理。

第五节　影响人机同步的患者因素

关于影响人机同步的患者方面因素，以下问题需引起临床的注意。

1. 缺氧或低氧血症不是人机对抗的常见原因

（1）习惯说法：缺氧或低氧血症是患者呼吸加快和人机对抗的常见原因。因为低氧血症兴奋颈动脉体和主动脉体的化学感受器，使呼吸加快加深,达一定程度,与呼吸机的通气过程不匹配,产生人机对抗。

(2) 实际情况:一旦完成 MV(包括氧疗),绝大部分患者的 $PaO_2 \geqslant 60$ mmHg 或 $SaO_2 \geqslant 90\%$,基本失去对呼吸中枢的兴奋作用;即使 SaO_2 达 100%,多数患者仍表现为深快呼吸,如 ARDS、急性肺水肿患者。与健康人不同,呼吸疾病患者呼吸增强的主要原因是机械刺激或非呼吸化学刺激,如牵张反射、毛细血管 J 反射所致;再如 COPD 急性加重和哮喘急性发作,主要是本体感受器起主要作用,单纯纠正低氧血症并不能缓解呼吸窘迫和改善人机对抗,因此改善低氧血症是必要的,改善导致低氧血症的主要病理和病理生理改变是改善人机对抗的根本措施,否则需加用镇静-肌松剂。

急性低氧血症可导致呼吸增强增快,较短时间(数十分钟)后就会明显减弱,称为低氧习服。大部分疾病导致的低氧血症有一个相对较长的过程,即使是严重急性呼吸衰竭也常需数小时或数十小时,故低氧血症的刺激作用已明显减弱。"缺氧"导致呼吸窘迫和人机对抗是临床上常见的错误解释之一。

2. 代谢性酸中毒不是呼吸窘迫和人机对抗的常见原因　代谢性酸中毒能引起深呼吸,称为酸中毒大呼吸,应用 PSV 等自主通气模式或 BIPAP 模式或智能型通气模式很容易配合患者明显增大的 VT,极少发生人机对抗。再者呼吸危重症患者较少发生代谢性酸中毒,即使发生也容易识别和纠正,因此不是人机对抗的常见因素。

3. 急性左心衰竭或输液过多是较容易纠正的人机对抗原因　左心衰竭可导致肺间质和肺泡水肿,兴奋毛细血管 J 感受器、牵张感受器和心房的容积感受器,使 RR 加快、VT 增大,即使高浓度氧疗改善低氧血症后也难以抑制 RR 增快;肺水肿可延迟吸气压力的传导,导致触发延迟,引发人机对抗。适当 MV 和药物治疗后,低氧血症、肺水肿和心功能不全多容易改善或纠正,人机配合迅速改善。若持续不能改善,多是通气模式选择和参数调节不当的结果。

4. 严重肺感染或肺损伤是较难纠正的人机对抗原因　肺感染或肺损伤可通过化学刺激(低氧血症)兴奋化学感受器,也可通过肺容积减小兴奋牵张感受器等,呼吸明显增快,也是 ARDS、重症肺炎患者人机对抗的主要原因;低氧血症仅发挥次要作用。Crs 下降也可延迟吸气触发，由于患者呼吸运动显著增强，压力传导加快，影响有限。由于肺损伤是人机对抗的根本原因，在疾病明显改善前，除选择性能较好的呼吸机，合理选择通气模式和调节通气参数外，适当应用镇静-肌松剂是必要的。

5. 气道阻力显著增加、严重肺过度充气是较难纠正的人机对抗原因　分泌物堵塞、气道水肿或痉挛、人工气道太细，导致 Raw 显著增加，PEEPi 显著增大，兴奋本体感受器，呼吸增强；气道严重阻塞导致肺过度充气，兴奋牵张反射，使呼吸加快。Raw 和 PEEPi 显著增大导致吸气触发困难和吸气过程不同步；肺容积过度增大兴奋牵张感受器，使 RR 加快，加重人机对抗。

（1）气道狭窄或陷闭：临床上主要见于危重哮喘，少部分见于 COPD 患者。处理原则是合理应用糖皮质激素（激素），采用低通气量通气和 PHC，即用小 VT、慢 RR、长 Te，同时应用镇静-肌松剂。

（2）人工气道狭窄：主要分两种情况。① 气管插管导管太细($\leqslant$7号)，临床普遍存在，不仅是人机对抗的常见原因，也是引流不畅等多种问题的常见原因，治疗失败率极高，核心是转换思想，经口插管导管的基本选择是 8 号、8.5 号；一旦插管，应进行生理学评估，预计能较快拔管者，合理治疗，尽快撤机、拔管；否则应及时更换合适导管或气管切开后更换合适导管。② 管理不善导致管腔分泌物黏附，应及时冲洗；部分冲洗效果不佳，需及时更换导管。

6. 气道高反应性是较常见的人机对抗原因　主要见于刚建立人工气道时，气道黏膜损伤，对突然进入的冷空气等敏感；哮喘患者存在气道高反应性，容易诱发咳嗽和 RR 加快，导致人机对抗。加强湿化温化，气道内局部应用麻醉剂（如利多卡因），适当镇静-肌松剂是即刻处理措施；规范应用激素是根本治疗措施。

7. 中枢性呼吸频率或节律改变是较少见、易处理的人机对抗原因　中枢系统疾病能直接引起呼吸频率或节律改变，如癫痫发作或癫痫持续状态，具体表现在呼吸节律不规则，如暂停呼吸、潮式呼吸、叹息样呼吸等，也可表现为 RR 增快或减慢。当由中枢疾病引起的呼吸频率或节律改变使呼吸机（主要是 A/C 模式）无法适应时，也会出现人机对抗。可选择分钟指令通气、智能型通气模式，给予较大的 VT；一般不需要镇静-肌松剂,个别情况除外。

8. 咳嗽、体位变动是常见的、易处理的人机对抗原因　咳嗽、体位变动可直接或间接引起人机对抗,直接对抗是主要原因,间接对抗是Paw升高和通气不足所致,后者可使患者低氧血症一过性加重和RR增快。一般直接引起的人机对抗可随着诱发因素消失而迅速好转;间接因素引起的人机对抗,数分钟后随着缺氧改善和RR恢复而逐渐缓解。

9. 精神或心理因素是较常见的人机对抗原因　精神因素常引起呼吸频率或节律改变,如RR增快、呼吸不规则,导致人机对抗。常见于初始接受MV、外伤或手术患者。需适当应用镇静剂,加强心理治疗,改善患者的不适感。

10. 发热、抽搐、肌肉痉挛是较容易识别和处理的人机对抗原因　这些因素皆导致机体代谢率增高、氧耗量增加,使患者RR增快和人机对抗。对症处理即可解决。

本章主要从呼吸周期的不同阶段阐述了影响人机对抗的具体环节和处理对策,由于较多学者和临床医生习惯从患者、呼吸机、操作者三方面分析人机对抗的原因,且患者方面的误区较多,故又对该方面内容进行合理的生理学分析,修正相应的错误;强调三方面因素的相互影响,其中患者因素是基础,呼吸机方面因素最顽固,操作者因素最常见和最主要。从呼吸过程的分析可以看出,通气模式和参数调节不当是最常见、最容易忽视或错误解读的人机对抗原因,该因素的解决也可最大限度地减轻疾病和呼吸机因素对人机同步的影响。

第八章

机械通气的呼吸生理学基础与策略

机械通气(MV)是通过呼吸机建立气道口与肺泡间的压力差,增加每分钟通气量(VE),改善换气功能,减少呼吸功(WOB),最终改善或纠正低氧血症、CO_2潴留及代谢紊乱。主要起生命支持作用,为基础疾病的治疗创造条件;应用得当,在一定条件下,有改善循环功能、保护肺和膈肌功能、防治肺感染等作用。

传统MV强调改善气体交换和维持正常动脉血气,在部分患者常需较高通气压力或潮气量(VT),容易导致机械通气相关性肺损伤(VALI)和对循环功能的抑制;前者一旦发生,治疗将非常困难,死亡率显著升高。因此,近20年来强调在尽可能不增加或减少VALI的基础上改善气体交换,即使达不到理想动脉血气水平也可以接受,称为肺保护性通气策略,如定压通气(pressure targeted ventilation, PTV)、允许性高碳酸血症(permissive hypercapnia, PHC)。核心是限制通气高压和VT,维持适当呼气末正压(PEEP),在特定患者中发挥了积极作用,也出现了滥用趋势。因此,强调MV要符合不同疾病及不同阶段的呼吸生理变化,且能改善或基本不影响组织代谢。

第一节 机械通气与组织供氧

机械通气不能单纯以改善PaO_2或SaO_2为目的,应以改善组织供氧为原则。改善组织供氧涉及动脉血氧运输量(arterial blood oxygen delivery, DaO_2)、微循环、内环境,必要时需降低组织代谢。

一、维持动脉血氧运输量

动脉血氧含量(arterial oxygen content，CaO_2)＝SaO_2×血红蛋白(Hb)浓度，DaO_2＝CaO_2×心排血量(CO)，因此维持适当 DaO_2 的方法包括维持适当氧合、适当 Hb 和适当 CO；上述指标皆有一定限度，过高、过低可能皆不合适。

1. 适当 PaO_2　正常情况下，PaO_2＝60 mmHg 时可保持适当氧合(SaO_2＝90％)。若 PaO_2＜60 mmHg，SaO_2 将显著下降；继续升高 PaO_2，SaO_2 增加有限，故强调 PaO_2≥60 mmHg 即可。一般情况下，无论是否有明显高碳酸血症，SaO_2 以 90％～97％较合适。

2. 适当 Hb　CaO_2 指每 100 mL 血液中所带氧的毫升数，包括物理溶解氧、与 Hb 相结合氧两部分。CaO_2(mL/％血液)＝0.003×PaO_2＋1.39×SaO_2×Hb(mL)。以正常 SaO_2＝98％、Hb＝15 g％代入公式，健康人 CaO_2＝20 mL/100 mL 血液，Hb 结合氧量为 19.7 mL，远高于物理溶解氧。

因此，CaO_2 主要与 SaO_2、Hb 有关，改善氧含量不仅要改善 PaO_2 及影响氧解离曲线的因素，也应改善 Hb 的量和质，Hb 以 90～140 g/L 为宜，不低于 75 g/L；Hb 过低，CaO_2 下降，过高则增加血循环阻力。维持适当 Hb 水平和稳定循环功能的条件下，SaO_2 稍低于 90％或在 80％～85％也是相对安全的。

3. 适当的胶体渗透压和血容量　血容量维持取决于胶体渗透压、晶体渗透压和水的综合作用，其中主要取决于前者，白蛋白(A)是产生血液胶体渗透压的主要成分；创伤、重症感染等患者不仅分解代谢显著增强，也存在 A 经毛细血管的大量漏出，故不同研究经常得出需控制或补充胶体的不同结论，血浆蛋白水平的合理评估是核心，一般要求 A≥30 g/L；否则需补充或积极补充。疾病初期不宜补充或大量补充蛋白质、氨基酸，还应注意掌握补充的时机和程度；同时根据血钠、血氯水平和水代谢的情况综合处理。与内环境调节是一致的。

4. 合适的心排血量　通过前述措施维持有效循环血容量是改善心功能的基本措施，在此基础上适当应用强心药物或应用 β 受体阻滞剂控制过快的心率，保障适当心排血量。

急性肺实质疾病确定合适的心排血量比较困难。增加心排血量一般通过提高前负荷(主要是补液量)、降低后负荷(左心室跨壁压)和改善心肌收缩力完成,且三者之间有密切关系。

(1) 治疗矛盾:足够补液量是维持心排血量的基础,血容量不足的患者,强调迅速有效的扩容治疗;急性左心衰竭或急性肺损伤患者则强调降低输液量以减轻肺水肿和降低静动脉血分流率($\dot{Q}s/\dot{Q}t$)。维持适当氧合常需增加通气压力,维持适当心排血量又常需降低通气压力,因此需结合具体情况综合考虑。

(2) 措施:在部分患者,为保障氧合与心排血量之间的平衡,应适当控制输液量,心排血量维持正常中等或低限水平;避免高水平,以免加重心脏的负担,特别是有心脏损伤的患者。血容量不足或通气压力较大导致血压下降或尿量不足时,必须补充血容量。当然在左心衰竭或呼吸过强的肺损伤患者,适当较高的压力可降低左心室跨壁压,改善心功能,学会根据呼吸生理学特点调节是必要的。

二、改善微循环

正常微血管结构、适当循环血流量和适当凝血功能是维持微循环正常的基本因素,尤其是充足血流量可有效"冲洗"微循环,防治微循环障碍和弥散性血管内凝血;在此基础上,适当抗凝治疗是必要的。

三、改善组织供氧

改善组织供氧包括改善周围组织对氧的利用和降低氧耗量,其中改善组织供氧是治疗的核心。

1. 改善组织供氧和氧的利用　核心是在改善 DaO_2 和微循环的基础上改善内环境,维持电解质平衡,特别是防治高钠、低钾和低镁血症;避免碱血症;保障适当的能量供应,及早发现和处理反应性高血糖;补充水溶性维生素,以保障机体代谢的正常进行。

2. 降低组织代谢　在机体代谢过强的情况下,静脉血氧含量将显著降低,静脉血经分流的肺循环后将导致更严重的低氧血症,故应降低机体代谢,如降温、应用镇静-肌松剂抑制过强自主呼吸等;控制镇静强度,尽可能维持自主吸气触发。

第二节 压力-容积曲线与机械通气策略

肺或呼吸系统的压力-容积(P-V)曲线有多种概念,从内容上讲有呼吸系统、肺和胸廓的 P-V 曲线;从时相上讲有吸气相、呼气相和完整吸呼周期的 P-V 曲线。呼吸系统的 P-V 曲线一般是指以功能残气量(FRC)为零点,跨胸压(肺泡内压与大气压之差,等于肺泡内压)变化为横坐标,肺容积变化为纵坐标的关系曲线,是肺和胸廓 P-V 曲线的综合反映,由于胸廓的 P-V 曲线比较固定,故其形态主要受肺 P-V 曲线影响,可较好地反映肺 P-V 曲线和肺顺应性(C_L)变化,是现代肺通气的主要生理学基础。

一、呼吸系统 P-V 曲线的基本特点和通气原则

正常 P-V 曲线分为两段一点,即陡直段和高位平坦段,两段交点为高位拐点(upper inflexion point,UIP)。陡直段的压力和容积变化呈线性关系,较小压力变化即引起较大 VT 变化,是自主呼吸和 MV 的适宜部位。若呼气结束于正常 FRC,可保障最佳的力学关系、最低的 VALI 发生机会、最低的肺循环阻力(pulmonary vasculare resistance,PVR)、最低 WOB,并能维持正常动脉血气水平。若为高容积呼吸衰竭患者,应尽可能降低呼气末肺容积(EELV),并使其逐渐接近正常 FRC;若为低容积呼吸衰竭患者,则尽可能升高至正常 FRC 水平。在高位平坦段,较小 VT 变化即可导致压力显著升高,从而增加 VALI 的机会,并加重 MV 对循环功能的抑制;若选择无创正压通气(NPPV),则面罩和口咽部的动态无效腔显著增大,发生漏气和胃胀气的机会显著增多,故 MV 时强调高压或高容积皆低于 UIP 的压力或容积。一般情况下,UIP 为肺容积占 TLC 85%~90%或跨肺压 35~50 cmH$_2$O,相当于控制通气(CV)时平台压(Pplat)35 cmH$_2$O 或稳定辅助通气(AV)Pplat 30 cmH$_2$O 或吸气末肺容积(end inspiratory volume,Vei)20 mL/kg 的水平。保护性肺通气时,UIP 的选择可以参考压力或容积,前者主要用于肺实质疾病,后者主要用于阻塞性肺疾病(主要是支气管哮喘),总体上前者更常用。

二、正常肺容积呼吸衰竭和大潮气量通气

1. 基本疾病原因和力学特点　主要见于神经-肌肉疾病、药物中毒、外科手术后患者,基本特点是 FRC 基本正常,气道阻力(Raw)和呼吸系统弹性阻力(Ers)基本正常或增加幅度有限,P-V 曲线符合正常肺的特点,陡直段(从 FRC 至 UIP)容积在 2 000 mL 以上,因此理论上可小 VT(6～8 mL/kg)、正常 VT(8～12 mL/kg)或大 VT(12～15 mL/kg)通气。

2. 大 VT 的机制与要求　由于重力作用,上肺区含气容积多,血流量少,肺泡毛细血管呈陷闭倾向;下肺区血流量多,含气容积少,肺泡呈陷闭倾向。健康人通过神经-内分泌的调节作用和膈肌的代偿作用,上肺区血流量增加,下肺区通气量增加,从而防止上肺区毛细血管和下肺区肺泡陷闭。前述疾病状态下,自主呼吸被大部分或全部取代,代偿作用显著减弱或消失,加之 MV 正压的作用,将发生重力依赖性的肺泡陷闭,不仅导致通气血流比例($\dot{V}/\dot{Q}$)失调,也将使分泌物和病原菌包绕其中,形成感染源。因此必须使用大 VT,间歇性进行叹气样通气,保障陷闭肺泡的充分开放和肺泡引流的改善,而 Pplat 也会低于 UIP 水平,伴峰压(Ppeak)降低,不容易诱发 VALI;随着肺泡充分开放,C_L 增大,气道压(Paw)下降。

3. 其他取代措施　若采用常规 VT,则应合用一定水平的 PEEP(3～5 cmH_2O);一旦发生肺泡萎陷,该水平 PEEP 不能使肺泡复张,需更高水平 PEEP,因此用大 VT 更合适。

三、严重气道-肺疾病与定压通气

MV 强调控制肺泡高压,使其不超过 UIP,还要维持适当的低压,防止肺泡陷闭,称为 PTV,主要用于严重阻塞性肺疾病和严重肺实质疾病,前者主要是慢性阻塞性肺疾病(COPD)和支气管哮喘(哮喘);后者主要是急性呼吸窘迫综合征(ARDS);其他疾病的治疗则容易得多。

(一) COPD 和哮喘

1. 基本力学特点和基本通气要求　Raw 增大,FRC 显著增大,PEEPi 形成;随着阻塞加重,PEEPi 增大;P-V 曲线基点上移,陡直段

缩短,因此 MV 时降低 FRC 和合理调节 PEEP 是核心。

2. COPD 的特点与治疗

(1) 呼吸力学特点：存在气道阻塞、气道动态陷闭和 PEEPi,FRC 增大至 67% 以上,从 FRC 至 UIP 的肺容积在 1 000 mL 以下,甚至仅 300~400 mL。

(2) 呼吸力学与通气方式选择：上机初期,陡直段容积非常小,气道阻塞发挥更重要作用,故应选择小 VT 或较低通气压力、尽可能较慢 RR、较长 Te,促进过大 FRC 下降；PEEP 不宜高,以适当对抗 PEEPi 为原则。必要时可短时应用镇静剂。随着病情好转,FRC 下降,应逐渐增大 VT,直至深慢呼吸；此时 PEEPi 主要是气道陷闭所致,延长 Te 不会使 PEEPi 降至 0,适当应用 PEEP 是必要的,一般认为 PEEP 占 PEEPi 的 50%~85% 时可有效对抗气道陷闭,明显改善人机配合,又不影响呼吸力学(不升高 Ppeak 和 Pplat)和血流动力学。

深慢呼吸是 COPD 呼吸衰竭患者病情改善后或缓解期的呼吸形式,初期必须采取浅慢或适当浅快呼吸(Ers 也显著增大,需兼顾)。大部分 COPD 患者可选择 NPPV。

(3) 呼吸衰竭特点和通气方式选择：① 根据肺泡通气量($\dot{V}_A$)-二氧化碳分压($PaCO_2$)关系曲线(图 1-1),吸空气时 $PaCO_2$ 不会超过 140 mmHg,因此单纯呼吸性酸中毒,pH 不会低于 6.8 的生存极限；考虑代偿因素,pH 会更高,曾统计 11 例 COPD 伴 $PaCO_2$>100 mmHg 的患者,其中 10 例 pH>7.1,对机体是相对安全的。② 表现为双曲线关系,当 $PaCO_2$≤60 mmHg(轻度高碳酸血症)或 60 mmHg<$PaCO_2$≤80 mmHg(中度高碳酸血症)时,pH 在安全和比较安全的范围,$\dot{V}_A$ 明显增大仅能导致 $PaCO_2$ 轻度下降,为获得正常 $PaCO_2$ 需较大 VE 和较高通气压力,可能增加 VALI 的机会,因此适当增加通气压力缓解呼吸肌疲劳、维持安全的 pH 水平即可,不应过分追求高 VT 和 $PaCO_2$ 快速下降。$PaCO_2$>80 mmHg(重度高碳酸血症)时,$\dot{V}_A$ 或 VT 轻微升高即可使 $PaCO_2$ 显著下降,如 $PaCO_2$ 从 120 mmHg 降至 80 mmHg 约需增加 $\dot{V}_A$400 mL/min；若 RR 为 15 次/min,仅需增加 VT 25 mL。

因此,对轻度、中度或重度呼吸性酸中毒患者,通气初期首选小 VT 是合适的,随着病情改善,逐渐改为深慢呼吸和适当应用 PEEP。

无论是 NPPV 还是有创通气(IPV)皆容易满足上述力学要求和呼吸衰竭特点。

3. 哮喘的特点与治疗

(1) 呼吸力学特点和处理对策：与 COPD 相似,但陡直段的肺容积常更小,PEEPi 更高,需更严格控制 VT 和延长 Te;PEEPi 主要是气道阻塞所致,用 PEEP 不能使气道明显扩张,反而使 Paw 升高和肺过度充气加重,因此 PEEP 水平应严格控制。

(2) 基本通气要求：尽可能减慢 RR 和延长 I∶E,延长 Te,如 RR 8～12 次/min,I∶E 1∶2.5～1∶3;适当降低 VT,如 6～8 mL/kg,实验证明 Vei＝20 mL/kg 相当于 UIP 的容积,故推荐选择 VT 时参考 Vei;PEEP 一般在 3～5 cmH_2O 或以下。促进 EELV 下降,使其尽可能接近正常 FRC 或降至 FRC 占 TLC 的 67％以下,PHC 常是必然结果。由于 Paw 和 PEEPi 过高,多数患者难以接受 NPPV,需建立人工气道。急救时可用简易呼吸器 NPPV,好转后过渡至人工气道。

(二) 严重肺实质疾病

典型代表是 ARDS,其他疾病虽也有肺容积减小,但病理特点和力学特点与 ARDS 有较大差异,也容易 MV,故重点阐述 ARDS。

1. ARDS 基本病理和呼吸力学特点　典型 ARDS 的病变具有重力依赖性,根据胸部 CT 扫描特点大体分为高位"相对正常肺区"30％～40％、低位"实变肺区"40％～50％、中间"陷闭肺区"20％～30％,称为肺外型 ARDS(图 8-1A);典型肺内型 ARDS 呈双肺弥漫性改变(图 8-1B),"相对正常肺泡""陷闭肺泡""实变肺泡"也维持前述大体比例。随着病变加重,皆出现"实变肺区"或"实变肺泡"增多。两者 P-V 曲线特点相似：出现低位平坦段和低位拐点(lower inflexion point, LIP),FRC 和 TLC 下降。

2. ARDS 的病理生理特点与 MV　陷闭肺泡在呼气相处于萎陷状态,在吸气相随胸腔内压(Ppl)的周期性降低而开放,导致 LIP 出现。陷闭肺区导致呼气期分流和顽固性低氧血症;肺泡开放、陷闭产生高切变力和切变力损伤;局部肺血管缺氧性收缩和 PVR 增加,是 MV 的主要作用部位;相对正常肺区不需要 MV,实变肺区无法 MV(肺开放除外)。

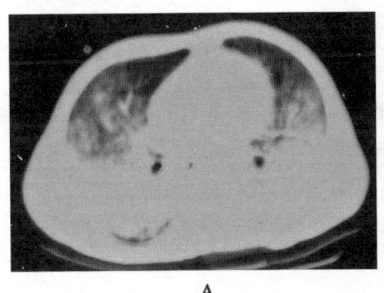 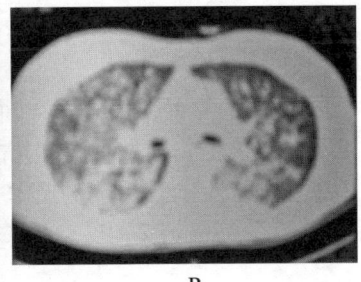

图 8-1　ARDS 的肺部形态学变化

A. 典型肺外型，病变呈重力依赖性；B. 典型肺内型，病变呈弥漫性

(1) PEEP 的选择：由于 Ppl 梯度和肺泡病变轻重的差异，LIP 为一段。PEEP 等于 LIP 时，可消除陷闭肺区，使 EELV 增大至 50% 以上，陷闭肺区容积逐渐接近正常 FRC，从而达到最大幅度改善氧合、减轻肺损伤和改善肺循环的目的，称为最佳 PEEP，经验数值为 8～12 cmH_2O(稳定 AV) 或 10～15 cmH_2O(CV)，故不仅控制高压，也需维持适当低压。

(2) VT 的选择：从 LIP 至 UIP 的肺容积大约为 1 200 mL，故除非晚期患者，采取常规 VT 即可，而不是皆用小 VT；重度 ARDS 必须用小 VT 和 PHC。

(3) RR 和 I∶E：限制性通气功能障碍，RR 宜较快，I∶E 宜较短。避免 RR 过快，推荐 CV 时 RR 16～25 次/min，AV 或自主通气模式 20～30 次/min，主要根据 $PaCO_2$ 水平调节；I∶E 1∶1.5，主要根据 PaO_2 调节。若呼吸过快、过强，在模式和参数合适的情况下，增加镇静剂用量，必要时加用肌松剂。

(4) PEEP 的调节：PEEP 的作用有一定的时间依赖性，陷闭肺泡一旦扩张，维持压力会有所下降；陷闭肺泡严重受损，顺应性显著减退，扩张后继续增加压力也不可能使肺泡容积明显增大，改善通气作用有限，因此 PEEP 的主要作用是降低 $\dot{Q}s/\dot{Q}t$，病情好转后应逐渐降低 PEEP，即治疗过程中的"最佳 PEEP"是可变的。随着陷闭肺泡的持续扩张和病变，肺容积逐渐接近正常 FRC，最佳 PEEP 应逐渐下降；若病情明显加重或减轻以及慢性化，伴随陷闭区的显著减少，前者需加强综合治疗或加用体外膜氧合(ECMO)等措施;后者需降低 PEEP。

(三) 肺开放策略

用于早期 ARDS 的治疗。已证实在 ARDS 患者,前述小 VT 和适当 PEEP 较传统 MV 发生 VALI 的机会少,病死率下降;也容易导致肺不张和进行性肺泡萎陷,为此 1992 年 Lauchmann、Sjostrand 等提出"肺开放(open lung)策略"。详见第二十一章。

第三节　允许性高碳酸血症

采用 PTV 维持适当通气量和降低通气压力不能兼顾时,选取小 VT(6～8 mL/kg)、允许 $PaCO_2$ 适度升高和一定程度的酸血症,称为允许性高碳酸血症(permissive hypercapnia,PHC)。

PTV 是通气参数调整的一种形式,是通气参数符合呼吸力学的必然选择,从目的上讲是减少 VALI 的一种策略,常伴 MV 对循环功能抑制的减轻,可能伴膈肌功能的改善。PHC 是 PTV 的一种特殊形式,是人为造成的一种病理生理状态,因高碳酸血症的副作用及过度抑制自主呼吸可导致或加重一系列负效应,包括对循环功能和膈肌功能过度抑制(与目前强调的保护性右心通气和保护性膈肌通气相矛盾),故 PHC 指征应严格掌握,一旦呼吸力学改善应尽快恢复常规 PTV,并使自主吸气触发出现。

一、PHC 实施的理论基础

1. **急性控制性高碳酸血症对机体的影响**　尽管急性非控制性高碳酸血症有较多负效应,$PaCO_2$ 适度缓慢升高对机体影响不明显,甚至对呼吸衰竭患者的病情改善有一定价值。高碳酸血症主要通过 pH 影响机体代谢和功能,细胞内 pH 的影响更大。由于细胞膜对 CO_2 的高通透性,急性 $PaCO_2$ 升高时,细胞内外 PCO_2 将迅速平衡,理论上可出现细胞内外 pH 等值下降,短时间后细胞内外 pH 变化即表现出明显不同的特点。

(1) 细胞内缓冲特点:细胞内有丰富的缓冲物质(主要是磷酸氢二钾/磷酸二氢钾、蛋白质)缓冲和质子泵调节,酸中毒在 15 min 大约代偿60%；其后随着细胞内旺盛代谢活动的持续进行，将迅速、连续地补充消耗的缓冲物质，使缓冲作用在3h达最大幅度，因此轻中度 $PaCO_2$ 升高和酸血症时，细胞内pH可接近正常水平（图8-2）；在重度酸血症患者，细胞内pH也会明显改善。

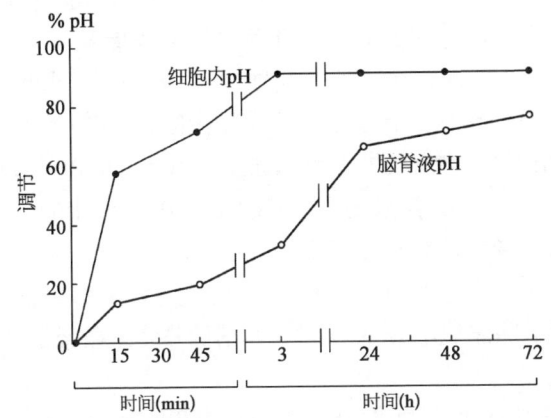

图8-2　急性高碳酸血症发生后细胞内和脑脊液的pH变化

（2）细胞外缓冲和代偿特点：细胞外液（主要是血液）的缓冲和代偿作用较弱，脑脊液最弱，细胞内的缓冲物质流动性差（以结合状态为主）；加之细胞膜的半透膜作用，细胞内的缓冲物质不能较快进入细胞外液，反之亦然；由于血-脑脊液屏障等作用，进入脑脊液更缓慢；肾脏代偿速度缓慢，大约3天才能达最大代偿水平，因此在较长时间内表现为酸血症。

（3）适当 PCO_2 升高的其他作用：兴奋交感神经-肾上腺髓质系统，儿茶酚胺释放和直接扩张周围血管可改善血液循环；适度细胞内酸中毒可保护缺氧性细胞损伤；$PaCO_2$ 升高使缺氧区肺血管收缩，降低 $\dot{Q}s/\dot{Q}t$，改善氧合；PHC实施常需镇静-肌松剂抑制过强的自主呼吸，改善人机配合，降低氧耗量，减少诱发肺损伤的因素。

因此，$PaCO_2$ 缓慢适度升高时，尽管动脉血pH降低，但对细胞内代谢和脏器功能的影响不大，PHC是可以实施的。

2. $\dot{V}_A$ - $PaCO_2$ 关系曲线的特点　如前述，单纯呼吸性酸中毒，无论何种程度的高碳酸血症，严格控制压力或VT皆容易维持相对安全的 pH,即危重呼吸衰竭患者采取 PHC 是可行的。

二、PHC 实施中的问题

(一)有效小潮气量

1. 不同 VT 概念的分析　MV 时,VT 达 8~12 mL/kg(标准体重)是与健康人自然呼吸一致的常规 VT;大 VT 一般指 VT 12~15 mL/kg;显著低于常规 VT 时称为小 VT,一般指在 6~8 mL/kg 或更低。

2. 其他 VT 概念　有较多学者或指南推荐小 VT 为 4~8 mL/kg,是想当然的误导。健康成人平均标准体重 70 kg,生理无效腔(VD)约 150 mL(2.2 mL/kg);需采用小 VT 的重度 ARDS(限制)或危重哮喘(阻塞)的 VD 皆明显增大,若体重 70 kg,VT 4 mL/kg 大约是 280 mL;若体重 60 kg,VT 是 240 mL,小于 VD 是大概率事件,对患者是致死性的,不宜应用,除非加用 ECMO 或 CO_2 清除技术。显著超过 15 mL/kg 的 VT 称为超大 VT。

3. 肺泡气容积　VT 包括无效腔气容积和肺泡气容积,VT 只有在足以引起肺泡气容积显著增加时才可能诱发肺损伤。

4. FRC 的基础值　高 FRC 使 VT 达 P-V 曲线高位平坦段,才能引起肺泡过度扩张和扩张性损伤;低于正常 FRC 或低于 LIP 时,VT 变化将导致肺泡周期性陷闭和切变力损伤。

5. 有效肺容积　重度 ARDS,有效肺容积常降至正常值的 30%,此时 500 mL VT 相当于正常肺的 5 倍。哮喘患者肺容积明显增大,真正有效参与气体交换的有效肺容积也显著下降,因此 500 mL VT 也相当于正常肺的 5 倍。

6. 有效、安全的小 VT　只有在正常 FRC 水平以上,位于 P-V 曲线陡直段或 UIP 容积小于 TLC 的 85%~90%,且适度超过 VD 的 VT 才是有效、安全的小 VT。

(二)机械通气压力

主要是指 Pplat 和 PEEP(直接影响 DP),参考 Ppeak。对 VALI 的研究结果几乎皆来源于 ARDS,且为 CV,适应证严重受限,结合呼吸生理分析是必要的。

1. PEEP 的选择　结合病理和病理生理选择。理论上 PEEP 等于

P-V 曲线的 LIP,使陷闭肺泡开放,明显升高 PaO_2,减小切变力,改善肺循环,相当于 $10\sim15$ cmH_2O(CV)或 $8\sim12$ cmH_2O(AV),适用于 ARDS;不适用于大叶性肺炎和哮喘,前者不宜用 PEEP,后者宜$\leqslant3\sim5$ cmH_2O。

2. 高压的控制

(1) Pplat 选择:Pplat 应结合 PEEP 调节,客观上 Pplat 应低于 P-V 曲线的 UIP;经验上:CV 时$\leqslant35$ cmH_2O,稳定 AV 时应$\leqslant30$ cmH_2O,有过强自主呼吸时应加用镇静-肌松剂。哮喘患者 Pplat 与 UIP 压力的相关性差,宜首选容积,即 Vei$\leqslant20$ mL/kg。

(2) 参考 Ppeak:Ppeak 可导致 Pplat 分布不均,使最高平台压(Pplatmax)远高于 Pplat,导致局部肺过度扩张;最低平台压(Pplatmin)远低于 Pplat,导致局部肺泡萎陷和切变力增大,因此也应适当控制,推荐定容型模式 Ppeak$\leqslant50$ cmH_2O。

3. 合理评估 DP 基本仅适合 ARDS,且为 CV 时的单一参数评估。对 CV 的 ARDS 患者而言,根据力学特点设置 PEEP,并控制 Pplat,DP(等于 Pplat−PEEP)不会高;无 PEEP 的合理设置前提,单纯讲 DP 较 Pplat 与 VALI 相关性更好是不恰当的。其他类型疾病,如急性心源性肺水肿、哮喘或 COPD、神经-肌肉疾病,皆不适合选择 DP。

4. 合理评估应力与应变 与 DP 相似,应力也基本仅适合 ARDS。任何物体受力必然产生对抗外力的内力,称为应力,两者为作用力和反作用力,故用应力表示肺的受力情况是可行的;应力对应的应变是指肺容积变化和不同肺区之间的位移,因此用应变反映肺损伤也是可行的。总体而言,跨肺压和切变力是直接作用力,并导致容积变化和位移变化,其中跨肺压引起的肺容积变化容易定量,切变力所致变化定量困难;跨肺压、切变力的作用特点不同,能阐明变化的本质;应力则难以准确阐述。与线性物体不同,不规则的球形肺泡和不均匀的肺部病变,应变和应力的准确测量皆是困难的,用跨肺压、切变力阐述更合理,也更容易理解。若专业医务人员有较强的物理学水平,用两种方式评估,并相互印证,更有价值;反之,则单用跨肺压和切变力阐述。

(三)呼吸形式

在 VT 相对固定的情况下,主要指实际 RR(不是预设 RR)、实际

I∶E(不是预设 I∶E)的变化。

1. **实际 RR**　为获得合适的 $PaCO_2$ 水平,小 VT 必然伴 RR 增快,后者可导致:① 部分肺区频率依赖性萎缩、部分肺区频率依赖性过度扩张。② 时间常数(RC)不同肺区之间产生高切变力。③ 在阻塞性肺疾病,RR 过快常不能使 VE 增大,反而加重肺过度充气和 PEEPi 增大,VD/VT 增大,VE 和 $\dot{V}_A$ 下降,因此应严格控制 RR,尤其是初始通气时,推荐严重肺实质疾病不超过 30 次/min,严重阻塞性肺疾病不超过 20 次/min。

2. **实际吸气时间**　在一定范围以内,限制性肺疾病患者 Ti 变化对吸气和呼气完成无影响;适当延长 Ti 有利于改善氧合,且负效应不大。阻塞性肺疾病的 Ti 对吸气和呼气完成皆有显著影响,Ti 延长必然伴 Te 缩短,加重肺过度充气和 PEEPi,进而降低吸气 VT 或升高 Paw。在较短 Ti 内完成吸气 VT,可延长 Te,减轻肺过度充气,进而促进吸气完成,因此应尽可能在保障适当 VT 的前提下缩短 Ti。

减慢实际 RR 和适当缩短实际 Ti 必然导致 I∶E 和 Te 延长,对阻塞性肺疾病有利。

3. **吸气流量(F)**　首先吸气 F 应保障适当 VT,因为实际 VT 等于平均吸气 F 与送气时间的乘积,其次吸气 F 的形态和大小应满足整个吸气时相的需要。由于常需应用较大剂量的镇静-肌松剂抑制自主呼吸,与单纯 PTV 相比,对 F 形态和大小的要求较少;在阻塞性肺疾病应选择较高 F,以保障 Ti 缩短和 I∶E 延长。

(四) $PaCO_2$ 和 pH

如前述,在单纯呼吸性酸中毒(保障充分氧合),$PaCO_2$ 和 pH 的变化皆有一定的限度。一般要求 $PaCO_2$ 缓慢升高(指数十分钟)且 pH≥7.2~7.25 为宜。若 pH 继续下降,可适当补充碱性药物;应用镇静剂及高脂、低糖、低热量饮食,减少 CO_2 产生量(carbon dioxide output, $\dot{V}CO_2$)。若无禁忌证,可合用体位疗法或气管内吹气;或体外呼吸支持。

(五) FiO_2 和 PaO_2

PHC 实施必然伴 VE 和氧合水平下降。若能保障 FiO_2≤60%、SaO_2≥90%,无须处理;若 SaO_2<90%,可适当延长送气时间和屏气

时间；否则将面临提高 FiO_2 及允许低 SaO_2 的矛盾，若能保障适当 Hb、A 和有效循环血流量，$SaO_2 \geqslant 85\%$，甚至 $\geqslant 80\%$ 是允许的。如条件许可，也可选择加用体外呼吸支持。

(六) 通气模式的选择

实施 PHC 需强制性降低 VE，必然导致人机关系的不协调，无法采用压力支持通气(PSV)、成比例通气(PAV)等自主模式。容积辅助/控制通气(V-A/C)或压力辅助/控制通气(P-A/C)不容易配合自主呼吸，尤其是前者，常需用较大剂量的镇静-肌松剂。指令性与自主性相结合的定压型模式应为较好的选择，如压力控制同步间歇指令通气(P-SIMV)+PSV、双相气道正压(BIPAP)等既可控制 VE 和 Paw，又能允许适当自主呼吸，显著减少镇静剂的用量和肌松剂的使用，为较佳选择；保障最低 VT 的智能型模式不宜应用。

三、PHC 的临床应用

PHC 主要用于危重哮喘、重度 ARDS 和其他少数情况；多数疾病不宜应用。

(一) 危重哮喘

Raw 显著增大，伴一定程度的小气道陷闭、肺过度充气和高 PEEPi，使 Vei 接近 UIP，选择小 VT 和 PHC 常是必然结果。见前述。

(二) ARDS

美国心肺血液研究所组织了多中心前瞻性研究，将 ARDS 患者分为两组，一组为常规 VT 组，即 VT=12 mL/kg，同时限制 Pplat≤50 cmH_2O；另一组为小 VT 组，即 VT=6 mL/kg，同时限制 Pplat≤30 cmH_2O。总样本数计划为 1 000 例，样本达 861 例时，两组之间的死亡率分别为 40% 和 31%，且有统计学差异，证实了小 VT 和 PHC 的疗效，即终止试验。该研究在设计上有明显缺陷，主要问题是无论轻重皆分别采用小 VT 和大 VT，缺乏分层，不符合临床特点；VT 差别达 1 倍，不符合呼吸生理学特点，合理的分组至少应该是 6 mL/kg、8 mL/kg、10 mL/kg、12 mL/kg 四组；有两个变量，除 VT 不同外，Pplat 差别也非常大；再者常规 VT 组的 Pplat 高限为 50 cmH_2O，远超过保护性通气策略要求的 35 cmH_2O 或 30 mmH_2O 的安全范围，因此与其说小

VT 降低了死亡率,不如说是对照组通气不当、压力过度升高了死亡率。因此,严格控制 Pplat 的小 VT 更有效,不能说严格控制 Pplat 的常规 VT 效果差。

总之,合理应用 PTV 的情况下无须刻意采用小 VT,但需适当 PEEP、严格控制 Pplat 和过强、过快的自主呼吸;随着病情加重,采用常规 VT 不能有效控制 Pplat(伴 DP 升高)的情况下则必须降低 VT,采用 PHC。

(三) MV 的早期阶段

各种阻塞性肺疾病,由于肺过度充气,Ers 和 PEEPi 显著增大,初始 MV 时强调小 VT 通气,必然不能迅速改善高 $PaCO_2$ 和酸血症,也称为 PHC。

(四) MV 的撤离

与慢性呼吸衰竭患者的实际需求相比较,MV 治疗过程中,VE 常"偏大",对呼吸中枢有抑制作用,特别是基础 $PaCO_2$ 较高时,故 MV 治疗后期和撤机前,应适当降低 VE,使 $PaCO_2$ 有所升高,pH 轻度下降;非控制 VALI,不宜称为 PHC。常伴呼吸中枢的兴奋性增强,容易撤机失败,因此需肾功能逐渐代偿,$PaCO_2$ 恢复至基础水平后撤机。

(五) COPD

COPD 患者发生呼吸衰竭较缓慢,且多数已代偿。假若 MV 时强求 $PaCO_2$ 降至正常,必然导致碱血症,而不是 PHC 的酸血症,为防止碱中毒,需将 $PaCO_2$ 维持在较高水平,然后缓慢下降,因此适当 $PaCO_2$ 升高是符合呼吸生理的必然要求,不能称为 PHC。

四、PHC 的负效应和实施的禁忌证

PHC 的负效应主要取决于高碳酸血症和酸血症的程度,简述如下。

1. 损害器官功能　pH 明显降低可损害机体器官功能,特别是抑制心肌收缩;交感神经兴奋和儿茶酚胺释放加快心率,导致心脏缺血和加重心脏负担;血容量不足、氧合显著下降的情况下更容易导致心肌缺血和心律失常,诱发低血压;镇静-肌松剂的应用加重低血压。

2. 影响肺循环的血流动力学　$PaCO_2$ 升高和酸血症可导致肺血

管收缩,PVR增大,加重右心室后负荷;交感神经兴奋可使回心血流量增加,增加右心室前负荷,在基础心脏疾病或ARDS的基础上,容易诱发急性肺动脉高压和右心衰竭。

3. 诱发颅内高压或癫痫发作　ARDS可以是全身系统性炎症反应的结果,因此部分患者常同时存在肺和脑的损伤;危重哮喘患者在气管插管前或插管过程中容易发生严重缺氧,诱发脑损伤。实施PHC容易加重脑损伤;若有基础脑疾病,发生脑部并发症的机会增加。

4. 心律失常　有基础心脏疾病和电解质紊乱的情况下容易发生,房性期前收缩常见,无须特别处理;房性心动过速、心房纤颤或室性心律失常应积极处理。

5. 呼吸频率加快和呼吸困难　是呼吸性酸中毒的常见表现,多见于镇静-肌松剂用量不足的患者,适当增加药物剂量即可。

6. 头痛和出汗　是呼吸性酸中毒的表现,无须特别处理;必要时加用镇静剂。

7. 降低Hb的携氧功能　是酸中毒的必然结果;同时促进氧合Hb在组织释放氧,实际价值不大,无须处理。

8. 高钾血症　急性呼吸性酸中毒可导致高钾血症。机体细胞膜上存在H^+-Na^+交换和K^+-Na^+交换的竞争,呼吸性酸中毒使细胞内外H^+-Na^+交换增强,抑制K^+-Na^+交换,血钾浓度升高;肾小管细胞的H^+-Na^+交换增强,也抑制K^+-Na^+交换,血钾排出减少,加重高钾血症。由于离子转运速度较慢,一般在数小时内升高,约15 h达高峰,因此一旦发现血钾浓度升高,必须积极处理。增大VE可迅速改善呼吸性酸中毒,较快纠正高钾血症。

9. 其他　改变药物的代谢,影响药物的作用,如明显酸中毒使气道舒张剂和糖皮质激素(激素)的作用减弱,因此在顽固性哮喘患者实施PHC时常需补充碳酸氢钠,并增加激素用量。在合并高钾血症的患者,应使pH尽可能升高至≥7.3。

总之,心力衰竭、低血容量、低血压、颅内高压或有脑部疾病、高钾血症的患者应慎用PHC。合并代谢性酸中毒的患者可导致严重pH降低,也应慎用。

五、实施 PHC 时的通气调整与撤机

采用 PHC,通气量显著小于需求量,一旦镇静-肌松剂的作用消失,容易发生 RR 增快和呼吸困难,导致撤机困难;镇静剂和肌松剂的应用(特别是联合激素)也可能导致呼吸肌失用性萎缩或重症肌无力,延迟撤机,因此肺过度充气或肺损伤一旦改善,应尽早增加 VE,降低 $PaCO_2$,并迅速停用肌松剂,逐渐减少镇静剂的用量,待患者恢复至正常通气方式后逐渐撤机。随后的撤机方式与常规 MV 相似。

六、实施 PHC 的辅助措施

为减少 PHC 的负效应,可采取下述辅助措施。

1. 俯卧位通气(prone ventilation,PV) PHC 多需镇静-肌松剂抑制自主呼吸,诱发或加重 ARDS 患者低位肺区的陷闭。PV 逆转 Ppl 梯度,改善肺底部和背部水肿液的分布,扩张陷闭肺泡,有助于降低 PEEP 和实施 PHC。

2. 气管内吹气(intratracheal gas insufflation,TGI) 通过放置于气管或主支气管近端的细导管,连续或定时向气管内吹入新鲜气体,可减少 VD,增大 VT 和 PEEP,增大 $\dot{V}_A$,降低 $PaCO_2$ 和升高 PaO_2。可用于 ARDS 患者的辅助治疗。

3. 氦氧混合气辅助通气 氦气密度非常低,与空氧混合气或氧气相比,氦氧混合气有助于降低湍流强度,降低 Raw 和改善肺过度充气,降低 $PaCO_2$,有助于危重哮喘患者实施 PHC。

第九章

机械通气的适应证和禁忌证

国际上,呼吸机功能不断增多,性能不断改善;呼吸生理理论不断完善;临床应用技术、护理和康复水平不断提高,其他辅助呼吸支持技术的应用日益广泛,机械通气(MV)的临床应用不断增多,其适应证、禁忌证也相应变化。

第一节 机械通气的适应证

MV 的适应证是相对和可变的,应从以下方面考虑:① MV 的基本作用是维持适当通气,改善换气,缓解呼吸肌疲劳。MV 的基本目的是维持生命,为原发病或诱发因素的治疗提供时机和创造条件;在一定条件下可以作为积极的治疗手段,减轻或防治机械通气相关性肺损伤(VALI),改善膈肌功能和心功能;改善呼吸系统的引流,防治肺感染。因此,应首先从 MV 的作用和目的出发选择和应用 MV,不同要求有不同的适应证。② 随着对呼吸生理认识的不断深入,MV 的理论和策略发生了重大变化,其适应证也逐渐变化,如既往认为心肌梗死和心源性低血压是禁忌证,现在则是适应证;过去对肺功能储备非常有限的急性呼吸窘迫综合征(ARDS)、危重支气管哮喘(哮喘)束手无策或采用代价昂贵的体外膜氧合(ECMO)、氦氧混合气等手段,现在则可采取允许性高碳酸血症(PHC)等策略,用普通呼吸机进行 MV 治疗。③ 随着微电子技术的发展,呼吸机的性能和功能日趋完善和提高,可满足更多通气需求,也面临更多"卡脖子"的问题;出现了更多满足特殊需求的呼吸机,因此应根据现有设备决定适应证。④ 呼吸机和患者不同的连接方式,如经面罩(鼻罩)无创正压通气(NPPV)和经人工气道有创通气(IPV)有不同适应证。⑤ 操作者的理论水平、技术能力和经验直接影响适应证的选择,且成为制约呼吸机应用的主要因素。⑥ 选择适应证也应考虑疾病的可逆程度,尽可能减少没有价值的人力、物力、财力的消耗。⑦ 适当考虑经济承受能力。因此,单纯罗列几条适应证标准是不科学和不现实的,应结合具体情况。为便于临床操作,本节从技术角度给出简单的标准供参考。

1. 生理学参数及标准　① 呼吸频率(RR)>35 次/min 或<6~8 次/min;② 潮气量(VT)<5 mL/kg;③ 肺活量(VC)10~15 mL/kg 或以下;④ 呼吸指数(respiratory index,f/VT)>105;⑤ 经鼻导管或面罩氧疗,吸入气氧浓度(FiO_2)达 40%,PaO_2<60 mmHg 或 SaO_2<90%;⑥ $PaCO_2$>50 mmHg,伴 pH<7.30;⑦ 生理无效腔(VD)/VT>0.6;⑧ 最大吸气压(MIP)>-25 cmH_2O。

2. 说明　上述主要标准针对呼吸衰竭的 IPV;心跳呼吸骤停或痰液严重阻塞气道或全麻手术直接建立人工气道,不需要参考前述参数。绝大多数生理学参数异常作为 MV 指征时需结合具体疾病,一旦决定 MV,还应结合患者的病理生理学特点选择合适的通气方式。单纯氧疗、NPPV、IPV 无绝对界线,而是有较大重叠,需结合具体情况、通气技术和护理水平等决定。

第二节　机械通气的禁忌证

MV 无绝对禁忌证,一般大咯血不适合 MV;多发性肋骨骨折、气胸、张力性肺大疱,在未经适当处理或评估前,慎用 MV。双肺呼吸动力学参数严重不均者,应尽量用双侧肺通气(主要是肺部手术)。低血容量或低血压(心源性除外)的患者,以及脑损伤、颅内高压患者,在适当处理前,需严格选择 MV 的方式和策略。

1. 大咯血　咳嗽反射是机体的防御反应,若不能有效将血咯出,说明患者的呼吸能力和咳嗽反射皆明显减弱,因此应尽可能保护完善的咳嗽反射;一旦建立人工气道,必然限制患者的活动和咳嗽能力;血液容易阻塞气道,若有导致肺不张、严重低氧血症或窒息倾向时,应建立人工气道,充分冲洗和反复进行气道吸引;在此基础上根据情况决定是否MV。

2. 气胸　MV高压可能加重气胸,呼气末正压(PEEP)阻碍或延缓胸膜破口在呼气末闭合;气胸腔内气体压缩功能不全的肺,加重呼吸衰竭,故呼吸衰竭患者合并气胸时应尽早切开或穿刺引流,若呼吸衰竭仍较重,可给予经人工气道MV。通气时应注意避免可能加重气胸的因素,选择合适的通气方式:① 保持良好的人机配合,必要时应用镇静-肌松剂;② 在维持呼吸平稳的基础上,尽可能选择合适低压力、小VT;③ 延长呼气时间(Te)、选择递减流量波;④ 尽量减小或停用PEEP。危重哮喘有一定特殊性,常在肺过度充气的基础上因烦躁、气道痉挛等诱发气胸;建立人工气道,通过合适的通气和抑制自主呼吸,有助于防止气胸加重。

3. 张力性肺大疱　MV患者容易发生或加重张力性肺大疱或导致其破裂,因此该类患者应慎重MV;若呼吸衰竭较重而需要MV时,也应尽早通气。详见第二十四章。

4. 多发性肋骨骨折　破坏胸廓的动力结构,MV可导致胸廓矛盾运动,因此通气前应给予适当固定,选择双相气道正压或气道压力释放通气有助于避免或减轻胸廓的矛盾运动。

5. 双侧或单侧肺呼吸动力学参数严重不均匀　MV容易导致一侧或部分肺区严重通气不足;一侧或一部分肺区过度充气,容易诱发VALI,因此理论上首选双侧肺通气;实际上除肺部手术外,临床需双侧肺通气的机会不多,如肺结核导致一侧毁损肺,只需按单肺调整通气参数即可。详见第二十四章。

6. 低血压　MV容易抑制循环功能,可导致低血压,尤其是血容量不足时,因此MV前应补充血容量,并在通气过程中继续补充;MV过程中出现的低血压,应适当调整通气压力和适当补充血容量;并注意处理导致低血压的原因。在充血性心力衰竭患者,合适MV可降低心脏的前、后负荷,改善左心功能,适当MV是合适和可行的。详见第二十四章。

7. 脑缺血　正常脑血管具有强大自主调节功能,动脉血压和静脉血压变化对脑血流量影响不大。一旦出现脑损伤或明显颅内高压,将导致脑血管的调节功能失常。MV 导致的低血压可引起脑血流量减少,胸腔内压升高可导致脑内静脉压升高,颅内高压加重,因此应严格控制压力和 VT,维持动脉血气在理想水平。

第十章

机械通气的应用技术

机械通气(MV)不仅应用于呼吸衰竭的治疗和外科手术患者的支持,也用于慢性神经-肌肉疾病、慢性心力衰竭、慢性呼吸系统疾病的呼吸支持和康复。不同的疾病或同一疾病的不同阶段有不同的通气需求,不同呼吸机或连接方式也对操作者有不同的要求,涉及呼吸机的选择、上机、通气维持、撤机,以及 MV 过程中各种问题的判断和处理。

第一节 呼吸机的选择

性能良好、功能齐全的呼吸机能更好地满足各种通气需求,发生不良效应和故障的机会较低,应首选;因经济条件、应用技术、"卡脖子"等原因的限制,尚有较多所谓性能"较差"的呼吸机或特制的小型呼吸机、急救用呼吸机、以无创正压通气(NPPV)为主双水平正压(BiPAP)呼吸机皆在临床应用,因此如何选择是必须面对的问题。

一、呼吸机的发展概况

1. 基本发展方向

(1) 一方面向多功能、智能化发展,以尽量满足各种通气需求;另一方面向简易、单一功能发展,如持续气道正压(CPAP)呼吸机、自动持续气道正压(auto-CPAP)呼吸机、BiPAP 呼吸机、急救呼吸机以满足特殊类型疾病、急救、NPPV、家庭应用等需求。

(2) 主机气流的输出装置由风箱、活塞等简单机械装置向涡轮或电磁模拟装置发展,部分具有伺服阀功能,反应时间短,性能更可靠,故障发生率更低。

(3)触发机制增多,由单一的压力触发发展为流量触发、形态触发、复合触发等多种形式,触发感受器的灵敏性和稳定性不断提高,触发水平有多种选择,感受器位置更接近自然气道或直接感受膈神经、呼吸肌的电信号,触发时间缩短。

(4)出现了较多新型通气模式或原有通气模式的特点不断变化:① 出现新型自主通气模式,如成比例通气(PAV)、神经调节辅助通气(NAVA),能更好地满足人机配合。② 原有通气模式进一步衍变,实现部分(无法达到全部)自动化调节,如压力支持通气(PSV)的智能模式-容积支持通气(VSV)、压力辅助控制通气(P-A/C)的智能模式-压力调节容积控制通气(PRVCV)、复合型智能模式-适应性支持通气(ASV)等,既有传统定压型模式减少机械通气相关性肺损伤(VALI)和抑制循环功能轻的优点,又能保障适当潮气量(VT)或每分钟通气量(VE)。定容型模式,如容积辅助控制通气(V-A/C)或定容型同步间歇指令通气(V-SIMV)+自主气流(auto flow),则在保障 VT 和 VE 的同时兼有定压型模式的特点。③ 从单一功能向复合功能发展,如双相气道正压(BIPAP)、ASV,可满足从持续指令通气(CMV)、同步间歇指令通气(SIMV)到自主通气(S)的不同需求。④ 从呼吸机控制患者向患者控制呼吸机发展,如 PAV、NAVA 等,可保障更好的人机关系和更佳的通气方式。

(5)增加压力坡度或流量坡度、吸呼气转换的选择等功能。

(6)其他辅助功能,如加温、加湿功能更加完善。

(7)监测系统更加完备、实用,不仅能提供气道压(Paw)、呼吸流量(F)、潮气量波形图和相应的数据实时监测,也能提供一段时间内的变化趋势,还能提供动态呼吸系统压力-容积环(P-V 环)和流量-容积环(F-V 环)、压力-流量环(P-F 环)等的波形图,是现代呼吸机的主要进展之一。相应通气模式的称呼也有变化,如 PAV+。

(8)报警系统更完备,能根据监测要求提供不同的报警。

(9)有更多适用于儿童和成人、有创和无创通气兼容的呼吸机。

2. 现代新式呼吸机的缺陷　新式多功能呼吸机通气模式的选择

和参数的调节更加复杂,缺乏合理的安全设置,监测内容过多;厂家的命名过于随意,错误阐述或解释过多;专业临床医生不熟悉或理解错误,容易出现多种问题。如既往设定 VT 非常简单,仅设定 VT 一个参数即可,现代呼吸机则常需要设置流量(F)波形和大小、流量坡度、吸气时间(Ti)或更复杂的呼吸周期(Ttot)或吸呼气时间比(I∶E)、呼吸频率(RR)等多个参数才能完成实际输出 VT 的设置,同时还需兼顾实际呼气时间(Te)、实际 RR 等。VT 的监测内容包括吸气 VT 和呼气 VT。波形图监测内容多,P-V 环、F-V 环、P-F 环等有缺陷,临床专业人员难以准确评估和应用。传统通气模式,如 PSV 不仅要设置公共参数和支持压力(PS),还要设置吸气压力坡度、流量转换水平等,以及 Ti、Te 调节等过多辅助参数,应用过于复杂。

二、根据不同场合选择不同呼吸机

急诊或运送患者应首选简易呼吸机,具有单一的 P-A/V 或 V-A/V 模式即可,吸入气氧浓度(FiO_2)的调节无需太精确。家用呼吸机可选择简易 BiPAP 或 CPAP 呼吸机。监护室(ICU)应以多功能、智能化呼吸机为主,同时配备部分小型呼吸机;其中呼吸监护室(RICU)对呼吸机的性能要求更高。NPPV 应选用同步性好、有强大漏气补偿功能的 BiPAP 呼吸机。

三、根据疾病特点选择呼吸机

(一) 不同疾病或病理生理学特点对呼吸机性能和功能的要求不同

1. 麻醉和手术

(1) 单纯麻醉后复苏过程:通气时间短暂,即使有一定程度肺功能减退,一般也仅需数小时,用简易定压或定容型呼吸机皆可,无须过度强调呼吸机性能优良和 FiO_2 精确调节。

(2) 手术后通气:多需数小时,常有心肺功能减退,一般不超过 3 天,用简易定压型或定容型呼吸机皆可,需有较好的同步性,最好同时具有 SIMV 或 PSV、PAV 等自主通气模式。

2. 心肺复苏、镇静剂过量　通气简单,选择控制通气,维持适当 pH、$PaCO_2$、PaO_2 即可,无需多功能呼吸机。

3. 呼吸中枢和周围神经-肌肉疾病

(1) 中枢性疾病：MV 容易调节，用简易呼吸机即可，应避免通气过度。强调单纯中枢性低通气的调节宜维持适度酸血症或适度 $PaCO_2$ 升高。

(2) 神经-肌肉疾病：多数通气时间较长，一般需数周或数年，甚至终身，可应用简易呼吸机，应有良好的湿化功能；也可选择 NPPV，对湿化装置要求不高，为促进部分患者的恢复和良好的配合，首选 BiPAP 呼吸机，且保障适当的自主吸气触发，否则容易在神经性肌营养不良的基础上合并呼吸肌失用性萎缩，导致撤机困难或失败。

4. 上气道疾病　主要是阻塞性睡眠呼吸暂停低通气综合征（OSAHS），应首选 CPAP 呼吸机和 auto - CPAP 呼吸机，少部分复杂患者需要 BiPAP 呼吸机。

5. 周围气道疾病　主要是慢性阻塞性肺疾病（COPD）和支气管哮喘（哮喘），其他气道疾病，如闭塞性细支气管炎等也逐渐增多，与哮喘的处理类似。

(1) COPD 急性发作：通气时间长，应根据情况选择 NPPV 或有创正压通气（IPV），后者需多功能呼吸机，应有定压、定容及自主通气模式，能精确调节 FiO_2 和 PEEP，有完善的监测功能；前者宜首选 BiPAP 呼吸机。

(2) 哮喘急性加重：多需通气数小时至数天，通气阻力非常大，主要是气道阻力（Raw）大、高水平内源性 PEEP（PEEPi）和肺过度充气，常需较大剂量的镇静-肌松剂抑制过强的自主呼吸，故简易或多功能呼吸机皆可，最好选择后者，以便进行完善的监测和随后的调节。

6. 急性肺实质疾病　如急性呼吸窘迫综合征（ARDS）、重症肺炎、急性心源性肺水肿（acute cardiogenic pulmonary edema，ACPE），通气需数日至数周，患者主要表现为神志清醒、快 RR 和高每分钟通气量（VE），MV 难以抑制过度通气，宜选择多功能呼吸机，性能要好，同步时间短，PEEP 精确，最好能准确监测呼吸系统顺应性（Crs）或弹性阻力（Ers=1/Crs）、呼吸系统黏性阻力（Rrs）或 Raw，通气模式和参数能有较多选择，常需适当应用镇静-肌松剂；若无"高档"呼吸机则常需较大剂量镇静-肌松剂。

(二) 呼吸机的替代

尽管强调根据疾病及其病理生理学特点选择不同呼吸机，但多数情况下无须特别强调（NPPV除外），因为多功能、智能化呼吸机可取代简易呼吸机（应用可能不太方便）。现代简易呼吸机的性能和功能明显改善，也可部分取代多功能呼吸机。

无论呼吸机类型如何，皆需使用者调节，故要求操作者不仅要了解呼吸机的结构、性能和现代通气模式的特点，也应有扎实的基础物理学和呼吸生理学知识；更应充分了解现代呼吸机的设计缺陷。在人机配合不良或治疗反应与预期值不符时，可选择简易呼吸器随患者的呼吸通气。其他呼吸机，如负压通气、高频通气的临床应用不多，有专章叙述。

第二节 通气模式的选择原则

掌握通气模式是临床应用的前提和基础，本节阐述基本原则，详见第六章。

一、定容型和定压型通气模式

1. 基本特点 V－A/C、V－SIMV 及其衍生模式的基本特点是 VT（或吸气 F）为预设值，Paw 随 Raw 和 Crs 变化，称为定容型通气模式，比较适合阻塞性肺疾病；P－A/C、P－SIMV、气道压力释放通气（APRV）、BIPAP 及 PSV 的基本特性是预设参数为压力，VT 随 Raw 和 Crs 变化，称为定压型模式，更适用于肺实质疾病。

2. 通气效应特点 根据 MV 的四大基本效应：改善通气、改善换气、VALI、对循环功能影响等综合比较，定容型通气仅在保障通气上有优点，定压型通气在后三种效应上有更多优势。总体上讲，任何通气模式对改善通气都比较容易或相对比较容易，在后三个方面取得较好的效应比较困难，特别是一旦发生 VALI 容易产生严重后果，因此定压型模式的应用逐渐增多。PRVCV、VSV、压力放大（PA）等在定压型通气模式的基础上兼有定容型模式的优点，而定容型模式（包括 A/C 和 SIMV）＋autoflow 则在定容型模式的基础上兼有定压型模式的优点，临床应用皆逐渐增多。

二、持续指令性通气、间歇指令性通气和自主通气模式

V-A/C、P-A/C 及其衍生模式的共同特性为 MV 作用于患者的每一次呼吸,并决定 VT 或通气压力,以及 Ti;自主呼吸不影响通气模式的运转或仅有限影响通气(如吸气触发),故称为 CMV,适用于无自主呼吸或自主呼吸较弱或小 VT 通气的患者。V-SIMV、P-SIMV 及其衍生模式,部分由呼吸机完成,同前述 CMV;部分为自主呼吸发挥决定作用,适宜于有较稳定自主呼吸能力或准备撤机的患者。PSV、CPAP、PAV、NAVA 或其衍生模式的主要特点是自主呼吸皆显著影响或决定通气过程,称为自主通气(S)模式,用于自主呼吸能力较强或准备撤机的患者。SIMV 和 S 常联合应用。

三、单一型模式和复合型模式

若选择容积控制通气(VCV)、压力控制通气(PCV)、PSV 等模式,呼吸机和被通气者有固定关系,称为单一通气模式。如用 VCV 时,患者 VE 被呼吸机完全控制,故仅适合无自主呼吸或自主呼吸非常弱的患者;也可用于小 VT 通气的患者,但需加用镇静-肌松剂。自主呼吸能力一旦明显恢复,VCV 难以适应,需改用 SIMV 或 S 模式。在 BIPAP 和 ASV 模式,通过调整通气参数,可设计出从 PCV 到 P-SIMV、CPAP 或 PSV 的多种模式,称为复合型或闭环模式,可适合各种呼吸衰竭及各种病理生理状态。

四、通气模式的调节方式

绝大部分传统模式,包括单一型模式和复合型模式,如 VCV、PSV、BIPAP 等,通气参数需操作者设定;若病情变化,VE 不能满足通气需求或发生 VALI 机会增大或出现其他情况时,需操作者进一步调整,称为人为调节型模式。少部分模式,如 VSV、PRVCV、ASV 等通气参数由操作者设定,病情变化时,由电脑自动调节通气参数,直至撤机,称为智能化调节模式。后者是前者的完善和发展,应用逐渐增多;也有较多新问题,需逐渐完善。

五、呼吸机控制人和人控制呼吸机

绝大多数模式的共同特点是呼吸机控制人的呼吸，被通气者按预设要求呼吸或仅在特定范围内发挥作用，称为呼吸机控制人，故无论模式和参数的调节如何改善，皆不可能与自主呼吸的特性相同。PAV、NAVA 是自主呼吸调节呼吸机，呼吸机将患者的呼吸能力放大至"正常水平"，称为人控制呼吸机；随着 PAV、NAVA 的逐渐完善和应用经验的积累，将有更好的人机关系和安全保障，应用逐渐增多。

六、推荐

通气模式丰富，选择余地巨大；专业医务人员总体力学知识和呼吸生理知识水平有限，对通气模式的本质严重掌握不足，推荐首选单纯定容型或定压型 A/C 模式（BiPAP 呼吸机仅有定压型模式）和 PSV 模式，目前几乎所有呼吸机皆有该两类模式，能满足全部临床需求；必须熟练掌握和应用公用参数、基本参数和辅助参数。在此基础上，逐渐掌握一个呼吸机的全部模式和参数，并能理解和掌握不规范用语的正确含义；然后逐渐推广至科室内、医院内的全部呼吸机。

第三节　通气参数的调节原则

机械通气的基本目标是在防止 VALI 和减轻对循环功能抑制的基础上改善通气和换气，缓解呼吸肌疲劳，并尽可能发挥 MV 防治气道-肺泡陷闭、改善呼吸系统引流、改善心功能和膈肌功能等治疗作用。本节重点分析和总结人工气道 MV 时的基本调节要求；NPPV 调节相似，但也有较大特殊性，另述。

一、通气参数的设置

（一）通气参数之间的关系与设置

1. 各参数之间的关系　注意设置参数和实际输出参数可能不同，甚至有较大差异，同时还应考虑下述参数之间的关系：① 吸气 VT 与 RR 的乘积为每分钟吸气通气量（inspiratory ventilation per minute,

VI),因此设置 2 个参数,就相当于设置全部 3 个参数;VI 和 VE 不同,其差异由吸气和呼气 VT 决定。② 平均吸气 F 与送气时间的乘积为吸气 VT。③ 60 除 Ttot 为 RR。④ Ti 与 Te 之和为 Ttot。⑤ 触发时间(可以不存在)、送气时间和屏气时间(可以不存在)之和为 Ti。⑥ Ti∶Te 为 I∶E。⑦ Te 与平均呼气 F 的乘积为呼气 VT。

2. 参数设置的基本要求　在定容型模式,VT 可直接设置(容积限制时间转换),也可通过设定 F 和送气时间间接设置(流量限制时间转换),或通过 VI 和 RR 间接设置(VT=VI/RR)。在定压型模式(包括指令性或自主性),通过设置吸气压力间接调节 VT。在控制通气(CV)模式,VT 或通气压力、RR、I∶E 由呼吸机设定;在辅助通气(AV)模式,VT 或通气压力、Ti 由呼吸机设定,实际 RR、I∶E 由自主呼吸调节。在不同自主通气模式,预设参数差别巨大,VT、RR、I∶E 皆由自主呼吸调节。

(二) 每分钟通气量、潮气量和呼吸频率的设置或显示

1. 健康成人自主呼吸　呼吸肌收缩主要克服 Ers 和 Raw,以前者为主,约占总阻力的 2/3,故静息状态表现为深慢呼吸,VT 约为 10 mL/kg(8～12 mL),RR 约为 16 次/min(14～18 次/min),VE 为 6～8 L/min;呼气末肺容积(EELV)为正常功能残气量(FRC),表现为主动吸气,Raw 最小;被动呼气,Raw 稍大,Te 较 Ti 长,I∶E 一般为 1∶2。健康人静息呼吸时,呼吸平稳,吸气和呼气 F 皆较低,近似正弦波;呼吸加快时,F 增大,近似递减波。无论是 CMV 的直接设置还是 S 模式辅助强度设置引起的呼吸形式变化,皆以此作为基本参考。

2. 设置或调节原则　维持动脉血 pH 稳定,维持适当气体交换和氧合;适当缓解呼吸肌疲劳,避免呼吸肌失用性萎缩;尽可能避免 VALI,维持适当心功能或改善心功能;尽可能改善呼吸系统的引流;尽可能改善膈肌功能。

3. 不同疾病类型的设置要求

(1) 肺外疾病或心跳呼吸骤停:前者如脑血管意外、神经-肌肉疾病等。病初气道-肺结构和功能正常或基本正常,一般以深慢呼吸为主,VT、RR 分别设置在 12～15 mL/kg 和 12～16 次/min;较自然呼吸的 VT 稍大、RR 稍慢,因为该类患者膈肌功能明显减退或消失,低位

肺区陷闭,较大 VT 有助于防止陷闭,改善通气血流比例($\dot{V}/\dot{Q}$),防治机械通气相关性肺炎(VAP)。

(2) 慢性气道疾病:最常见 COPD,以呼气性气流阻塞为主,Raw 明显增大,理论上用大 VT、慢 RR(深慢呼吸);实际呼吸形式随病情特点和病程有所变化。

1) 初始通气和调节:患者呼吸性酸中毒多有一定程度代偿,常规或大 VT 可纠正 $PaCO_2$ 至正常水平,但将导致严重代谢性碱中毒和碱血症;FRC 非常高,伴 PEEPi 形成和 Ers 增大,较大 VT 容易导致过高肺泡内压(Ppl),因此初始通气时应采用小 VT(一般 6~8 mL/kg)和适当稍快 RR(16~22 次/min)。随着 FRC 下降和碳酸氢根离子浓度([HCO_3^-])降低,逐渐增大 VT,直至深慢呼吸。

2) 基础 $PaCO_2$ 较高者:常规深慢通气方式将导致 $PaCO_2$ 降至正常水平和碱血症,表现为"过度通气",导致撤机困难,应采取较小 VT 和适当略快 RR,使 $PaCO_2$ 降至基础水平即可。

(3) 急性阻塞性肺疾病:主要见于哮喘急性发作。Raw 明显增大,肺过度充气,高 PEEPi 和 Ers 增大,应采用小 VT(6~8 mL/kg)和慢 RR(8~12 次/min)。随着气道阻塞和肺过度充气改善,逐渐增加 VT 而过渡至深慢呼吸。

(4) 严重肺实质疾病:肺容积显著减少,Ers 显著增大,应采用浅快呼吸方式。若为急性肺损伤或肺水肿患者,一系列的机械性或化学性反射导致 RR 显著增快和 VT 增大。控制通气(保护性肺通气)时,一般设置 VT、RR 为 6~12 mL/kg(是否小 VT 取决于严重程度)和 20~25 次/min;有自主吸气触发不超过 30 次/min。也有学者根据肺活量(VC)选择 VT,是可行的,但应用经验少。需强调在急性肺损伤或肺水肿患者,RR 明显增快和 VT 增大是疾病本身所致,容易导致呼吸性碱中毒、肺切变力损伤和负压性肺水肿,常需使用镇静-肌松剂抑制过强的自主呼吸。

(5) 单侧肺通气:如一侧肺毁损或一侧肺不张,气道无效腔和生理无效腔(VD)显著减小,一般选择小 VT(6~8 mL/kg);RR 的选择较健康人快,为 16~20 次/min。

(6) 其他:皆要求符合呼吸生理。

4. 吸呼气时间比设置　随上述呼吸形式变化,简单总结如下。

(1) 基本要求:肺外疾病患者的 VT 较健康人略大,RR 较健康人略慢,I∶E 应略长,为 1∶2～1∶2.5;阻塞性肺疾病患者,FRC 增大,RR 减慢,Te 延长,I∶E 一般设置或调节为 1∶2.5～1∶3;限制性肺疾病患者的肺容积显著缩小,RR 加快,Ti 和 Te 皆缩短,后者缩短更明显,I∶E 宜设置或调节为 1∶1.5 或更短。

(2) 设置方法:CV 模式可直接设定或根据 RR 和 Ti 间接设置;AV 模式可根据实际 RR 与预设 Ti 间接换算,而不是根据预设 RR 间接设置;在 S 模式,由自主呼吸能力决定,无须设置,也无法设置。

(3) 吸气末屏气与设置方法:吸气末屏气是 CMV(包括 SIMV 指令部分)Ti 的一部分。在定容型模式多需专门设置,时间占 Ttot 的 5%～10%,或直接设置为 0.1～0.3 s;若需加强改善换气功能,可适当延长屏气时间。在定压型指令模式可直接或间接设置;在 S 模式,无须设置,也不能设置。

5. 吸气流量　F 应兼顾前述呼吸形式(保障 VT)、流量波形和病理生理状态。如果选择定容型模式,使用递减波时,吸气峰流量(PIF)一般设置在 60～90 L/min,其中肺外疾病或阻塞性肺疾病宜较低,肺实质疾病宜较高;若应用镇静剂抑制自主呼吸,吸气 F 应较低。若流量为方波,PIF 和平均 F 相同,预设 F 应较低,一般用 40～60 L/min。定压型或自主通气模式的压力或辅助强度设置应满足上述 VT。若设置流量坡度(定容型模式)或吸气压力坡度(定压型模式),则 F 或压力需适当增大。因为 VT 等于平均 F 与送气时间的乘积,故 F 的设置和调节应同时保障适当 VT、适当屏气(指令通气)和 I∶E。自主通气模式的流量波形类似定压型模式,具体大小取决于支持或辅助强度。

6. 呼气流量　是潜在通气参数,不能直接设置,在 CMV 或 IMV,Ti 一般是预设和恒定的,Te 随实际 RR(而不是预设 RR)变化,平均呼气 F 也相应变化;呼气 F 显著受 Raw 影响。在 RR 和 Ti 设定或相对恒定的情况下,若呼气峰流量(PEF)和平均 F 下降,Te 延长或呼气 F 不能降至 0,提示气流阻塞和肺过度充气;若出现平台改变,提示呼气阀性能下降。

(三) 公用参数

绝大多数包括触发灵敏度(S)、FiO_2、PEEP,个别模式除外。

1. S　无论是否有自主吸气触发,皆应设置,一般压力触发为 $-2\sim-1\ cmH_2O$,流量触发为 $1\sim 2\ L/min$;根据监测情况调节。

2. FiO_2　原则上在 $SaO_2 \geqslant 90\%$ 的情况下,应尽可能降低 FiO_2。在慢性高碳酸血症型呼吸衰竭(如 COPD、中枢性低通气)患者,需严格控制 FiO_2,使 $90\% \leqslant SaO_2 \leqslant 97\%$,防止加重高碳酸血症;在肺外疾病患者,为防止低位肺泡陷闭,也采取相同策略。其他情况可选择中等或高浓度氧,但应尽量避免长时间应用,SaO_2 的要求相似。在心肺复苏和严重缺氧患者抢救初期,可短时间内(一般 $15\sim 30\ min$)给予 100% 的 FiO_2;吸痰前,特别是严重低氧血症患者,也应给予数分钟高 FiO_2 吸入,而无须额外控制 SaO_2。

3. CPAP/PEEP　以恰好扩张陷闭肺泡、对抗气道陷闭、明显改善肺水肿(取决于疾病类型)为原则,但需从低水平开始,逐渐升高;其他情况可加用 $3\sim 5\ cmH_2O$ 或 $1\sim 2\ cmH_2O$ 的 PEEP(取决于 VT 大小)。在血容量不足、颅内高压、气胸患者应严格控制或避免设置 PEEP。

二、通气参数的调节

随着病情改善、明显缓解或加重,需根据呼吸生理学特点适当调节,即使是智能型或闭环通气模式也需要调节,若有较高的理论和应用水平,调节次数会明显减少。

1. 调节要求　主要涉及:① 通气作用和目的,包括 MV 的治疗作用;② 通气功能和换气功能障碍的类型;③ 疾病特点,急性还是慢性;④ MV 的负效应;⑤ 基础肺功能;⑥ 通气阶段,初始、维持或撤机;⑦ 人机关系。

2. 调整目的　维持良好的人机关系,适当动脉血气水平,适度自主吸气触发,较好的通气治疗作用,尽可能少的负效应。若人机对抗、过度通气或没有自主吸气触发,则应随时调节通气参数,使患者逐渐出现稳定的自主吸气触发和合适的动脉血气水平。在通气初期,以缓解呼吸肌疲劳和改善气体交换为主要目的,自主呼吸可适当出现或完全抑制;通气过程中应尽可能有一定呼吸肌活动,撤机前应充分发挥自主呼吸作用。患者接受通气后,若已稳定通气 30～60 min,应复查动脉血气 1 次;随后数小时复查;病情逐渐稳定后,可 12 h 左右复查 1 次;病情显著波动时,应随时复查;SpO_2 持续监测。

3. 具体调节目标　基本要求是呼吸平稳或基本平稳,气道压、流量、潮气量波形图稳定;其次是符合疾病的呼吸生理学特点;再次是动脉血气在适当水平。在维持前述目的要求的前提下,本节简述基于动脉血气的调整方法。

(1) 提高 PaO_2 的方法:① 提高 FiO_2,$FiO_2 \leqslant 40\%$ 时首选。② 合理应用 PEEP,对换气功能障碍患者,当 $FiO_2 > 60\%$、$PaO_2 < 60$ mmHg 时,应首选增加 PEEP,针对急性期患者。在不同疾病,合适 PEEP 有较大差异,采用开放性肺通气治疗 ARDS 时,可短时间选择高水平 PEEP(>20 cmH_2O);常规保护性肺通气时,大约为 10 cmH_2O。③ 延长 Ti 或屏气时间,采用 CMV 或 SIMV 时,延长 Ti(包括屏气时间)也是改善低氧血症的方法,但作用较弱、发挥作用的时间较长。当 $FiO_2 > 60\%$ 时,PEEP 使平台压(Pplat)超过 P-V 曲线的 UIP 或 PEEP 达 15～20 cmH_2O,可逐渐延长 Ti,甚至采用短时间的反比通气(IRV)。④ 适当应用镇静-肌松剂,在 RR 显著增快、辅助呼吸肌活动时,镇静剂和肌松剂的应用可显著改善人机配合、降低氧耗量、降低静动脉血分流率($\dot{Q}s/\dot{Q}t$),防止切变力损伤和负压性肺水肿,提高 PaO_2。⑤ 酌情增大 VT(定容型模式)或通气压力(定压型或 S 模式),患者若无明显肺过度充气或相对过度充气,且 VT<10 mL/kg,增大 VT 或通气压力可改善肺泡陷闭,增大肺泡通气量($\dot{V}_A$),改善 $\dot{V}/\dot{Q}$ 失调,提高 PaO_2。在强调保护性肺通气和个体化肺通气的今天,大 VT 主要用于肺外疾病患者,如颅脑疾病和手术后患者。⑥ 体外膜氧合(ECMO)或其他体外呼吸支持技术可能是改善顽固性低氧血症的主要手段。经过上述治疗后,若 PaO_2 仍低于 60 mmHg,可加用 ECMO 等。

(2) 降低 $PaCO_2$ 的方法:① 增大 $\dot{V}_A$,阻塞性肺疾病以增大 VT 为主,限制性肺疾病以加快 RR 为主。② 适当延长 Te。在阻塞性肺疾病患者,呼气不足是导致 $\dot{V}_A$ 不足的常见原因,延长 Te 可促进气体呼出,降低 PEEPi,减轻肺过度充气。③ 适当增加定容型模式的屏气时间或改用定压型模式,可改善气体分布和 $\dot{V}/\dot{Q}$ 失调,减少 VD。④ 降低 PEEP。主要用于急性阻塞性肺疾病患者,如哮喘。⑤ 适当应用镇静-肌松剂抑制自主呼吸,减少 CO_2 产生量。

第四节 初始机械通气

针对不同疾病,应选择合适的呼吸机和合适的连接方式,注意通气模式的选择和通气参数的调节,以患者能较快适应呼吸机通气为原则,不强调 $PaCO_2$ 迅速改善。

一、迅速给予高浓度氧疗

无论是 IPV 还是 NPPV,都会有吸氧暂停或 FiO_2 明显降低,导致一过性低氧血症加重,在换气功能障碍患者尤为显著;也是部分患者气管插管过程中心搏骤停的主要原因之一,故上机时应给予高浓度氧疗,特别是严重低氧血症患者。

二、保持良好的人机配合

保持良好的人机配合是患者能否良好接受 MV 的主要原因,特别是 NPPV 时,必要时用简易呼吸器过渡,避免不加选择地应用镇静-肌松剂,具体原则如下。

1. 无呼吸或呼吸微弱　如心跳呼吸骤停、自主呼吸非常微弱、严重呼吸肌疲劳的患者,可直接应用定容或定压型 A/C 模式。

2. 有一定自主呼吸能力　首选 S 模式,如 PSV 或 VSV、NAVA、PAV,通气压力或辅助强度从低水平开始,逐渐增加,使通气压力和呼吸形式符合 P-V 关系(主要反映 Ers)和 F-V 关系(主要反映 Raw);若出现 RR 明显下降或窒息报警,宜改为 A/C 或 SIMV+PSV。

3. 简易呼吸器的应用和向呼吸机过渡　在无条件选择合适的通气模式和参数或用 S 模式仍无法完成良好的人机配合时,应首选简易呼吸器随患者呼吸通气,开始用较小 VT,观察患者的呼吸动作,若出现胸腹运动、胸锁乳突肌活动,手压球囊;松开后,观察呼气动作,若呼气动作终止或出现吸气动作或单向阀呼气声音消失,开始下一次通气;逐渐增加 VT,直至患者能比较舒适地接受通气,辅助呼吸肌活动消失,RR 减慢,再改用呼吸机通气。

根据手压球囊的幅度、快慢大体调节呼吸机的 VT、I∶E、RR 等参数。若手压球囊后,患者自主呼吸非常容易被完全抑制,则选择 A/C 模式;不能或不容易被抑制时,宜首选 PSV 等 S 模式;若选择 NPPV,挤压球囊时不宜完全抑制自主呼吸,否则改用呼吸机通气后,容易因 VT 不足诱发呼吸加快。

4. 镇静剂应用　若合理调节难以使患者取得良好配合或调节能力受限或患者躁动不安,需应用镇静剂。

5. 说明　万能通气模式可用于各种情况,参数调节极其重要;单一参数调节的智能模式的应用与其基础模式相似,目标 VT 等设置和调节极其重要。两类模式与操作者的呼吸生理水平和应用技术有更密切关系,不建议首选。

三、不应强求动脉血气迅速恢复正常

以 pH 和 PaO_2 在安全范围为原则,若需抑制患者的自主呼吸,可允许 pH 升至 7.45~7.50。

四、PEEP 的选择

从低水平开始,根据 P‑V 曲线、疾病特点或气道峰压(Ppeak)变化,以及血压、心率变化逐渐过渡至"适当"或"最佳水平"。

第五节　镇静剂和肌松剂的合理应用

目前常用的镇静剂、麻醉剂和麻醉性镇痛剂都有一定的镇静、催眠作用,部分有呼吸抑制作用,与肌松剂联合应用明显加强对呼吸的抑制;还可能有拟交感神经、组胺释放等作用,故在 MV 患者需慎重选择、合理应用。

一、适应证

主要用于建立人工气道,保障气管插管或气管切开的顺利进行;抑制患者过强的自主呼吸,改善人机配合,减少 MV 负效应。

二、在不同疾病的应用原则

每一种或每一类药物皆有一定副作用,并可能影响原发病的治疗、手术的恢复,故皆有一定的应用指征。本节以常见疾病阐述,提出应用原则和方法。

(一) 阻塞性肺疾病

主要为 COPD 和哮喘;闭塞性细支气管炎等少见,与哮喘相似。

1. COPD　主要病理和病理生理特点是周围气道阻塞和陷闭,肺过度充气;表现为慢性呼吸衰竭急性加重,患者的烦躁和呼吸窘迫较轻,对气管插管刺激的反应较弱,容易适应 MV,故原则上可用任何具有镇静、催眠作用的镇静剂和麻醉剂。患者多为老年人,呼吸中枢的兴奋性相对较低,对药物的敏感度高,半衰期常明显延长;常有明显的呼吸肌疲劳,对药物的需求不大;部分合并气道高反应性或哮喘,对药物的需求高。

应尽可能选择对呼吸中枢抑制作用弱、作用时间短的镇静剂,如地西泮、咪达唑仑、丙泊酚,以临时用药为主;吗啡类药物等尽量不用。若个别患者的耐受性较差,需较长时间应用或反复应用,应首选脂溶性低的咪达唑仑;一旦人机关系改善、病情好转需及早停药。地西泮脂溶性高,静脉用药发挥作用快;容易脂肪蓄积,应避免在肥胖、老年患者长时间应用。若患者有气道高反应性或合并哮喘,不宜使用吗啡。任何情况下,COPD 患者长时间应用镇静剂,意味着对呼吸生理理论掌握有限、MV 技术低下。

2. 哮喘　主要病理和病理生理特点气道高反应性、气道水肿和平滑肌痉挛,肺过度充气;表现为急性进程,患者常有明显的烦躁不安,故应首选苯二氮䓬类镇静剂:地西泮或咪达唑仑,该类药物不但有镇静和催眠作用,还有一定的中枢性肌松作用,有利于疾病缓解;患者常有呼吸中枢驱动显著增强和严重的呼吸窘迫,人机对抗明显,单纯应用镇静剂很难长时间实现人机配合,常需联合应用肌松剂。由于部分肌松剂可能促进迷走神经兴奋或组胺释放,需注意药物的选择,吗啡不宜应用。通气策略是低通气量和允许性高碳酸血症(PHC),核心是小 VT、慢 RR、长 I∶E;必然需要充分镇静-肌松;正确治疗,病情缓解快,应迅速停用肌松剂,减少并停用镇静剂,尽快过渡至自主通气模式。

(二) 限制性肺疾病

主要是 ARDS 和 ACPE。

1. ARDS　主要病理和病理生理改变是肺实质渗出,肺顺应性下降,$\dot{Q}s/\dot{Q}t$ 增大、$\dot{V}/\dot{Q}$ 失调,呼吸中枢驱动显著增强。患者常有明显的呼吸窘迫、烦躁不安,气管插管困难,多需应用较大剂量的镇静或麻醉药,地西泮、咪达唑仑、吗啡皆可。插管前常有严重低氧血症,不宜用丙泊酚,该药较大剂量应用或静脉应用速度较快时可引起心功能抑制、CO 下降,并有一定的扩血管作用,故可能会降低动脉血氧运输量(DaO_2),加重 $\dot{V}/\dot{Q}$ 失调。一般而言,病变重的肺区常有明显代偿性肺血管收缩,有助于改善 $\dot{V}/\dot{Q}$ 失调和低氧血症。血管扩张剂对收缩、痉挛的血管有更强的扩张作用;随着丙泊酚的应用,病变重的肺区血管扩张,血流从病变较轻的肺区更多进入病变较重、通气差的肺区,必然加重 $\dot{V}/\dot{Q}$ 失调,加之对心脏的抑制作用,容易加重病情,是较多患者从经普通氧疗或 NPPV 改为人工气道 MV 后,PaO_2 明显下降的主要原因之一。地西泮和咪达唑仑可以选择;吗啡有一定收缩平滑肌的作用,可能是更好的选择。

若气管插管后,低氧血症明显改善,药物以缓慢静滴为主,对 $\dot{V}/\dot{Q}$ 失调的影响可以忽略,前述药物皆可应用,多需加用肌松剂。ARDS 的核心通气策略是小 VT 保护性通气,常需较大剂量的镇静-肌松剂,对膈肌、心血管系统影响大,一旦病情明确改善,需及早减量或停药,并过渡至自主通气模式。

2. ACPE　主要表现为肺间质和肺泡水肿,肺顺应性下降,$\dot{V}/\dot{Q}$ 失调,呼吸中枢驱动显著增强。患者常有明显的呼吸增快增强和呼吸窘迫,不但影响人机配合,且导致胸腔负压和肺间质负压的增大,加重肺水肿和左心衰竭。有呼吸中枢抑制作用的药物是较好的选择,首选吗啡或较大剂量地西泮;若合并哮喘或心源性哮喘,吗啡不宜应用。病情多恢复较快,一般不需加用肌松剂。

(三) 肺外疾病

主要是颅脑疾病和神经-肌肉疾病,前者可能有明显躁动不安,对疾病恢复不利,需适当用药;后者很容易实现人机配合,无需用药。

三、需注意的其他问题

(一) 镇静剂和肌松剂的联合应用

镇静剂(包括麻醉剂和麻醉性镇痛剂)有一定的镇静和催眠作用,能改善患者的焦虑状态,常规剂量对呼吸中枢无抑制作用或作用非常有限(吗啡除外),故不容易抑制过强的自主呼吸;较大剂量应用可以抑制呼吸中枢,对心血管系统的抑制作用也将明显增强,不良反应增加。适当联合应用肌松剂可有效达到镇静和抑制呼吸的双重作用,保持良好的人机配合;并将不同药物的不良反应尽量控制在较轻范围内。

(二) 肌松剂应用的其他注意事项

1. **不宜单独应用** 肌松剂通过抑制呼吸肌实现控制通气和人机配合,患者不能活动,但神志清醒,非常痛苦,又难以表达;一旦停用肌松剂,患者容易出现明显的对抗反应,故一般不能单独应用,需在适当镇静的基础上应用。若患者有基础颅脑疾病和进行颅脑手术后,且患者处于嗜睡、昏睡或昏迷状态,可单独应用。

2. **肌无力的防治** 肌松剂长时间应用的问题较多,与镇静剂、激素长时间联合应用更容易导致重症肌无力。一旦病情改善,人机配合好转,应及早减量和停药。

3. **对心肺功能的影响** 部分药物有释放组胺、兴奋迷走神经的作用,不适合用于哮喘或其他有气道痉挛的患者;部分药物较大剂量应用有一定扩血管作用和心脏抑制作用,不适合心力衰竭患者。镇静剂的临床应用非常广泛,肌松剂的应用较少,其不良反应容易被忽视,故应用前需详细看说明书。

四、药物剂量的选择

不同专著或药物学教材经常罗列各种药物的详细用法,包括首剂用量和维持用量,实际按要求用于 MV 患者的效果多较差,较多患者仍躁动不安、严重人机对抗,以至于出现严重并发症;病情缓解、准备撤机时,患者却又持续昏睡、肌无力,不仅延长撤机时间,且容易反复发生 VAP。临床常出现以下两种情况:① 正规使用镇静剂、肌松剂,但患者还是躁动不安、严重人机对抗;② 原发病缓解,多脏器功能衰竭明显改善,考虑撤机时患者去世了。

1. 熟悉人机对抗患者的特点是合理应用的基础

(1) 初始阶段:无论是严重哮喘还是ARDS,患者呼吸中枢和机体皆处于应激和极度兴奋状态,与外科手术患者明显不同,常规药物剂量难以抑制,需暂时增加用药剂量,如地西泮10 mg,静脉推注(用于哮喘、ARDS);吗啡10 mg(用于ARDS),用生理盐水稀释至10 mL,先静脉推注1/3,观察数分钟,再分别给予1/3、1/3,直至患者呼吸窘迫缓解,然后调节维持用量,患者多能迅速缓解,必要时再次临时加用。维持用剂量也较大,以达到人机配合又有适当的自主吸气触发为原则,如ARDS;暂时难以完全兼顾两者的情况下,可以控制通气,然后逐渐减量,如哮喘。短时间大剂量用药的主要负效应是严重呼吸抑制、血压下降,在呼吸机支持状态下前者无须处理,随着病情好转和药物减量自然恢复;后者可加用升压药,并适当增加补液量,随着病情改善,药物减量而恢复。

(2) 控制阶段:随着治疗时间延长,患者过度的呼吸中枢兴奋逐渐缓解,对镇静-肌松剂的需求显著减少,应及早停用肌松剂或暂时停药,显著减少镇静剂用量;可根据患者的神志、机体活动(可参考评分方法)、人机关系调节剂量或停药。

(3) 缓解阶段:一旦病情明显改善,患者将逐渐进入应激后的"衰竭"状态,呼吸中枢兴奋性和机体反应将显著下降,发生肌无力、VAP的机会显著增加,若经常持续至该阶段停药,说明呼吸机的应用技术极差。

(4) 治疗过程中的人机对抗:简单处理方法是将静脉滴注药物临时加量,如静脉推注咪达唑仑或泮库溴铵稀释溶液2 mL,观察2~5 min;若仍人机对抗,再增加2 mL,直至人机对抗缓解,呼吸平稳。在此基础上,逐渐增加静滴药物浓度或静滴速度,首选增加静滴浓度,增加滴速必然伴血容量或细胞外液容量增加,使治疗过程中的液体调节余地减小。

2. 根据呼吸状态用药 首先根据气道、肺实质疾病的特点选择药物;镇静-肌松剂的应用以缓解人机对抗和维持适当自主吸气触发为原则。危重哮喘例外,因Raw太大、PEEPi过高,很难兼顾人机配合和自主吸气触发;治疗恰当,疾病可迅速缓解(个别例外),可暂时完全抑制自主呼吸,避免肌松剂过量;病情明显改善后及早减量和停药。

3. 根据心血管功能状态用药 若血压升高,可暂时静脉推注地西泮、咪达唑仑或吗啡,使血压迅速下降;然后适当应用降压药。若有低血压,首选扩容和应用升压药;并注意心血管系统的功能评估。

第十一章

人工气道机械通气

人工气道(artificial airway)是指将气管导管(导管)通过切口放入气管或经上呼吸道插入气管所建立的气体通道,不仅用于连接呼吸机机械通气(MV),也可单纯用于气道分泌物的引流。人工气道的建立和管理有完善、成熟的程序,实际应用中也有较多问题。

第一节 人工气道的类型

人工气道主要有气管插管和气管切开两种基本方式,其适应证和建立方法有一定的相似性,也有明显的不同。

一、气管插管

气管插管是将特制的气管导管,通过口腔或鼻腔插入气管内的一种病理状态或操作过程。主要用于 MV 和清除呼吸道分泌物。气管插管也是实施麻醉的常用措施。

(一) 气管插管导管

一略弯的导管,远端开口呈 45°斜面,带有可充气的气囊,气囊充气后阻塞导管与气管壁之间的间隙,保障 MV 的密闭性。

1. 导管的类型　根据材料导管可分为橡胶导管、塑料导管和硅胶导管等。

(1) 橡胶导管:质地硬,可塑性差,组织相容性差,易刺激黏膜充血、水肿、坏死。适合经口插管,短期应用,总体上接近被淘汰。

(2) 塑料导管:组织相容性好,受热软化后比较容易通过弯曲的上呼吸道,既可用于经口插管,也可用于经鼻插管,是目前最常用的导管。

(3) 硅胶导管:组织相容性更好,可高压消毒,价格较贵,应用较少。

2. 导管的气囊　分高压低容、低压高容和无压高容三种类型(图11-1)。

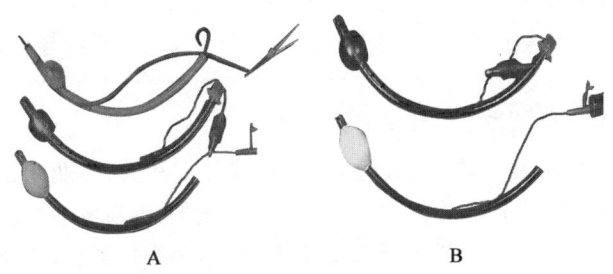

图11-1　气管插管的导管类型

A. 气囊充气 10 mL 的状态:自上而下依次为高压低容气囊橡胶导管、低压高容气囊塑料导管和无压高容气囊塑料导管;B. 气囊充气 20 mL 的状态

(1) 高压低容气囊:为乳胶气囊,充气后呈偏心的球形,弹性回缩力大,密封气道的充气压力高,常超过 100 mmHg。

(2) 低压高容气囊:弹性回缩力小,充气后呈均匀柱状,所需充气压力低得多,一般小于 25 mmHg。

(3) 无压高容气囊:含泡沫塑料的气囊,气囊与大气相通,泡沫塑料自动扩张呈均匀柱状,封闭导管和气管壁之间的空隙。理论上气囊内压与大气压相等(零);连接气囊的道管很细,阻力很高,呼吸机吸呼气转换的时间短,气囊仍有较低的内压,为 10~15 mmHg。

目前最常用带低压高容气囊的塑料导管。

3. 指示气囊　一种通过细导管连接气管导管气囊的囊性结构,可显示气囊内压(图11-1塑料导管)。

4. 导管的型号与选择

(1) 导管:常用导管的长度为 28~32 cm,内径有 7.0 mm、7.5 mm、8.0 mm、8.5 mm、9.0 mm 等,相应称为 7 号、7.5 号、8 号、8.5

号、9号,导管壁厚多为1~2 mm,外径相应增加2~4 mm。内径越小,经过鼻腔和声门越容易;气流通过导管的阻力显著增大,分泌物引流困难。以7号导管为例,其内径仅为气管的1/3,在同样长度下,局部阻力增加达81倍(层流)或243倍(湍流)。内径越大,阻力越小,分泌物也容易引流,通过后鼻道、声门相对困难。

(2)导管的选择:需参考患者身高、性别、气管移位或变异等因素。经鼻气管插管时,男性一般用7.5~8号,女性用7~7.5号,身材高大者需用内径更大的导管;经口插管或气管切开需用较粗的导管,男性一般用8~9号,女性用7.5~8.5号。

(二)气管黏膜损伤的原因

1. 基本原因　主要与导管材料和气囊压力相关,早期橡胶导管和乳胶气囊的组织相容性差,加之气囊充盈不均匀,容易发生气道黏膜损伤,甚至气管食管瘘。随着导管及气囊的组织相容性提高,气管黏膜的损伤主要取决于气囊对气管壁的压力。气管黏膜毛细血管动脉端、静脉端和淋巴管的静水压分别为30~35 mmHg、18~20 mmHg、5~8 mmHg。超过淋巴管的压力可能会引起水肿,超过静脉端压力容易引起淤血、水肿,超过动脉端的压力并持续一定时间可引起缺血性坏死。

2. 气囊内压与气囊对气管壁的压力　气囊扩张受两部分压力的影响,即弹性回缩压和气管壁对气囊的压力。气管壁对气囊的压力与气囊对气管壁的压力为作用力和反作用力,大小相等,方向相反,可同等对待。临床实际测定的气囊内压为上述两部分压力的总和,并不是气囊对气管壁的压力,后者的具体数值为气囊充气量相同时,插管后与插管前的压力差。实际临床工作中,将气囊内压和气囊对气管壁的压力混淆是常见问题。

3. 气囊特点与气道损伤　气囊性能决定气囊与气管壁的接触面积及均匀度,从而决定密封气道所需的气囊内压和气囊对气管壁的压力。

(1)高压低容气囊:充气后呈不规则球形,接触面积非常小,气囊内压在气管黏膜上的分布不均匀,容易漏气,势必增加充气量和气囊内压,必然增大气囊对气管黏膜的压力,容易导致气管损伤。

(2) 低压高容气囊：适度充气后呈规则的圆柱形，接触面积大，压力分布均匀，较少发生漏气，因此充气量适当时较少发生损伤。

(3) 无压高容气囊：接触面积大，充气量随呼吸变化自动调节，气囊内压更小，对气管黏膜的损伤更轻微。

4. 导管的不合理应用与气道损伤　临床工作中经常有类似说法：我们用高容低压气囊的塑料导管，为什么发生了气道狭窄或气管软骨软化？为什么会发生气管食管瘘？其核心原因是将导管特性和应用方法混为一谈了。导管材料和气囊性能的改进显著改善了密封性，并明显减少了严重气道损伤和气管食管瘘的机会。改用高容无压气囊和高容低压气囊后，笔者所管理患者未再发生过气管食管漏或明显气管狭窄，但不少单位仍有病例发生，主要原因是应用不当，如导管过细，与气管不匹配，为密封气道必须明显增加气囊注气量，使气囊特性接近于"高压低容气囊"，效能显著减退。因此，必须选择与气管匹配的导管，气囊充气以刚好密封气管为原则。

(三) 气管插管前的准备

1. 插管前准备　常规准备抢救车和插管用品，其中选择合适内径的气管导管 2 根、插管内芯、吸痰管、喉镜、操作弯钳、牙垫、开口器、简易呼吸器、气囊充气用 10 mL 注射器、湿化吸痰用具 1 套、凡士林纱布、吸引器、吸氧设备、脉氧仪等，必要时准备支气管镜和冷光源或导引胃管 1 根。

插管前给予高浓度吸氧，静脉应用地塞米松 5 mg 或甲泼尼龙 40 mg，有酸血症或心跳呼吸骤停的患者静脉应用 5% 碳酸氢钠 50～100 mL；用 2% 利多卡因或联合 0.3% 麻黄素的混合溶液喷入或注入鼻腔和口咽部充分麻醉黏膜和收缩血管，并做好心电监测和心脏复苏准备。

2. 麻醉剂的选择和用量　在临床应用和较多著作上，强调"控制麻醉药的剂量，避免麻醉药中毒"，对操作者有明显误导。目前用局部麻醉药只有丁卡因容易中毒，且已基本被淘汰；最常用的利多卡因安全性极高，局部应用几乎无毒性，较大剂量的局部应用（10～20 mL 直接注入鼻腔和咽部）即可充分麻醉，保障操作顺利，又可预防心律失常。

（四）气管插管的适应证及方法

鼻腔、会厌、声门是上呼吸道最狭窄、导管最难通过的部位，经口插管要通过后两者；经鼻插管要经过三者，因此其适应证和要求有一定不同。

1. 经口气管插管

（1）适应证：用于心肺复苏、急救、严重呼吸衰竭、全麻手术及手术后的 MV，也可作为气管切开或经鼻气管插管的过渡措施。

（2）准备：准备好抢救车；选择合适的喉镜、导管及导引钢丝，准备好操作弯钳。将气囊浸泡于生理盐水中，检查有无漏气，清除口腔分泌物、异物，取出假牙。持续给予经皮动脉血氧饱和度（SpO_2）监测。

（3）患者体位：取平卧位，头颈部与躯干保持直线；头充分后仰，颈部过伸，使咽腔与声门保持水平线，利于导管进入气管（图 11-2）。

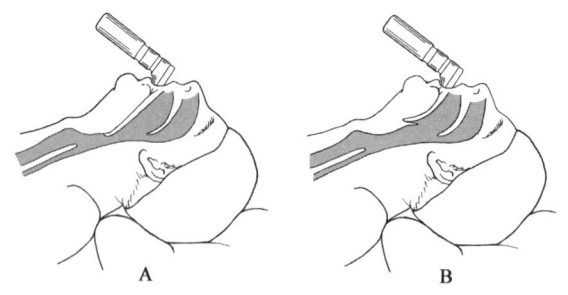

图 11-2　经口气管插管的体位与喉镜的应用

A. 喉镜操作合适，会厌被抬起；B. 喉镜操作不当，喉镜叶片插入会厌上

（4）操作过程：气管导管内放入导引钢丝，外涂石蜡油，用喉镜提起会厌，暴露声带（图 11-2A），于吸气期（声门开放）将导管插入；若不能暴露声带，可将导管通过会厌后上抬，也容易插入。插管完成后，给气囊充气，充气量以恰好不漏气为原则（通过听诊器听诊颈部呼吸音判断），最后拔出导引钢丝，撤出喉镜，塞进牙垫，接简易呼吸器手压通气。

在操作困难的患者，可用操作弯钳协助插入（图 11-3）。对大部分神志清醒或躁动患者而言，静脉应用镇静剂或麻醉剂，待患者进入睡眠状态后再插管是必要的；也可经支气管镜引导插管。绝大部分患者通过喉镜或联合操作弯钳完成插管；否则提示插管水平有待提高。

给气囊充气,用简易呼吸器通气,观察双肺呼吸动度,听诊双肺呼吸音和上腹部是否有气过水声,确定导管是否在气管内及是否插管过深？一般导管尖端在隆突上 2~3 cm。

用纱条将导管和牙垫紧密固定后,再通过耳郭上部固定,接呼吸机通气,必要时摄胸部 X 线片了解导管的位置。

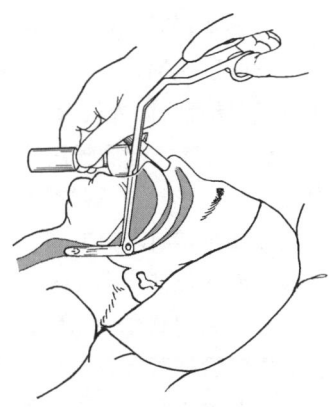

图 11-3　操作弯钳协助喉镜气管插管操作模式图

若导管气囊为含泡沫塑料的高容无压气囊,插管时则应将囊内气体充分抽出,插入导管后放开气囊导管,气囊即自动充气,密封气道。

(5) 困难气道：① 声门上气道通气困难；② 声门上气道导管置入困难,即在无气道病变条件下,声门上气道导管置入需多次尝试；③ 喉镜暴露困难,指在常规喉镜暴露下无法看到声门的任何部分；④ 气管插管困难,即无气道病变,气管插管需多次尝试；⑤ 气管插管失败,即经过正规训练的麻醉科医师、重症监护室(ICU)医师或呼吸治疗室使用常规喉镜正确气管插管,经多次尝试,气管内置管仍不能成功。口咽部结构异常是导致喉镜显露困难和气管插管困难的最主要原因。

2. 经鼻气管插管

(1) 适应证：用于需建立人工气道,且又允许一定时间操作的患者；或需较长时间 MV 的患者；或经口插管短期内不能拔管或预计短时间内不能拔管的患者。

(2) 准备和患者体位：与经口插管相似,但不能用导引钢丝,且最好采取半卧位,以防止胃内容物反流入气管。导管外涂石蜡油,用无菌塑料带包裹后,放入约 80℃ 水中软化。

(3) 盲插法的操作过程：导管经过鼻腔时,操作要轻柔,切忌粗暴。通过鼻腔后,调整导管方向,使其曲度向上,导管进入大约 10 cm 后,用耳听呼气音；若能清晰听到，说明导管已对准声门，在吸气期或咳嗽后深吸气时迅速插入。若出现刺激性咳嗽、声音嘶哑、导管内大量气体呼出，说明导管已插入气道。

(4) 盲导气管插管法的操作过程：用较细的硬度适中的塑料引导管先行插入，然后将引导管穿入气管插管导管，顺引导管方向插入。优点是损伤小，操作方便。操作要点是将引导管在矢状面保持一定曲度，在冠状面无任何弯曲；经过鼻腔要轻柔，通过后要快速插入气管，否则导管在鼻腔内软化后，容易滑入食管。操作数次仍不成功时，可顺引导管插入气管插管导管，经过鼻腔后，拔出引导管，直接完成气管插管，如此操作有助于防止鼻腔损伤。

若2~4次盲插失败，可用喉镜及操作弯钳协助插入。若操作熟练，绝大部分患者通过上述方法可完成气管插管，极少数患者需支气管镜引导插入。

(五) 导管的固定

较为常用的方法有两种：① 用一根小纱带先在导管上打死结，经双侧面颊部，绕过枕后在耳郭上方打结固定，固定时注意在耳郭处减压；② 用胶布将导管交叉固定在口唇周围（经口插管）。经口气管插管的患者，由于口腔分泌物易流出，造成胶布松动，应密切观察并及时更换。经口腔插管应选用适当的牙垫，牙垫应比气管导管略粗，固定时将牙垫的凹面贴紧导管；每日将导管移向口角的另一侧，以减轻导管对局部牙齿、口腔黏膜和舌体的压迫。应尽可能避免气管导管随呼吸运动而损伤气管、鼻腔黏膜。气管插管固定器操作简便、牢固，可选择应用。

二、气管切开

气管切开指颈段气管开放，并放入气管导管的一种病理状态或手术过程。其主要作用是解除喉源性呼吸困难、气道分泌物潴留和进行MV。

(一) 准备好抢救车和气管切开用品

包括金属或塑料气管套管、气管切开包、手套、2%利多卡因、吸痰管、简易呼吸器、气囊充气用注射器、湿化吸痰用具1套、吸氧设备、吸引器、插灯、床旁小桌、脉氧仪等。

(二) 气管切开套管

气管切开套管也称为气管切开导管,简称气管套管或气管导管,是通过气管切开"孔道"放置于气管内的通气导管,因导管内有与之匹配的细导管或套管针,故习惯称其为套管。根据材料主要分金属套管和塑料套管,金属导管由内外套管构成,种类较多,国内多用银制和铜制,主要用于气道分泌物;塑料导管无内套管,仅有套管针,外套管附有气囊,气囊充气后阻塞导管与气管间的间隙,通过固定带固定于颈部,与呼吸机连接,进行 MV 和分泌物的引流(图 11-4)。

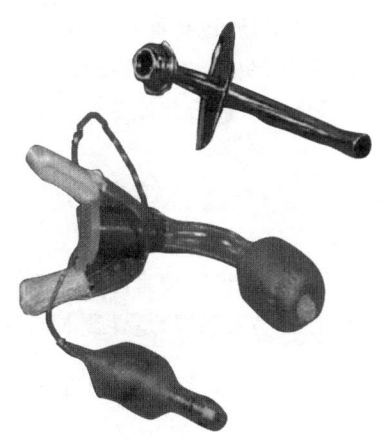

图 11-4 气管切开导管

分别为金属导管和带气囊的塑料导管

(三) 气管切开的适应证及操作方法

1. **适应证** 需较长时间保留人工气道的患者,鼻腔、口腔疾病,不宜气管插管的患者,气道分泌物较多、引流不畅的患者。

2. **切开部位** 一般选择第 2、3、4 气管软骨环。

3. **切开程序** 常规消毒及局部麻醉后切开皮肤,钝性分离皮下组织至软骨,切断软骨环,做 T 形造口;然后逐渐切除软骨片,使切口呈规整的圆形,最后插入气管切开导管。

4. **特点** 导管容易固定,便于吸痰,患者能较好耐受,也能自己进食,停机时经过适当操作也可讲话。气管切开会导致气管狭窄,不宜反复操作,第 2 次切开或气管插管的难度皆较大,多用于病情好转后需长期保留人工气道的患者;或一般仅需一次建立人工气道的患者,如急性呼吸窘迫综合征(ARDS)。

三、替代措施

采用逆行气管插管,即先行环甲膜穿刺,将导丝经环甲膜送入气管,通过喉部,到达口咽部,由口腔(经口插管)或鼻腔(经鼻插管)引出,再将气管导管沿导丝插入气管;为减少气管切开损伤,也可利用成套一次性器材,通过套管针穿刺气管导入特制导引钢丝,再在钢丝导引下扩张颈前组织、经气管前壁置入气管套管。由于创伤小,操作方便,应用显著增多。还有其他操作方法,也可根据实际情况选用。

第二节 人工气道的管理

人工气道管理有比较成熟的要求和程序,但实际应用时有较多问题,且容易被忽视,是导致 MV 失败的常见原因。

一、人工气道的护理

1. 呼吸道湿化　人工气道建立必然伴随鼻腔加温湿化功能的丧失;每分钟通气量(VE)增加时,水分丢失增多,气道分泌物干结,纤毛活动减弱,容易引发导管或气道分泌物阻塞,导致阻塞性肺膨胀不全、肺不张或肺感染。MV 时的湿化方法主要有蒸汽发生器湿化、雾化器雾化,以及人工气道内滴注湿化液或定期注入湿化液。每日湿化液的需要量为 350~500 mL。

(1) 蒸汽发生器:金属电极对水加温,产生水蒸气加温湿化。气道温度以 35~37℃较合适,电极局部水温达 50~70℃,有一定消毒作用。湿化效果与湿化温度、湿化面积、气流量有关,温度高、面积大、气流量小时,湿化效果好;反之湿化效果差。气体通过湿化器的方式有并联式和串联式,前者气体和水仅在交界面接触,故阻力低,湿化效果差;后者则为气体穿过湿化液,阻力大,湿化效果好。大部分呼吸机采用并联式,为改善湿化效果,湿化器内装置用金属导体做成的螺旋状薄片,内覆滤纸片,增加导热速度和湿化面积,提高湿化效果。

(2) 雾化器:在连接管道的吸入气端连接射流或超声雾化器定期雾化,可单用生理盐水,也可加入药物。注意药物对呼气阀流量感受器的影响。

2. 痰液的引流

(1) 基本要求:原则是有痰即吸,痰量不多时可 2~3 h 吸痰 1 次;过多吸痰无必要,且有更多问题。加强翻身拍背,有利于痰液的振动排出;体位引流也是常用方法。

(2) 并发症或问题:吸痰可刺激交感神经,引起反射性心跳加快或心律失常;若迷走神经兴奋,可引起反射性心跳减慢或心搏骤停。吸痰时停止氧气供应,并因局部负压,加重低氧,影响心律,并可能导致一过性肺动脉高压。

(3) 吸痰操作方法:先吸高浓度氧或纯氧数分钟,吸痰管插入时阻断负压,并超过导管远端,刺激气道黏膜,使患者将痰咳至气管,释放负压;然后将吸痰管左右旋转,并逐渐拔出,吸痰时观察患者的面色、心律及 SpO_2。每次吸痰时间以不超过 15 s 为宜;必要时连接呼吸机通气数分钟,再次吸痰。密闭式吸痰时不脱离呼吸机,不中断通气,避免了开放式吸痰的污染;不能灵活地旋转吸痰管,不能吸除口腔内分泌物,易导致痰液残留。

3. 口腔和导管的护理　口腔病原微生物多,气管插管患者会厌的保护功能丧失,分泌物易流入气道,诱发感染,故应加强口腔护理。气管切开导管的内外套管和气管插管的导管应定期更换。呼吸管路约 48 h 更换 1 次,并定期做细菌培养。

4. 气囊的管理　注入气囊的气量以基本不漏气为原则。气囊周围是否漏气与导管粗细和气道峰压直接相关。气囊间歇性放气有助于气囊上、下分泌物的排出,并可能有利于局部血液循环的恢复;间歇性高流量加压通气或鼓励患者咳痰,也有助于气囊上、下分泌物排出。高容无压气囊一般不需注气或放气。某些气囊带有分泌物吸引装置,定期吸引可能有助于防治机械通气相关性肺炎(VAP)。

二、容易忽视的几个问题

(一) 人工气道导管与气管不匹配

1. 导管和气管匹配　指导管的长度、粗细与气管一致,主要是指导管内外径合适,气囊适当充气后呈柱状,与气管壁广泛贴附,密封性好,对气管壁的压迫轻。临床常用 7~9 号导管,7 号或 7.5 号导管仅适合部分经鼻气管插管的女性或身高矮小或较短时间(≤3 日)气管插管的患者。一般需要较长时间保留人工气道的患者,若选择≤7 号的导管,撤机失败率显著升高。

2. 细导管的主要问题

(1) 显著增大气道阻力(Raw)：粗管道的呼吸气流以层流为主，阻力小，Raw 与管道半径的 4 次方成正比；细管道的气流为湍流或以湍流为主，Raw 与半径的 5 次方成反比，与流量的平方成正比，故导管内径 1~2 mm 减小可导致 Raw 显著升高。

(2) 容易导致双上肺肺炎或肺不张：双下肺叶支气管是双侧主支气管的自然延伸，与人工气道的夹角小，通气和引流好；双上肺叶支气管与双侧主支气管的主干接近垂直，通气和引流差。若选择内径≤7 mm 的导管或与患者气管内径明显不匹配的导管，在射流效应作用下，双上肺支气管的通气和引流进一步变差。由于右上叶支气管在距离隆突大约仅 1 cm 的部位垂直发出，对通气和引流的影响更大，故临床上最常发生双上肺肺炎或不张，其次是右上肺肺炎或不张，再次是左上肺肺炎或不张。

(3) 密封性差：必然导致气囊与气管之间的缝隙大，密封困难，容易漏气。

(4) 容易出现气管的压迫性损伤：细导管的密封性差必然导致气囊的注气量增多，使气囊由近似柱状变为接近球状，与气管的接触面积显著减小，局部压力显著增大，发生压迫性损伤的机会显著增多，最常发生气管软骨环软化。

(5) 容易导致气囊上、下分泌物的集聚和反复吸入：由于气囊呈球状，与气管之间有较大的"盲端"，故气囊上、下容易引起分泌物集聚；加之密封性差，在人机对抗、咳嗽、深吸气时更容易发生口咽部及气囊上方的分泌物吸入。

(6) 显著削弱患者的咳痰能力：Raw 显著增大使咳嗽时的吸气流量减小；呼气时肺泡内压显著降低，呼气流量显著减慢，咳痰效率显著降低。

因此，细导管是呼吸衰竭治疗困难、VAP 反复加重、人机对抗、撤机困难的主要原因之一。当然若仅需短时间插管过渡，如多数外科全麻手术患者，可以用较细的导管。

(二) 导管位置不当

1. 导管过深　即导管管口距气管隆突小于 2 cm，不仅是指导管进入一侧主支气管。根据前述气管支气管树的解剖特点，距离过短，在呼吸增强增快的情况下,大量气体进入右下肺,引流也通畅;进入左下肺、双上肺的气流量显著减少,分泌物的引流也显著变差。主要防治措施:操作时正规听诊,按压简易呼吸器或呼吸机通气时,听诊上腹部有无气过水声及双肺部呼吸音是否对称,必要时摄胸部X线片或用支气管镜检查。

2. 导管移位　气管切开导管较插管更容易移位,在气管内的前后移位容易被忽视。床旁X线片容易发现导管左右移位,较难发现前后移位,可根据导管的长度和在X线片上显示的长度估测。移位,特别是导管口与气管贴壁,将导致分泌物引流极其困难,肺部感染难以控制,撤机失败的机会显著增加。主要防治措施:保障气管切口圆滑,固定良好。

(三) 停机时气囊不放气

见本章第四节。

三、人工气道的并发症及防治

1. 建立人工气道时的并发症及其防治

(1) 经口插管:喉镜应用不当,技术不熟练,可导致口、舌、咽、喉部损伤或牙齿松动、脱落,多见于难度大的紧急气管插管。提高操作技术,合理应用操作弯钳等辅助设备是关键。

(2) 经鼻插管:损伤鼻腔黏膜,导致疼痛、出血等。插管前适当应用麻黄素等血管收缩剂局部喷入或滴注,塑料导管用热水软化,并外涂石蜡油,或用引导管、支气管镜引导插管。

(3) 导管插入过深:见前述。

(4) 气管切开:主要较大血管的损伤、出血,或小血管的弥漫性损伤、渗血。提高操作水平是关键,特别是钝性分离,避免直接切开;渗血时可局部应用止血药;出血量较大时,需重新手术缝合。

2. 留置导管期间的并发症

(1) 气道损伤:经鼻气管插管压迫或反复与鼻前庭黏膜摩擦,可引起鼻黏膜损伤。局部明显疼痛时,可用疤痕康或凡士林涂擦。组织相容性差的导管及高压低容气囊导管,或尽管用高容低压气囊导管,但与气管不匹配,气囊压过高,皆可引起鼻、会厌、声带、气管黏膜的糜烂、溃疡、出血、软骨软化或肉芽组织形成,甚至气管食管瘘。防治措施是选择合适的导管,加强气道管理。

(2) 局部器官开口阻塞:导管阻塞副鼻窦开口,可引起副鼻窦炎;阻塞咽鼓管口可影响听力,发生率不高,容易被忽视。

3. 人工气道阻塞　常见于湿化不良或吸痰不及时引起的分泌物干结,也可由导管远端斜面与隆突或气管壁紧贴引起。防治措施:加强湿化吸痰,采用性能优良的导管。

4. 拔管及拔管后的并发症

(1) 声音嘶哑:拔管后常有不同程度的咽喉疼痛和声音嘶哑,一般数日至1个月内消失,与留置导管期间声门和喉返神经损伤有关,无需特别处理。

(2) 喉水肿:拔管后偶发生,可引起严重呼吸困难,需紧急处理。

(3) 气道严重损伤:拔管后数日,声门或声门下坏死组织可形成喉气管膜,覆盖于声带或声门下管腔,导致气管阻塞,总体少见;吸入腐蚀性气体或烧伤可引起气道坏死,拔管时脱落引起窒息;拔管后气管局部瘢痕收缩或肉芽增生,造成气管狭窄,主要见于气管切开。

并发症与气管导管材料、导管粗细及使用方法有直接关系。由于目前导管性能显著提高,并发症的发生主要取决于导管与气管的匹配程度和气囊压力。

第三节　人工气道机械通气的临床应用

人工气道破坏了气道的防御功能,且显著影响患者的活动和生理功能,因此掌握临床应用特点和要求是必要的。

一、心肺复苏

1. 紧急气管插管　严重心脏问题,包括各种原因导致的心跳呼吸骤停或呼吸微弱,需迅速经口气管插管 MV。

2. 气管插管的替代措施　在来不及插管或不具备插管的条件下,使患者平卧、颈部后仰、下颌前拉,迅速清除口腔和咽部的分泌物和异物,给予简易呼吸器经面罩正压通气(NPPV)和胸外心脏按压,也可给予其他可能的心肺复苏措施,并迅速建立输液通路。

二、肺外疾病

脑血管意外、药物中毒、神经-肌肉疾病等导致的呼吸衰竭,气道、肺结构和呼吸力学基本正常或仅有轻度异常,可首选 NPPV;神志不清、严重呼吸中枢抑制、咳痰能力较差的患者需及早建立人工气道。

三、周围气道阻塞性疾病

1. 慢性阻塞性肺疾病(COPD)　重度呼吸衰竭患者多需人工气道 MV;也可先应用 NPPV,正确使用 $1\sim2$ h,呼吸频率(RR)、$PaCO_2$ 和 pH 无改善,应及早改用经鼻或经口气管插管。

2. 危重支气管哮喘　进展快、难以配合 NPPV,需及早气管插管。气管插管滞后、操作不顺利是哮喘患者死亡的主要原因,故对发展迅速的患者应首选简易呼吸器 NPPV;同时适当麻醉,为插管赢得时间,提高插管的安全性。

四、急性肺实质疾病

1. ARDS　原则上应及早建立人工气道和进行 MV。非感染因素诱发的 ARDS,如手术、创伤等致病因素多为一次性,短时通气后可迅速改善低氧血症,可选择无创或有创通气。感染因素诱发者,无论是否是免疫抑制患者,病情多较重,需要较长时间 MV,并发症多,多需及早建立人工气道;病情较轻或静默性低氧血症的患者可先选择 NPPV。

2. 急性肺间质肺炎　重症患者实质是肺内型 ARDS,NPPV 的效果相对较好,可首选;若患者呼吸过强、需要较高的 PEEP,应建立人工气道,并适当应用镇静-肌松剂。

3. 重症大叶性肺炎　MV 的治疗作用有限,选择合适抗生素是主要治疗手段;严重患者需及早建立人工气道,并给予适当镇静-肌松剂抑制过强的自主呼吸。

4. 急性心源性肺水肿(ACPE)　首选 NPPV;出现下述情况应建立人工气道:① 心电活动严重不稳定,如急性心肌梗死伴严重心律失常;② 心脏手术后呼吸衰竭;③ 严重或顽固性低氧血症;④ 出现高碳酸血症;⑤ 有严重合并症,如严重创伤、大手术;⑥ 需应用较大剂量的镇静-肌松剂;⑦ 呼吸道分泌物的引流不畅者;⑧ NPPV 治疗 1～2 h 效果不佳者。

五、肺栓塞

MV 的治疗作用有限,但可以缓解症状,当有严重低氧血症且患者明显气急时,可首选 NPPV 或经鼻高流量氧疗;严重低氧血症患者(常合并血流动力学不稳定)需建立人工气道。

六、外科手术

胸部或上腹部手术患者,若有明显呼吸功能损害、高龄或肥胖、有阻塞性睡眠呼吸暂停低通气综合征(OSAHS)、中枢性低通气或高危患者,可术后延迟拔管 24～72 h,待麻醉、损伤对呼吸的抑制作用明显减轻后,停用呼吸机,拔出气管插管。

七、呼吸道分泌物引流不畅

需及早建立人工气道,是否 MV 依患者的自主呼吸能力决定。若单纯分泌物或食物等导致的窒息,气管插管应该是短暂的,尽可能在 24 h 内拔管;时间延长容易出现声门损伤,削弱咳嗽反射而致拔管失败,最终久拖不愈或不得不气管切开、长期维持,并带来治疗、护理、管理的诸多问题;气管插管期间和拔管后皆需注意防治导致窒息的各种因素。

第四节　停机时导管气囊的管理

MV 过程中需经常停机,短暂停机不一定需要气囊放气,比如吸痰时;更多情况下需要放气,因医务人员顾虑口咽部分泌物或食物反流而不放气,导致多种问题,且容易被错误解读。

一、气囊充分放气有助于显著改善呼吸道分泌物引流和防治 VAP

咳嗽是反射活动,包括感受器、传入神经、神经中枢、传出神经和效应器五部分。气囊充分放气后可通过提高感受器的敏感性和效应器的功能而提高咳嗽反射的能力和效率。

1. 提高感受器的敏感性

（1）咳嗽感受器的基本特点：感受器分布于气道-肺实质的各个部位，甚至肺外组织，最敏感的部位是气管及分权处，与咳嗽反射的功能相适应。咳嗽反射主要清除气管内的分泌物，随着气管内分泌物的清除，主支气管内的分泌物将通过纤毛运动更快地进入气管，使咳嗽反复发生，直至气道内的分泌物被有效清除。

（2）气囊充气、抽气后的咳嗽感受器特点：由于充气气囊的阻挡作用，气囊上、下就成了分泌物聚集的主要部位。因气囊阻挡的分泌物处于相对"静止"状态，对感受器的刺激作用弱，传入神经的冲动少，咳嗽中枢发放的冲动也相应减少，排痰作用自然减弱。若充分抽光气囊内气体，则气囊的阻挡作用自然消除，在翻身、拍背、重力等作用下，分泌物的流动性显著增强；加之气囊抽气瞬间对气道的刺激，使分泌物对感受器的刺激作用显著增强。

（3）临床表现：患者平时咳嗽不多；抽气后的短时间内频繁咳嗽，且咳嗽力量明显增大（后述），将分泌物咳出或喷出气道；其后 30～60 min，仍频繁咳嗽，直至将分泌物有效咳出。因频繁咳嗽，患者比较痛苦；随后进入平稳期，临床情况明显改善。

2. 改善声门功能

（1）咳嗽的主要特点：是暴发性呼气运动，咳嗽动作的基本过程是深吸气至肺总量（TLC）的 85%～90% 或以上，声门紧闭，一般持续 0.2 s；同时呼气肌收缩，形成肺内高压；然后声门开放，高速气流快速呼出，故具有强大的清除异物和分泌物的作用。在该过程中，声门发挥核心作用，声门关闭是产生肺内高压的主要基础，声门开放则是分泌物排出的核心通路。

（2）人工气道的建立和气囊充气后的特点：声门作用消失。在咳嗽的初始阶段，气流顺人工气道呼出，难以形成有效肺泡高压，咳嗽力量显著减弱；在排痰阶段，人工气道阻力明显增大，呼气速度明显减慢，咳嗽效率显著减弱，甚至变为无效咳嗽，需反复人工吸痰。

（3）充气气囊放气后的特点：气流一部分通过人工气道呼出，还有部分撞击声门,形成瞬间局部高压,使咳嗽力量明显增强;分泌物同时经人工气道和人工气道周围的气管排出,阻力显著降低,使无效咳嗽变为有效咳嗽或提高有效咳嗽的效率。

3. 显著改善与气管不匹配人工气道的清除功能　由于多种原因,临床上习惯采用较细的气管导管,不仅使前述问题更为突出;还导致气囊充气后接近球形,分泌物的积聚更显著,并因射流效应导致双上肺充气不良、不张或感染。处理原则是及早更换合适导管;在暂时不能更换导管的情况下,需反复抽光气囊内气体,将明显改善咳嗽的能力和效率。

二、气囊充分放气显著改善呼吸功能

在气囊充气、封闭气道的情况下,气道内径大约为气管的 1/3,呼吸气流为湍流或以湍流为主,Raw 显著增大。若气囊充分放气,可经过人工气道及其周围气管呼吸,湍流强度减弱,Raw 明显降低,呼吸显著改善。

三、气囊充气不能有效防止口咽部分泌物和食物的吸入

气囊充气,大量分泌物或反流的食物暂时被阻挡在气囊上方;一旦患者人机对抗、翻身、咳嗽,将导致深吸气,分泌物和食物被大量吸入;加之咳嗽能力减弱,容易发生吸入性肺炎。

四、防止吸入性肺炎的措施容易实施

强调避免长时间经口插管(一般不超过 1 周),加强口腔护理;强调规律性进食,避免吸痰前 30 min 内进食;进食后抬高床垫,维持 30°～45°的体位;必要时应用十二指肠管或空肠管,适当应用胃肠动力药,控制镇静剂和肌松剂的应用。

五、机械通气过程中定时、间歇性气囊放气可能有较多益处

在有条件的患者,定期气囊放气可能有助于减轻气管黏膜损伤和改善引流,一般每隔 3～4 h 将导管气囊内的气体放掉,持续 3～5 min,

以改善导管气囊对气管黏膜的压迫；放气后人工气道周围的气管通畅，在通气高压作用下，大量气流经气囊周围呼出，伴分泌物充分排出。

六、气囊放气的要求

气囊放气前应先将导管和气管内的分泌物充分吸出，再将口腔和咽喉部的分泌物清除。气囊放气必须充分抽光，可通过指示气囊观察。再次 MV 时，气囊重新充气，宜采用最小漏气技术，即以充气后不产生导管周围明显漏气又使气管能承受的压力最小为原则；充气量和时间应做好记录。

七、个别情况下适当充气可能有一定的益处

若患者一般情况较差、会厌功能显著减弱，则口咽部分泌物和反流食物发生吸入的机会较高，气囊充气对减少吸入可能有一定价值，但必须加强口腔、进食管理和气囊周围的吸引。即使这样，也需要间歇性放气。

第十二章

经面（鼻）罩无创正压通气

无创正压通气（NPPV、NIPPV、NIV）是指不经过人工气道的机械通气（MV）方式，包括经鼻塞、喉罩等装置通气，主要是经鼻罩或面罩通气。NPPV 主要用于阻塞性睡眠呼吸暂停低通气综合征（OSAHS）、肥胖低通气综合征、中枢性睡眠呼吸暂停综合征、特发性中枢性低通气、神经-肌肉疾病、慢性阻塞性肺疾病（COPD）、慢性呼吸衰竭或伴急性加重、急慢性心源性肺水肿（CPE），也用于急性呼吸窘迫综合征（ARDS）、急性重症肺炎、慢性肺间质疾病、重症支气管哮喘（哮喘），以及心、肺功能较差的术后患者。研究显示 NPPV 的成功率达 60%～90%，气管插管率降低，院内感染率显著下降，住院时间缩短，病死率降低，医疗费用下降。10 余年来，除一般总结性文章外；前瞻性随机对照性研究也明确了 NPPV 的效果，但其选择性较强，某些疾病的应用指征尚有一定争议。

第一节 双水平气道正压呼吸机

与传统呼吸机相比，双水平气道正压（BiPAP）呼吸机的结构、功能、应用方法有较大差异，而 BiPAP 呼吸机又是 NPPV 的主要设备，且性能不断提高，功能明显增多，临床应用不断扩展，也出现更多问题。

一、结构和功能特点

（一）基本结构和功能特点

1. **基本特点** BiPAP 呼吸机主要以涡轮为动力，电动电控，总体通气动力较小,送气流量(F)比传统呼吸机大得多(图 12-1),且主要是涡轮转速决定吸气和呼气,吸气阀协助完成吸气,漏气孔协助完成呼气;具有漏气补偿,同步性好,特别适合 NPPV。

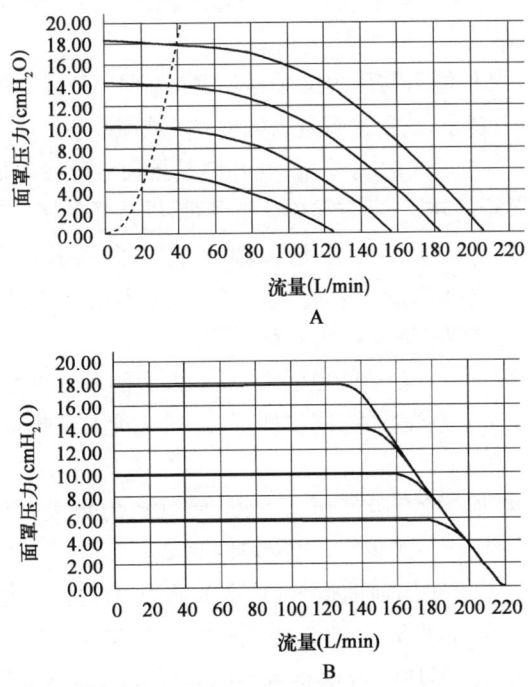

图 12-1 BiPAP 呼吸机的吸气气流与压力的关系

A. 传统呼吸机;B. BiPAP 呼吸机

2. 基本通气参数 主要为压力参数,包括吸气相正压(IPAP)、呼气相正压(EPAP),且压力皆大于 0,一般最低为 2 cmH_2O 或 4 cmH_2O;还有呼吸频率(RR)、吸气时间(Ti)占呼吸周期(Ttot)比值(Ti/Ttot);吸气触发多为固定或自动设置,以流量触发为主。

3. 通气模式 持续气道正压(CPAP)、压力支持通气(PSV)(对应 S 键)、压力控制通气(PCV)(对应 T 键)及 PSV/PCV(对应 S/T 键)。由于皆有同步功能,PCV 实质是压力辅助/控制通气(P-A/C),即 PCV 和 P-A/C 有相同含义。多数医务人员表达"S 模式""T 模式"是错误的,BiPAP 呼吸机的特点决定其不可能调节出单纯的"自主呼吸模式,即 S 模式"。

4. 漏气补偿特点　漏气补偿能力强大;有一定限度,超过该限度必然出现通气压力下降,吸气 F 不足和潮气量(VT)下降,伴每分钟通气量(VE)下降。

(1) 漏气补偿能力与压力的关系:IPAP、EPAP 或 CPAP 的压力越大,补偿能力越小,故压力高时应尽量避免或减少额外漏气。

(2) 不能补偿漏失的氧气:漏气补偿是指通过呼吸机的反馈机制代偿性增加涡轮的转速,补充漏失的空气量,维持通气压力和 VT 的稳定;吸氧管连接在面罩上,不能补偿漏失的氧气,漏气越多,氧气漏出越多,吸入气氧浓度(FiO_2)下降,导致低氧血症不能改善或加重。

(二) 现代 BiPAP 呼吸机的发展

1. 基本特点　涡轮功能更强大,具有强大的漏气补偿功能,也有较完善的呼吸自动跟踪技术,同步性更好;漏气量大意味着 FiO_2 下降更明显。

2. 功能变化　皆有吸气压力坡度、呼气压力坡度,且用 1、2、3、4、5 等相对数表示,一般越小,提示坡度越陡。多数呼吸机类型有相应智能化模式或成比例辅助通气(PAV),PSV 的智能化模式为容积支持通气(VSV),PCV 的智能化模式压力调节容积保障通气(PRVCV),在不同 BiPAP 呼吸机有不同的别称。部分有吸呼气流量转换的调节。少部分呼吸机有针对浅快呼吸的 Ti、呼气时间(Te)调节。调节参数明显增多,且不同呼吸机的表达有较大差异,容易导致临床应用的混乱。

3. 压力上升时间(Ramp)　若单纯设置 IPAP,则吸气触发后压力迅速上升至预设值,F 迅速升至较高水平,对面部冲击大,容易导致患者不适,即使有吸气压力坡度,改善作用也有限;Ramp 使压力在一定时间内逐渐上升至预设水平,应用恰当,可提高患者的依从性。

4. FiO_2 设置　少部分呼吸机功能强大,空气与氧气混合后形成稳定的 FiO_2,范围在 21%~100%,应用范围更广。

5. 安全设置　PSV、VSV、PAV 模式的吸呼气转换分别为流量转换和自主转换,容易因漏气过多导致送气结束困难,故皆设置时间转换、压力转换等方式作为保障,即送气达一定时间或压力水平,吸气自动结束而转换为呼气,保障通气的安全性和舒适性。

二、BiPAP 呼吸机的调节

1. 模式的调节　除部分呼吸机有 PAV 外,各种呼吸机几乎皆有下述模式调节键:S 键、S/T 键和 T 键,S 和 T 智能调节键或扩充键(在不同呼吸机的称呼不同)。调节键和通气模式经常混用,导致一系列混乱。

一般 IPAP 或 EPAP 键不仅可调节压力,也皆可调节出 CPAP,或通过 CPAP 键直接设置 CPAP,S 键调节出 PSV 模式,T 键为 PCV 模式;S/T 键为 PSV/PCV 模式,实际 RR 超过预设 RR 为 PSV,等于预设 RR 为 PCV;PSV、PCV 的智能化模式分别为 VSV、PRVCV,即使有所不同,差别也不大,在不同呼吸机有不同名称,两者同时调节的名称多为 AVAPS 或 iVAPS,前者多以 VT 为预设值,后者多以估测的肺泡通气量($\dot{V}_A$)为预设值。

2. 参数的调节　基本参数是 IPAP、EPAP、RR、Ti/Ttot 或 Ti,其中后两者在 S/T 键、T 键或其智能化调节键发挥作用;吸气和呼气压力坡度为 1、2、3、4、5 等相对值,一般 1 为最陡直,压力上升或下降迅速;反之压力上升或下降减慢,几乎在各模式皆发挥作用,容易被忽视或错误应用;吸呼气转换一般为固定设置,少部分呼吸机可调节,更容易被忽视或错误应用;Ti 和 Te 调节是德国万曼呼吸机的一种调节方式,俗称 SX 和 SXX,应用误区更多,新式呼吸机已不再设置。IPAP 和 EPAP 之差为预设通气压力,EPAP 实质是呼气末正压(PEEP)。智能化模式还需设置目标 VT 和压力变化范围等。强调与传统定压模式高压(峰压)随低压(PEEP)的升高而等值升高(伴预设通气压力不变)不同;BiPAP 呼吸机的高压和低压调节互不影响,即 IPAP 恒定的情况下,EPAP 升高意味着预设通气压力等值下降,调节不当容易导致 VE 或 $\dot{V}_A$ 下降;反之则出现通气过度。因此,若有效改善通气或缓解呼吸肌疲劳,在增加 EPAP 的情况下,多需同步增加 IPAP;反之亦然,以保障预设通气压力恒定。

第二节 双水平气道正压呼吸机的使用方法

NPPV 的临床应用显著增多,但与有创通气(IPV)相比仍有相当大的差距,主要与 MV 的整体应用水平不高有关,临床上更多依靠过度使用镇静-肌松剂和体外膜氧合(ECMO)实现 IPV 的人机配合和改善氧合,而不是基于呼吸生理的调节,导致大量人力、物力、财力的巨大浪费,危重患者的临床救治更多是"热闹"的低水平重复。

一、BiPAP 呼吸机的日常维护与准备

要求每一位患者应用结束后,皆进行管道、阀门、滤网等的消毒、维修、更换;长时间应用后需对呼吸机进行保养,一般要求应用 4 000 h 保养一次;保障呼吸机处于良好工作状态。

二、基于呼吸生理指导的 NPPV 应用技术

除与多功能呼吸机 IPV 的理论基础相似外(详见第八章第二节),还应注意以下特点。

1. 模式的选择和参数的初始设置　初始通气,一般应将模式设定在 S 键或 S/T 键;部分疾病可直接选择 CPAP,其中 OSAHS 患者首选 CPAP 或 auto-CPAP,轻、中度 CPE 首选 CPAP。参数的调节:EPAP 或 CPAP 在最低设置(一般为 $2\sim4$ cmH_2O),IPAP $8\sim12$ cmH_2O;避免 IPAP−EPAP$\leqslant 4$ cmH_2O,否则应改为 CPAP。备用 RR $10\sim14$ 次/min,Ti/Ttot 约为 33% 或 Ti 1 s;吸气、呼气压力坡度皆设置在陡直的位置,一般为 1,前者在呼吸平缓的患者可设置 2 或 3 档;后者主要用于复杂 OSAHS 患者,一般也不宜超过 3。

2. 连接接头的选择　有三种基本类型,以漏气孔和平台漏气阀最常用,性能虽有所不同,但功能相似,连接时应避免方向颠倒,更不能同时应用两种或两种以上的接头,不宜使用"单向阀"。对 BiPAP 呼吸机而言,呼气口适当漏气是必要的。

3. 选择合适的最低压力　既要避免 IPAP、EPAP 不足,更要避免压力过大,否则任何压力过高皆会导致漏气量增加和 FiO_2 下降。

4. 吸气时间和呼气时间调节　常规 PSV 的 Ti 随自主呼吸变化,不能人工直接设置或调节;少部分呼吸机有一定的 Ti 调节功能,可通过呼吸机的反馈通路逐渐延长 Ti,增大 VT,改善浅快呼吸;对单纯调节 Ti 不佳的患者,加用 Te 调节改善浅快呼吸。

5. 氧流量或氧浓度的设置与调节　初始设置要高,保障安全氧合;然后根据监测的经皮动脉血氧饱和度(SpO_2)、SaO_2 或 PaO_2 调节,达 90% 以上或 60 mmHg 以上即可,理想范围是 90%$\leqslant SaO_2 \leqslant$97%。除疾病因素和其他意外因素外,$SaO_2$ 不能改善主要见于漏气量过大或预设压力过高。

6. $PaCO_2$ 不能下降的处理　较多患者合并中枢性低通气;更多患者病情改善后,呼吸刺激因素减弱,中枢兴奋性下降,VE 下降,$PaCO_2$ 升高。处理原则是适当增加预设 RR,即以 PCV 发挥作用为主;或加用呼吸兴奋剂。

第三节　单水平、双水平与三水平气道正压

无创 CPAP 或 auto-CPAP 是治疗 OSAHS 的主要措施,部分复杂患者,如合并肥胖低通气综合征或中枢性低通气患者,$PaCO_2$ 升高,需应用 BiPAP,从而保障适当 EPAP 对抗上气道陷闭,IPAP−EPAP(预设通气压力)改善通气。由于患者的核心问题是上气道顺应性下降,压力从较高的 IPAP 降至较低的 EPAP,在惯性作用下,必然出现上气道陷闭和 OSAHS 加重,继而影响通气功能,给予合适调节是必要的。

一、呼气压力坡度

延缓气道压下降,减轻上气道的惯性陷闭,是基本治疗手段,一般设置在第 3 档。该参数人工调节或固定设置;患者清醒时无气道陷闭,呼气坡度是阻力,容易引起患者不适,不宜设置;深睡眠时,上气道顺应性显著下降,需要较大的坡度;浅睡眠时需要较小的坡度。目前的呼吸机皆不能根据需要自动调节坡度,故需合理设置,以患者基本舒适、不影响睡眠为原则;在此基础上,尽可能给予相对较大的坡度。

二、EPAP 的智能化调节与三水平气道正压

1. 基本原则　给予较高的 EPAP 和 IPAP，既能保障治疗上气道陷闭，也能保障适当 VE；高压力容易导致或加重患者的不适。在呼气初始阶段，肺泡和气道压较高，上气道处于扩张状态，不需要 EPAP 或仅需要低水平 EPAP，充分呼气是核心；随着呼气结束，肺泡和气道压显著下降，容易诱发上气道陷闭；给予较高 EPAP 则能保障改善病情和提高患者依从性。

2. 智能化调节　将自动单水平(auto-CPAP)和双水平(BiLevel)有机结合，进行自动化监测，根据监测结果，自动在呼气初始阶段给予低水平 EPAP；一定时间后，EPAP 升至预设水平，即 EPAP 有两个水平，与 IPAP 组合，称为三水平(TriLevel)正压；由于 EPAP 是智能化自动调节，故也称为自动三水平(auto-TriLevel)正压。

3. 三水平的缺陷　EPAP 的自动调节仅为有限的两次调节，不能随上气道陷闭情况连续调节，与 auto-CPAP 有本质不同。因此，能用 auto-CPAP 的 OSAHS 患者，不宜应用双水平或三水平正压。随着技术不断进步，更高智能化的 BiPAP 出现是大概率事件。

第四节　无创正压通气的程序与注意事项

对于应用程序，无论前述的理论阐述还是临床应用皆有涉及，但欠系统，简述如下。

一、基本通气程序

1. 首先经通气面罩氧疗　适当固定通气面罩，并进行较高流量吸氧，如 10 L/min，保持安全的 SaO_2 水平；然后逐渐降低至尽可能接近 5 L/min，维持 $SaO_2 \geqslant 90\%$。若应用更低水平的氧流量，很大可能不需要经面罩 NPPV 或氧疗，单纯经鼻导管氧疗即可。

2. 呼吸机和面罩的准备

(1) 呼吸机和连接管路的准备：检查呼吸机是否能正常运转。检查滤网，一旦污染即弃之不用，更换新滤网或清洁滤网；否则会导致呼

吸机供气不足。检查连接管路,避免漏气。

(2) 调整呼吸机:初始通气,首选 PSV+PEEP(S 键或合适预设 RR 的 S/T 键);OSAHS 患者首选 CPAP 或 auto-CPAP,轻中度急性 CPE 或慢性 CPE 首选 CPAP;初始 CPAP/PEEP 2~4 cmH_2O,高压或 IPAP 8~12 cmH_2O,避免 IPAP−EPAP≤4 cmH_2O。吸气、呼气压力坡度设置为 0 或最低水平,吸呼气转换水平占吸气峰流量(IPF)的 25%。强调无论任何模式下,各辅助参数皆应设置合适;尽管 CPAP 无辅助参数,但住院患者调节模式的机会多,预先设置也是必要的。

(3) 固定面罩或鼻罩:将面罩或鼻罩合适固定,尽可能不漏气,并使患者感觉舒适;尽可能让患者自己参与调节。

3. 呼吸机与面罩的连接　呼吸机调节和面罩固定结束后,才能将呼吸机通过连接管路与面罩连接。操作程序不规范,尤其是没有调节好呼吸机和固定好面罩的情况下通气,比如先连接好呼吸机与面罩,再固定面罩,容易导致患者依从性差和通气失败。

二、不同阶段的通气要求

大体分三个阶段:通气适应、通气维持和治疗、撤离通气。首先是精细设置和调节通气模式和参数,使患者较好地接受面罩通气,高水平医务人员大约 30 min 内即可实现;患者基本适应 MV 后,增大并合理调节预设通气压力和 PEEP(或 CPAP),使病情逐渐改善;最后是逐渐降低辅助强度,使患者顺利撤机或在低水平辅助强度水平长时间维持。对氧流量调节,初始要求 SaO_2 安全,宜较高;在通气过程尤其是撤机过程,要求维持 90%≤SaO_2≤97%。

(一) 初始通气

1. 一般患者　突然从开放的自然呼吸过渡至密闭的正压通气,患者常感不适,也容易发生不自主吞咽活动及胃胀气,因此通气前应做好解释工作,取得患者的配合;压力逐步增加,避免"一步到位",直接给予较高压力。

以 PSV 为例,从低压力(一般高压为 8~12 cmH_2O,PEEP 2~4 cmH_2O)起始,根据 VT 监测值和呼吸运动幅度、RR,逐渐增加压力,一般每次增加支持压力(PS)约 2 cmH_2O,5~6 min 增加 1 次,从而使患者比较舒适地过渡至面罩通气;应用熟练后,每次可增加更高的 PS,如 3~4 cmH$_2$O,调节时间缩短至 2~3 min。PEEP 一般每次增加 2 cmH$_2$O。CPAP 的调节与 PEEP 相同。必要时用简易呼吸器过渡,随患者自主呼吸做小 VT 通气,待患者适应后,逐渐增大 VT,随着低氧血症的改善和 pH 回升,RR 减慢,患者容易接受 NPPV。

在熟练应用 PSV 的基础上,逐渐真正掌握和应用其智能模式(VSV)是发展方向;应用得当明显改善依从性,降低工作量;总体临床应用水平太差,反而导致更多问题。

2. 昏迷患者　CO_2 麻醉导致的昏迷可以试用 NPPV,其他情况不宜应用;强调加强管理,使 $PaCO_2$ 尽快下降,促使患者神志转清;清醒后配合是维持疗效的关键,需补充解释工作。

(二)维持通气

原则上模式选择和参数调节要符合呼吸生理,不能强求动脉血气是否正常或改善速度足够快。待患者适应后,逐渐增加通气压力,出现呼吸平稳,RR 逐渐减慢。治疗水平的峰压和 PEEP(或 CPAP)分别为 15~25 cmH$_2$O 和 4~10 cmH$_2$O。

(三)撤离通气

患者病情明显改善且稳定后应逐渐降低压力,直至初始设置水平,可考虑撤机。大体分为三种情况。

1. 逐渐撤机　大多数患者的撤机方式。病情明显改善后,先降低 PS,再逐渐缩短通气时间;而不是先缩短通气时间,后降低 PS,当高压降至 8~12 cmH$_2$O(与上机压力相似),CPAP/PEEP 降至 2~4 cmH$_2$O 时,停机观察;可反复锻炼数次,直至完全撤机。

2. 迅速撤机　若为急性呼吸衰竭,治疗后心肺功能迅速恢复,可较快撤机。

3. 家庭通气　若基础心肺功能较差或有不可逆的神经-肌肉疾病,需长期通气。

三、通气时间与停机

1. 通气时间　初始通气时,除日常护理外,应尽可能长时间通气,每日仅用数小时是无效的;患者病情明显改善(呼吸平稳,气体交换明显好转,呼吸肌疲劳恢复)后,先逐渐降低压力,再逐渐缩短通气时间。

2. **间断停机** 若通气过程中,因护理、进食等原因而暂停通气,则需先断开呼吸机与面罩之间的连接,然后松开固定带,移走面罩;而不应该先松开固定带,再移去面罩。

上机和停机的规范化操作有助于防止面罩大量漏气,从而避免呼吸机产生过高气流冲击面部,特别是眼睛。避免大量漏气将显著提高患者的依从性。

四、NPPV 的终止

若 FiO_2 持续过高($>60\%$)、VE 或通气阻力过大或 RR 持续超过 30 次/min、需要较高 PEEP(持续超过 10 cmH_2O)、呼吸浅慢($\leq 6\sim 8$ 次/min)、应用 $1\sim 2$ h 无改善,需及早终止 NPPV,建立人工气道。

五、监测

1. **基本监测** 随访动脉血气或连续 SpO_2 监测,更要重视临床表现、基本通气波形图监测(部分呼吸机有)和影像学资料,特别是临床表现。呼吸增快、心率增快、大汗、张口呼吸、辅助呼吸肌活动、胸腹矛盾运动、三凹征阳性是呼吸阻力太大或通气动力不足的表现,更多情况下是通气参数调节不当所致,是通气失败的主要原因;反之则是通气合适的表现;若呼吸明显减慢或实际 RR 与预设 RR(S/T 键)相同,提示通气过度或中枢性低通气,结合动脉血气容易鉴别。

2. **其他监测** 与 IPV 相同,但相对要求较低。强调在需密切关注同步性和循环功能的患者,监测食管内压(Pes)能提供更多帮助。

六、注意事项

1. **避免强求患者闭嘴呼吸** 张口呼吸是患者在通气阻力增加或通气动力不足时的代偿反应,可显著减少呼吸阻力。强求闭嘴、用鼻腔呼吸必然显著增大呼吸阻力和患者不耐受。患者呼吸困难、张口呼吸时,需增加 PS;一旦辅助合适,患者呼吸困难缓解,自然闭嘴呼吸。

2. **避免强求患者根据医生的指令呼吸** 现代呼吸机的同步性显著改善,在通气模式和参数皆合适的情况下,呼吸机会根据患者的需求自动、迅速调节通气;若医务人员不断发出吸、呼气指令,反而容易导致人机对抗和通气失败。

3. 减少额外漏气和提高面罩固定的舒适性　现代 BiPAP 呼吸机有强大的漏气补偿功能,但面罩漏气增多将导致氧气的大量流失,使 FiO_2 下降,反而加重低氧血症。故尽可能在患者耐受的基础上减少不必要的漏气。

4. 选择合适的压力　无论高压还是低压,压力过高皆导致患者的不适感增强;在低氧血症患者,还会导致 FiO_2 下降,低氧血症不能改善,故维持相对较低的合适压力是必要的。

5. 吸气、呼气压力坡度和吸呼气转换水平　要符合疾病特点和目前的呼吸状态;在不能确定的情况下,吸气、呼气压力坡度设置在最低水平,后者设置为占 PIF 的 25%。

第五节　影响无创正压通气疗效的因素

与 IPV 相比,NPPV 同步过程、患者依从性、短时间的治疗效果的评价更有价值,涉及吸气触发同步、吸气过程、吸呼气转换和呼气过程同步,取决于疾病导致的呼吸阻力增加、呼吸机性能和反应时间、触发的敏感性和稳定性、通气模式选择和参数设置;还涉及面罩性能及连接方式、管理水平、患者选择等因素。结合前几节简述如下。

一、呼吸机的选择和通气调节

(一) 呼吸机性能的改善和功能的增加

1. 呼吸机反应时间　反应时间越短,同步性越好。目前大部分品牌多功能呼吸机和 BiPAP 呼吸机的反应时间仅数十毫秒,适合绝大部分患者;早期中低档呼吸机的反应时间超过 100 ms,非品牌呼吸机可能更长,明显影响同步性。

2. 触发灵敏度(S)　可人为调节或呼吸机固定设置,更多情况下,新型 BiPAP 呼吸机采用多种智能化同步技术,自动跟踪呼吸过程的各个阶段,触发的敏感性和稳定性提高。

3. 早期和现代 BiPAP 呼吸机的综合性能　通气能力和通气压力

皆影响同步性,如早期 BiPAP 20 型呼吸机对高 VE 的 ARDS 和高气道阻力(Raw)的重症 COPD 患者的不合适。与常规"高档"呼吸机相比,用 BiPAP 呼吸机 NPPV 有以下特点。① 优点:呼吸机送气、屏气过程中允许患者自主呼吸,容易保障充足的气流供应;通过漏气孔呼气,吸气过程中发生呼气,气流可通过漏气孔呼出,明显改善人机对抗,故吸气过程和吸呼气转换的同步性好;漏气补偿;体积小,应用方便。② 相似点:反应时间短,以流量触发为主。③ 缺点:通气动力小。因此在气道-肺实质无病变,或仅有轻中度病变的患者应首选 BiPAP 通气。现代 BiPAP 呼吸机性能和功能提高,适应证明显扩大。

4. 有完善空氧混合器的 BiPAP 呼吸机　输出的 FiO_2 恒定,基本不受漏气影响;通气动力大;温化湿化功能好;适应证更广。

5. 多功能呼吸机及其通气模式的选择　理论上 NAVA、神经调节辅助通气(NAVA)有最好的人机关系;双相气道正压(BIPAP)和适应性支持通气(ASV)等也有独特的自主、指令通气特点,选择、调节得当也可更好地用于 NPPV;实际问题较多,除特殊情况外,不推荐首选。

(二) 通气模式选择和参数的调节

1. 通气模式的选择　首选以自主通气为主的 PSV 或 VSV 或 CPAP(前述);也可选用以指令通气为主的 P‐A/C、定压型同步间歇指令通气(P‐SIMV)、容积辅助/控制通气(V‐A/C)或定容型同步间歇指令通气(V‐SIMV),但需准确掌握其特点。

(1) V‐A/C:输出气流量多为方波,对面部冲击较大;患者又处于被动呼吸状态,易形成湍流或增大湍流强度,致吸气阻力显著增大;气体完全或绝大部分依赖被动通气进入气道,故峰压高,漏气机会增多,所需固定带的拉力也相应增加,患者依从性下降。V‐A/C 参数的调节与 PSV 相似,首选较低 VT、适当稍快 RR,以适应面罩通气;然后逐渐增加 VT,伴 RR 减慢。在目前呼吸机和通气模式选择较多的情况下,不宜选择 V‐A/C 模式。

(2) P‐A/C:输出气流为递减波,前述情况改善,通气效率增加。与前述 PSV 的调节相似,主要用于重症高碳酸血症或严重呼吸肌疲劳的患者。一旦患者病情明显改善,在保持稳定呼吸的基础上,及早改用 PSV。

(3) 自主通气模式：如 PSV，除有 P-A/C 模式的优点外，尚有以下特点：患者吸气期始终处于主动吸气状态，肺和气道扩张，阻力减少，气流以较多的"层流"成分进入气道，最终依赖胸廓的主动扩张和通气正压的双重作用进入肺泡，故产生同等大小 VT 所需通气压力较低，不仅可减轻气流对面部的冲击，也使面罩及面颈部的扩张程度减轻，动态无效腔减小，$\dot{V}_A$ 增大，故 PSV、VSV 应首选。PAV、NAVA 理论上较 PSV 有更好的人机关系，也可选用。

PSV 等自主通气模式以一定呼吸中枢敏感性及呼吸肌力量为基础，在合并中枢性睡眠呼吸暂停或昏迷，以及有严重呼吸肌疲劳的患者，经短时间通气后，随着呼吸窘迫减轻，呼吸刺激因素减弱，呼吸中枢驱动水平下降，常出现 RR 缓慢，VE 下降，甚至不能触发呼吸机送气，需改用 P-A/C；BiPAP 呼吸机常规设置在 S/T 键（PSV/PCV 模式），并根据疾病的病理生理学特点预设适当 RR、Ti/Ttot 或 Ti，RR 减慢至一定水平，PCV 自动发挥作用。

2. 智能化模式的调节　主要是指 VSV 和 PRVCV 模式的调节。为达到和维持目标 VT 或目标 $\dot{V}_A$，将人为调节通气压力改为电脑自动调节，理论上既能保障疗效，又能明显简化管理；事实上并非如此，因智能化程度不足，实际调节有较多问题。

(1) 设定恒定的目标 VT（如 500 mL）是错误的：在疾病的不同阶段，对 VT 大小的需求不同。如前述，初始通气的目标 VT 应较小，病情明显改善后目标 VT 应增大（深慢呼吸或相对深慢呼吸），因此设定恒定的目标 VT，无论过大还是过小皆是错误的。

(2) 目标 VT 调节应符合呼吸生理：不仅初始设定符合呼吸生理；治疗过程中，VT 的调节也要符合呼吸生理，比如初始设定 VT 为 6 mL/kg，好转后调节为 8 mL/kg，明显好转后改为 10~12 mL/kg 或更高。基础辅助水平也应根据疾病的严重程度和病程特点调节，通气阻力较大者的压力较高；反之则较低。通气阻力下降后，辅助压力也应逐渐降低。

(3) 合理评估：目前通气模式的智能化以健康人为前提设置，智能化程度较低。在治疗过程中，通过设定恒定的目标 VT，通气压力自动调节完成治疗的观点是错误的；充分掌握疾病的病理生理学特点和现阶段智能化调节的缺陷,恰当应用 VSV、PRVCV(BiPAP 呼吸机常笼统称为 AVAPS、iVAPS 或其他名词)可减少人为调节,但不能取代人为调节。

(三) 小结

用 PSV 和 P-A/C 模式可完成绝大部分 NPPV。从呼吸机的性能和功能上讲,现代多功能呼吸机可较好地满足 NPPV;BiPAP 呼吸机更优越,常规应用。

二、面罩性能的改善和固定方法的改良

(一) 面罩材料和固定方法

1. 传统面罩类型　主要为口鼻面罩和全面罩,气垫型,包括硬质的塑料主体和周边可充气的塑料气垫或橡胶气垫(后者基本被淘汰)。面罩壳状主体透明,可观察面罩内凝结的水分、分泌物。塑料气垫比橡胶气垫组织相容性好,舒适度高。气垫内压以 20～30 mmHg 为宜,可保证气垫适度充盈;充盈过度将导致气垫与面部接触面积减少和接触面不均匀;充盈不足将导致面罩硬壳对面部的压迫性损伤。

2. 传统连接方式　面罩多通过固定直管或可旋转弯管与呼吸机连接,后者移动性大,更易为患者所接受,逐渐取代前者。常用两条扣拉式橡胶皮带或粘拉式布带四点固定,前者密闭性好,后者取戴方便。因毛细血管动脉端的压力约为 30 mmHg,故气垫对面部的压力尽量控制在 30 mmHg 以下。

鼻罩舒适度高,也容易大量漏气,影响通气效果,主要用于 CPAP 或 auto-CPAP 治疗 OSAHS,也常用 CPAP 治疗 CPE 和轻症 ARDS。

3. 现代面罩类型和连接方式　主要为硅胶面膜型面罩,通过旋转弯管与呼吸机连接,常规采用三点固定。应用气垫型面罩,吸气时面罩弹性扩张,容易漏气;呼气时回缩,加重对面部压迫。应用面膜型面罩,吸气时的高压一方面使面罩硬壳弹性扩张,另一方面压迫面膜贴敷,综合效应是面罩密闭性改善;呼气时通气压力消失,面罩对面部压迫减轻。因此,硅胶面膜型面罩有更好的力学特性;与四点固定相比,三点固定更符合力学原理:压力分布最均匀,密闭性和舒适性更好。

(二) 面罩无效腔对通气效果的影响

人工气道连接使气道无效腔减小(气管插管)或显著减小(气管切开),Raw 增大,延缓自主吸气触发;面罩连接的特点不同,但认识或阐述上有较多误区,简述如下。

1. **经面罩通气的无效腔明显增大是严重误导** 面罩容积和面罩无效腔是不同的概念,前者是指罩内的含气容积,一般为 100~150 mL;后者是面罩固定在面部通气时实际容纳的呼出气容积,比前者小得多。面罩放置在面部后,由于突出的鼻骨、颧骨及其覆盖的软组织影响,含气容积明显减少,故呼气结束后,呼出气形成无效腔比面罩容积小得多。BiPAP 呼吸机的持续气流对呼出气冲洗,无效腔进一步减少。常规在面罩的接管上给予氧气吸入,将产生明显冲洗作用,若氧气流量适当大,无效腔将接近 0。因此,将面罩容积定义为无效腔是错误的。

2. **面罩连接的特点** 总体上无效腔有所增大,但有限,且 Raw 基本不增加;面罩对高速呼吸气流有一定的缓冲作用,患者依从性改善,因此对通气无明显影响。

3. **影响面罩无效腔的其他因素** 在不同条件下,面罩无效腔是可变的。Paw 增大,面罩动态扩张度增大,无效腔增加;反之减小。应用持续气流或流量触发时,在呼气期和吸气初期,主机气流未产生前,由于辅助气流冲洗,无效腔减小;压力触发,又不存在持续气流时,无效腔增加。应用控制通气模式,缺乏自主呼吸扩张肺和气道的作用,阻力大,无效腔增加;应用自主通气模式,阻力减小,无效腔减小。阻塞性肺疾病,RR 慢,无效腔通气减少;肺实质疾病,RR 较快,无效腔通气增加。

(三) 面罩漏气的影响

由于 BiPAP 呼吸机的特点,轻度漏气不影响患者的依从性和通气效果,大量漏气将超过呼吸机的代偿能力,延迟气路压力下降,干扰管路的气流量,延长同步时间;导致 FiO_2 下降和低氧血症加重。因此,在维持舒适性的前提下,应尽可能保障面罩连接的密闭性,避免大量漏气。若非 BiPAP 呼吸机,更需注意密闭性。

三、患者的选择

1. **基本要求** 不同疾病有不同的选择方式,强调不要等患者明显加重或昏迷后才通气,否则将显著增加管理难度;病情较轻时,患者对呼吸支持的需求不高,不容易接受 NPPV,首选保守治疗。中等严重程度呼吸衰竭(如 $PaCO_2$ 60~80 mmHg)或有明显呼吸肌疲劳的患者,一旦通气,患者的呼吸窘迫将迅速改善,依从性必然提高,是 NPPV 的"最佳"时机。随着操作者应用技术的提高,再逐渐扩大至轻症、重症患者。

2. **发挥"头羊效应"** 仅一位或两位患者 NPPV,常因恐惧、顾虑而不愿接受;三位或更多患者同时进行 NPPV,相互之间"攀比",主动性明显增强,显著改善其依从性,形成良性循环。

四、通气技术和管理技术的提高

NPPV 除应尽可能符合上述要求外,还应符合患者的呼吸生理学特点和心理状态,见前述。

第六节 无创正压通气的优点、问题和处理对策

与 IPV 相比,NPPV 有较多共性,也容易发生不同问题,处理方法也有一定差异。

一、NPPV 的优点

1. **无创的优点** NPPV 避免了人工气道对呼吸道黏膜的损伤,保护了会厌和声门的防御功能,有助于防止口咽部分泌物吸入,使患者维持较好的自主呼吸能力和咳痰能力;显著减少使用胃管的机会。

2. **通气的优点** 由于较多应用 PSV 等自主通气模式和间断停机,显著减少或避免镇静-肌松剂的应用,可在保障呼吸肌充分休息的基础上,防止或避免呼吸肌失用性萎缩或肌无力,促进疾病恢复,对慢性呼吸衰竭如 COPD、中枢性低通气更有利。

3. 总体优点　显著减少医院内交叉感染的机会,缩短 MV 时间和住院时间,减少医疗费用和护理工作量。

二、NPPV 的主要缺陷及处理对策

(一) 主要缺陷

主要有下述情况。

1. 不宜实施 NPPV 的情况　一般情况较差、生命体征不稳定、呼吸微弱、呼吸道分泌物引流较差、容易误吸的患者,NPPV 难以有效发挥改善引流和生命支持作用,不宜应用。

2. 难以实施 NPPV 的情况　生命体征稳定、呼吸较强的患者,有更多难以觉察和避免的缺陷,容易被忽视或错误解读。

(1) 实施开放性或保护性肺通气:如 ARDS 的肺开放通气、ARDS 和危重哮喘的允许性高碳酸血症(PHC)。前者需要较高压力和大剂量镇静-肌松剂;后者需要大剂量镇静-肌松剂。

(2) 减轻切变力损伤:肺泡的动态陷闭、呼吸增强增快是产生切变力损伤的主要机制,主要见于 ARDS。宜首选较高水平 PEEP,也常需要较大剂量的镇静-肌松剂。

(3) 避免或减轻负压性肺水肿:各种气道-肺实质疾病导致的呼吸增强增快或人机对抗,不仅容易发生切变力损伤,也容易发生负压性肺水肿,也需要较大剂量的镇静-肌松剂。

(4) 控制氧耗量的过度增大:各种急性肺实质或阻塞性疾病导致的呼吸增强增快或人机对抗会导致氧耗量显著增加,组织供氧恶化,也需要较大剂量的镇静-肌松剂。

前述情况主要是通气压力和/或 PEEP 过高、需要较大剂量的镇静-肌松剂抑制自主呼吸,NPPV 难以实施;IPV 实施方便。

3. 不容易有效保障胃肠道营养　在呼吸较强的 NPPV 患者,应用胃管的不适感明显,难以保障充足的营养困难。人工气道患者容易实施和保障胃肠道营养。

4. 容易丧失建立人工气道的机会　主要见于肺实质疾病,患者的自主呼吸能力强、生命体征稳定、氧合能基本维持,是导致 NPPV"无节制"应用的主要原因;一旦准备气管插管时,常"两路"高流量供氧,实际

FiO_2 常超过 80%,此时建立人工气道,不仅操作过程的风险极大,也可因多种原因导致插管后的氧合功能显著恶化,预后变差。

(二) 处理对策

对不宜 NPPV 的患者应及早建立人工气道;对呼吸较强或明显人机对抗的患者,若短时间(一般≤2 h)NPPV 后仍需要超过 60% 的 FiO_2、实际 RR 超过 30 次/min 或有胃胀气等明显负效应者,应建立人工气道。一旦实施 IPV,需加强综合治疗。

三、不宜进行 NPPV 的疾病状态

在重症肺炎、ARDS 或其他严重肺实质疾病患者的缓解期,患者对 MV 支持的需求显著降低;肺水肿明显吸收将失去对肺泡壁的支架作用;细胞的修复尚未开始或刚开始,特别容易发生肺损伤,故病程进入该阶段,应迅速停机,不应该用 NPPV 过渡或进行所谓的"康复治疗";合并严重呼吸肌功能障碍等情况例外(主要是呼吸机应用水平有限,过度应用镇静-肌松剂所致),但需控制通气压力,避免或减少容易导致人机对抗的操作。

四、NPPV 的适应证和禁忌证

原则上 NPPV 可用于各种情况的呼吸衰竭,无绝对禁忌证,以下情况慎用或禁用:① 面型与面罩不配,漏气量太大或面罩对面部的压迫过强;② 气道分泌物过多或大咯血;③ 一般情况差,且短时间难以明显改善或纠正;④ 咳嗽反射弱,气道分泌物较多;⑤ 通气量波动大或明显人机对抗;⑥ 生命体征不稳定,如呼吸停顿或微弱、高危心律失常;⑦ 非单纯高碳酸血症导致的神志不清或精神状态明显不稳定;⑧ 呕吐、胃蠕动功能明显减退或有高危吸入倾向者;⑨ FiO_2 持续超过 60%。

五、无创通气的问题及处理对策

1. 面(鼻)罩漏气 面罩或鼻罩的特点决定了漏气是必然的。如前述,漏气程度与面罩性能、固定方式、固定程度和峰压直接相关。在保障舒适度的基础上可适当增加固定带的拉力;选择或保留自主通气

模式,降低通气压力。

2. 面部压迫性损伤　主要与面部结构特点、面罩对面部的压力(实质是压强)和面罩材料有关。鼻梁部和齿龈部的基本结构是骨骼,皮下组织少,容易引起压迫性损伤。气垫对面部的压力超过毛细血管静脉端的压力引起淤血,表现为皮肤潮红;超过毛细血管动脉端的压力并持续一定时间可引起缺血性坏死,表现为糜烂。强调选择与面部匹配的面罩;气垫以适当充盈为原则,避免张力过高或过低;尽可能选择硅胶面膜型面罩;间歇性停用呼吸机。

3. 胃胀气　取决于患者状态、通气压力和患者的依从性。食管上括约肌是对抗气体咽入和胃胀气的主要结构,其张力大约为 30 mmHg;昏迷、高龄患者的张力下降,容易发生咽气和误吸;气道压过高发生咽气的机会增加,故应尽可能降低压力,改善人机配合,必要时放置胃管。一旦发生胃胀气,应迅速放置胃管,给予负压引流;否则胃内气体进入小肠后,处理将非常困难,并显著影响膈肌功能,降低患者的依从性,形成恶性循环。

4. 吸入性肺炎和刺激性结膜炎　也是常见并发症,前者与胃胀气和患者神志状态有关,后者因面罩漏气引起;防治措施同前述。

5. 幽闭恐惧症　与应用条件和应用技术直接相关,是被过度夸大了的并发症。

第七节　无创正压通气改善气道引流的理论与实践

"不能改善引流"常作为 NPPV 与 IPV 的主要区别之一,是相对的,在某些情况下取决于操作者的呼吸生理水平和呼吸机应用技术。

一、基本现状与基本理论

1. 基本情况　人工气道建立使吸痰极为方便,故称为改善引流;同时损伤和破坏呼吸系统的防御功能,加之缺乏正确呼吸生理知识、呼吸机的应用水平不足,导致气道引流不畅,增加肺不张或肺感染的发生率,也使肺感染控制困难。NPPV 无法提供吸痰的便利,故称为不改善引流；不损伤呼吸系统的防御功能，合理应用呼吸机自然可改善引流。

2. **基本理论** 呼吸机稳定通气有助于改善人机配合，改善气体交换和呼吸肌疲劳，是 MV 的基本要求，对 IPV 和 NPPV 皆是适用的。理论和实践容易忽视防御功能的有效发挥，对 MV 患者而言，间歇性高流量通气有助于改善气道和肺泡引流，其中高速气流刺激气管和主支气管黏膜，诱发咳嗽和咳痰；刺激支气管，促进纤毛运动和分泌液向气管移动；高 F 产生的大 VT 促进低位肺区陷闭肺泡的开放和肺泡引流。对 NPPV 和 IPV 是同样适用的，NPPV 更容易实施。

二、NPPV 改善引流的实践

(一) 病例分析

1. **病情介绍** 男，67 岁，全麻后用腹腔镜行胆石症手术，术后约 3 h 突然出现气急，左胸呼吸音消失。胸部 X 线片显示：纵隔向左侧移位，左侧横膈抬高，肋间隙缩窄，左肺透光度降低，符合左肺膨胀不全，结合病史考虑分泌物阻塞左支气管。经面罩高流量吸氧的 SaO_2 约为 70%。

2. **治疗问题** 应首选经口气管插管或气管镜吸痰。该操作常需撤掉面罩供氧或操作过程使 FiO_2 下降，容易加重严重低氧血症；若插管不顺利，风险更大，麻醉科医生和家属的顾虑皆较大。改请耳鼻喉科医生行气管切开，但患者肥胖，颈部粗短，呼吸用力，吸气时喉结缩至胸腔内，操作更困难。选择 NPPV，又担心阻塞加重。可能的治疗方法皆处于困境。

3. **NPPV 的选择、具体方法和效果评价**

(1) 面罩、呼吸机准备和通气方式：选择通气面罩并固定好，继续给予高流量氧疗；连接多功能呼吸机（该患者用 PB840）NPPV；将 FiO_2 调至 100%，选择 PSV，PS 设置为 30 cmH_2O，PEEP 为 0，吸气压力坡度为 0。

(2) 通气效果：通气数次患者即咳嗽、咳痰，低氧血症迅速改善，左肺呼吸音较快恢复。

(3) 作用机制：① 将 FiO_2 设置于 100% 的最高水平更容易改善低氧血症。② 直接设置高 PS，将 PEEP 设置为 0，将产生高通气压力及高速吸气气流,在气管和主支气管内产生两个可能的结果:一是刺激患者咳痰,迅速解除阻塞,因为气管、主支气管的咳嗽感受器特别丰富;二是较大的痰块被打碎而进入中、小气道,低氧血症也会明显改善,其后分泌物通过纤毛运动而逐渐进入气管被咳出,病情也能较快缓解。③ 患者气道-肺结构正常(与健康人相似),峰压 30 cmH_2O 是安全压力。因此,在缺乏建立人工气道条件时,可及早 NPPV。

(二) 应用指征和方法

气管镜、人工气道吸引等有创手段是改善引流的基本措施,但任何情况下皆应充分发挥 MV 的引流作用。

1. 适应证　① 来不及或无条件建立人工气道;② MV 过程中有发生分泌物引流不畅或阻塞的高危因素,发生肺底部淤血和坠积性肺炎或有高危因素。

2. 具体方法　在呼吸稳定的情况下,间歇性高压力通气,首选 PSV,建议 PS 30 cmH_2O,PEEP 0 或低水平;若自主呼吸较弱,首选 P-A/C,通气压力 30 cmH_2O,PEEP 0 或低水平;吸气压力坡度皆设置 0 或最低。每次通气 1~2 min,每日 4~6 次;必要时增加操作的次数。

第八节　无创正压通气应用的进一步拓展

NPPV 是 MV 的一种形式,较无辅助装置的人工呼吸是巨大进步,应用得当,在某些特殊情况,甚至某些有禁忌证的患者也会取得较好或更好的效果。

一、急救

在紧急情况下,若不具备建立人工气道的条件,可通过简易呼吸器、BiPAP 呼吸机或其他各种类型的呼吸机迅速给予 NPPV,部分患者可直接获救,也可为建立人工气道创造条件。

二、拒绝建立人工气道的患者

符合建立人工气道指征,拒绝气管插管或气管切开的患者并不少见,见于各种呼吸衰竭,更多见于老年人或有严重呼吸系统基础疾病或神经系统疾病的患者,此时可选择 NPPV,注意下述问题。

1. 尽量鼓励建立人工气道的情况　若为急性疾病,有较大可逆性;或有慢性气道-肺疾病,基础肺功能尚可,估计诱发因素控制后肺功能明显改善,则尽可能动员患者及家属尽早建立人工气道,以免耽误治疗的时机。

2. 主动无创通气　IPV 和 NPPV 无绝对差别,两者之间有很大重叠(图 12-2),即使在所谓的引流方面,最终效果与应用技术有更直接的关系,即尽管患者符合气管插管指征,若医务人员合理、正确应用 NPPV 也可以达到相似或更佳结果。强调不要因为患者或家属拒绝,而把 NPPV 作为"安慰"性治疗措施,否则容易导致通气失败。

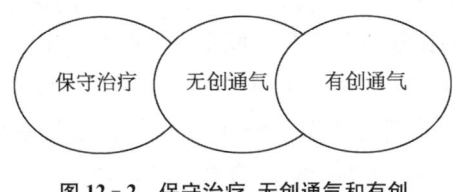

图 12-2　保守治疗、无创通气和有创通气的关系示意图

3. 根据基础肺功能评估通气　符合建立人工气道指征,若患者基础肺功能较差或有中枢神经系统疾病或高龄老人,即使诱发因素解除,撤机的可能性也很小,就不应把患者作为"拒绝气管插管者",而应积极 NPPV 治疗;病情缓解后也应把 NPPV 作为维持治疗和康复手段。

4. 加强综合治疗和不同呼吸支持方式之间的选择

(1) 综合治疗:根据患者的病理生理特点,注意综合治疗,如急性 CPE,无论 IPV 还是 NPPV 治疗,皆应合理应用镇静剂;分泌液较多的患者则应加强被动吸痰和促进主动咳痰能力的恢复;各种患者都应把维持内环境稳定作为核心之一。

(2) 不同呼吸支持方式的合理选择:NPPV、IPV 和保守治疗(包括经鼻高流量氧疗)之间有较大的重叠性,在一定条件下可以互相取代,避免一味寻找 NPPV 效果不好的借口,如"家属不用呼吸机""家属拒绝插管"等。

第十三章

有创无创序贯机械通气

有创无创"序贯"机械通气（MV）简称序贯通气，是随着无创正压通气（NPPV）发展而出现的通气方式，指气管插管 MV 患者，在未满足撤机和拔管的条件下，提前拔管，改用 NPPV，然后逐渐撤机的通气方式。符合撤机和拔管条件后进行 NPPV 不能称为序贯通气；符合条件后拔管的患者，若再次加重后给予 NPPV，则称为 NPPV 的补救治疗。若为气管切开患者，则应充分发挥气道引流好、容易康复锻炼、方便实施间歇性 MV 的特点，逐渐锻炼，直到患者符合拔管条件，不适合也不应该实施序贯通气。

一、有创与无创正压通气的基本特点

正确理解和掌握不同通气方式是实施序贯通气的基础和关键。

1. 气管插管 MV 是治疗重症呼吸衰竭的主要方式。主要优点是容易维持适当的通气和换气，保障呼吸道引流；容易安全应用镇静-肌松剂，管理方便。主要缺点是创伤大，长时间应用容易损伤声门和气管，影响拔管后的引流，特别是有严重基础肺功能损害的患者；破坏会厌和声带的防御作用，容易发生误吸；患者不适感明显，容易过度应用镇静-肌松剂。

2. NPPV 主要用于轻中度的呼吸衰竭患者，重症患者的疗效可能较差；具有无创和并发症少等优点；不容易保障气道的有效引流和维持稳定通气。

3. 序贯通气 为尽量避免前述两种通气方式的缺点，兼顾两者的优点，有学者希望在重症呼吸衰竭患者的初始阶段，建立人工气道，维持稳定通气和有效引流;随着病情明显改善,且未满足撤机和拔管条件的情况下,提前拔管,改用 NPPV,维持治疗,使呼吸道的"轻微"创伤迅速恢复,减少并发症的发生。

二、序贯通气的应用与合理评估

序贯通气主要用于慢性呼吸衰竭,包括呼吸、循环和神经-肌肉疾病,实际上绝大多数是慢性阻塞性肺疾病(COPD)呼吸衰竭患者;急性危重病,如急性呼吸窘迫综合征(ARDS)、急性肺水肿,若人工气道 MV 后患者病情明显好转,就不存在呼吸肌功能低下等难以纠正的因素(过度镇静-肌松导致的肌病或失用性萎缩除外),可迅速撤机、拔管,无必要序贯通气。

(一) 有创通气(IPV)转换为 NPPV 的时机

序贯通气是较少用的通气方式,尽管有前瞻性随机对照研究结果支持,但缺乏合理的生理学分析。

1. **习惯标准**　大体可分为两类,一是强调感染的控制,如北京朝阳医院提出的"肺部感染控制窗"的概念;二是强调通气时间,Nava S 和 Girault C 等采用前瞻性随机对照方法进行了更客观研究,方法是气管插管 MV 2~6 日后,进行 T 管撤机观察,撤机失败的患者进行 IPV 和 NPPV 比较,发现后者的通气时间缩短,院内感染发生率降低,生存率提高或不变。以后更多的研究证实两种方法皆有效,但还存在一定争议。

总体上,前述研究的选择性比较强,许多重要情况并未考虑,如老年人和 COPD 的特点、一般情况、其他脏器功能等。为更好地应用序贯通气,需全面考虑 IPV 的撤机原则和 NPPV 的使用指征。

2. **IPV 的基本撤机和拔管原则**　① 感染或诱发因素控制或明显改善;② 一般情况好,生命体征稳定;③ 足够强的咳痰能力;④ 适当的呼吸中枢驱动水平;⑤ 足够的呼吸肌力量和耐力;⑥ 适当的肺功能储备。

3. **NPPV 和 IPV 的异同**　在撤机条件不具备的情况下,NPPV 可基本取代原则④、⑤、⑥,对①、②、③没有直接的影响,因此只要后者的条件具备即可拔管,改用 NPPV。

较大部分COPD患者或其他患者一般情况较差,咳痰反射较弱,尽管感染控制或通气时间较长,也必须待一般情况改善后,才能拔管;甚至需气管切开,长期置管,而不能改用NPPV。同样部分患者存在并发症或生命体征不稳定,也不应过早拔管。还有部分患者,不容易接受NPPV,如牙齿脱落、面型与面罩的配合差,则必须符合撤机条件后拔管。COPD患者以老年为主,常合并中枢性或阻塞性睡眠呼吸紊乱而发生严重高碳酸血症,无明显感染;或合并冠心病、高血压,可能因心脏负荷加重或心功能不全诱发呼吸衰竭,也无明显感染,应首选NPPV。

4. 有创、无创转换的合理标准 以重症COPD呼吸衰竭患者为例,采用序贯通气的转换标准大体分三类。

(1) 感染为主要诱发因素者,引流明显好转,呼吸肌疲劳恢复,肺部感染尽管未控制,但气道损伤不明显,可提前拔管改用NPPV,如Nava S的方法,推荐IPV后48~72 h;不要等感染明显好转出现所谓的"肺部感染控制窗",若达该要求,多需3~5日,此时常出现明显的气道损伤,失败的机会反而增加。

(2) 非感染因素为主诱发者,可在诱发因素明确后尽早改用NPPV,推荐IPV后24~48 h。

(3) 各种因素导致的一般情况较差或生命体征不稳定的患者,特别是长期气管插管的患者,则应在感染控制,一般情况明显改善时,才能改用NPPV。若为痰堵窒息导致的气管插管,生命体征稳定,一般情况可,则尽可能在24 h内拔管。

(二) 序贯通气需注意的问题

1. 气道管理 气管插管必然导致声门损伤,继而削弱咳嗽能力和效率,因此拔管后的数日内,无论是否应用NPPV,皆容易发生气道分泌物引流不畅,因此有条件拔管的患者应尽早拔管,改用NPPV;否则应延迟拔管,达标准后直接实施撤机和拔管,而不是序贯通气。

2. NPPV技术 序贯通气实质是IPV和NPPV的结合,因此应先掌握NPPV,包括对病理生理的认识、通气模式的选择和参数的调节等,否则实施序贯通气容易失败。

3. 不应过分追求序贯通气 与IPV相比,NPPV的"所谓"缺点不是绝对的。实际上任何通气形式(包括NPPV)的高速气流,皆可刺激咳痰；NPPV 时，声门的完整性也有利于咳痰；正常气道的防御功能也有利于避免感染加重和痰液增多；通气的稳定性与操作水平有直接关系，因此若患者气道引流尚可，操作者又能熟练掌握 MV 技术的情况下，应直接选择 NPPV，避免序贯通气。事实上笔者已正规应用 NPPV 多年，20 世纪末收治的 COPD 患者极少气管插管，更谈不上序贯通气。若一个单位需要的序贯通气多，说明 NPPV 和 IPV 水平及危重病的综合治疗水平皆有较大的提高空间。

第十四章

气道分泌物和呼吸道引流能力的评估

气道引流是影响无创正压通气(NPPV)效果和有创通气(IPV)撤机后拔管的主要因素之一。若分泌物多,且不能有效咳出,发生窒息或肺感染机会大;反之通气成功的机会大。

第一节 气道的分泌功能和分泌物的评估

从气管开始,气道不断分支至细支气管,气管-支气管黏膜为假复层柱状纤毛上皮,散在杯状细胞,黏膜下有黏液腺和浆液腺,其中气管的杯状细胞和腺体最丰富,越向周边越少,至细支气管消失。患者能停机提示病情控制或明显改善,肺功能维持在相对较好的水平,大中气道分泌物的有效管理必然成为影响拔管的主要因素。

一、分泌液的基本功能

正常杯状细胞和腺体分泌黏液和浆液,形成稳定和动态平衡的"黏液毯",将吸入气中的灰尘和病原微生物等黏附;纤毛不停向喉部方向摆动,将黏液及其吸附物推向气管和喉腔。纤毛功能和黏液层的完整性是决定黏膜纤毛清除率(mucociliary clearance,MC)的最重要因素;气管黏膜的咳嗽感受器丰富,受刺激将反射性地引起咳嗽,排出分泌物,称为咳痰。

中等气道内径小,容易发生黏液阻塞;气管和声门显著影响咳嗽能力,是气道黏液管理的核心部位。

二、痰液分泌量和性质的评估

1. **痰量** 根据多少程度分为轻度、中度和重度咳痰。轻度指一天痰量小于10 mL,中度指一天痰量在10~150 mL,重度指一天痰量大于150 mL。收集和保留24 h痰样本,应避免混合唾液、鼻咽分泌物或漱口水。

2. **痰液黏稠度** 分三度。1度痰液,为白色清痰或泡沫样痰,较易咳出。2度痰液,呈白色或黄色,较黏稠,可咳出,痰液有拉丝现象,吸痰时玻璃接头内壁有痰液滞留,较易被水冲干净。3度痰液,呈黄色黏稠状,不易咳出。

第二节 痰液清除能力的评估

痰液清除能力主要包括MC和咳嗽能力,两者基本一致,前者较难评估;后者评估方便,且有客观或相对客观的标准,简述如下。

一、咳嗽的基本特点和评估要求

咳嗽是非条件反射,但主观性强,故咳嗽动作达一定标准要求才能有效评估咳嗽的效率。

1. **咳嗽基本要求** 模拟健康人的咳嗽过程,吸足气,相当于达肺总量(TLC)的85%~90%或更高;短暂屏气(大约持续0.2 s)后,快速用力呼气。如此产生胸腔内压和肺内压最高,咳嗽速度最快,咳嗽力量最大。

2. **咳嗽次数和质量控制(质控)要求** 无公认的统一要求。由于咳嗽与通气功能测定高度一致,故建议参考通气功能测定要求:完成一次咳嗽后,休息1~2 min,再进行下一次测定;连续测定3次,要求至少2次测定符合质控要求;若不符合要求,休息1~2 min再次测定,最多不超过8次;若没有2次符合质控要求,则选择最佳值,并注明。

二、咳嗽评分

1. **半定量咳嗽强度评分**(semiquantitative cough strength score, SCSS) 观察患者的日常咳嗽情况,需连续观察,选择最强的咳嗽,将咳嗽强度从弱到强采用 0~5 分分级。0 分是没有咳嗽;1 分是没有咳嗽,但可以听见口腔里的气流声;2 分是弱(勉强可听到)咳嗽;3 分为清楚可听到的咳嗽;4 分为较强的咳嗽;5 分为连续强咳。

将 0~2 分归为咳嗽力度弱,3~5 分归为咳嗽力度强。

2. **峰值咳嗽流量**(peak cough expiratory flow,PCF)和吸气肺活量(inspiratory vital capacity,VCi) 后者大体反映胸肺弹性功能和潜在的咳嗽能力,前者大体反映咳嗽的效率;两者可综合反映呼吸肌、气道、肺、声门等效应器的功能,其中 PCF 是有效咳嗽肺容积(VCi)和咳嗽效率的综合反映,故可单纯用 PCF 反映咳嗽的能力和效率。

(1) PCF 的测定:取患者坐位;口鼻罩/咬口器连接管连接至气动描记器或峰值流量计。指导患者按要求咳嗽,按质控要求评估,至少连续测定 3 次,至少 2 次 PEF 的变异率<5%,取最大值报告为 PCF(L/min);若变异率≥5%,取最大值,并注明。

(2) 人工气道患者 PCF 的测定:卧位,床头抬高 30°~45°;若患者耐受好,则取坐位,指导患者完成正确咳嗽动作,随后将峰流量测量仪连接至人工气道末端,嘱患者用力咳嗽,咳嗽方法和质控要求与自主呼吸相同。

(3) PCF 的正常值和临床意义:报道有差异,健康成人的正常值为 470~600 L/min(7.8~10 L/s),一般认为 PCF>160 L/min(2.67 L/s)为神经-肌肉疾病患者有效清除气道分泌物、预测拔管成功的条件;PCF 270 L/min(4.5 L/s)为有效咳出痰液的最低标准,否则多为无效咳嗽。总体上临床多取 PCF≥3 L/s 为有效咳嗽的标准。

3. **呼气峰流量**(peak expiratory flow,PEF) 是肺功能测定的常规参数,且操作简单、方便,与 PCF 接近,故临床上也常选择 PEF 取代 PCF 作为评价参数,参考值相同。

4. **白卡试验**(white card test) 通过白色卡片是否潮湿判断人工气道患者的咳嗽力度。准备气管导管拔管前,于气管导管末端 1~2 cm 处放置 1 张白色卡片,要求患者进行 3~4 次规范的咳嗽,然后观察白色卡片上是否潮湿。如果卡片上出现潮湿,即为阳性,说明患者的咳嗽力度尚可,可以拔管;不能将卡片打湿,即为阴性,拔管失败的可能性大。

5. 最大呼气压（MEP） 与 PCF 有密切关系，能较好反映呼气肌功能和咳嗽能力；且测定简单、方便，重复性好，主要用于 MV 患者的床旁测定；缺乏公认的预计值公式和评估有效咳嗽的界值。

各种咳嗽力度测评工具利弊不同，其中 PCF/PEF 测定最成熟，且测定简单、方便，重复性好；白卡试验最简单、方便，是 MV 患者评估咳嗽力度的主要方法。

第三节　机械通气的引流作用与引流方法

强调 MV 患者充分咳痰或吸痰的重要性，但仅针对气管内分泌物发挥作用，还不一定能有效解决气管的引流，更不能解决各级支气管和肺泡的引流，且后者更容易发生感染，称为呼吸机相关性肺炎（VAP）。理论认识和实际工作上对 VAP 有较多误区，VAP 更多与人工气道损伤、呼吸机应用不当有关；合理 MV 可有效改善肺泡-支气管-气管的引流和防治 VAP。

一、气管-支气管-肺泡的引流

1. **气管引流**　目前有使用"气道廓清技术"的说法作为气道管理的更完善总结，本书仍使用"气道引流"，对气管引流而言，包括主动引流和被动引流，前者以咳嗽为主要手段，后者以吸痰为主要措施。与一般门诊轻症患者不同，危重症或 MV 患者的咳嗽主要起保护作用，若能有效排除痰液称为有效咳嗽，否则为无效咳嗽。气管引流的主要目标是保护有效咳嗽或提高咳嗽的效率，使无效咳嗽变为有效咳嗽。

2. **支气管引流**　主要取决于气道阻力（Raw）和纤毛的运动，并对气管内高压形成和引流产生重要影响。强调慢性阻塞性肺疾病（COPD）的气道陷闭、支气管哮喘（哮喘）和 COPD 的气道阻塞等是导致气道引流不畅的重要原因，前者可应用缩唇呼吸或持续气道正压/呼气末正压（CPAP/PEEP）对抗，后者则需应用糖皮质激素（激素）和气道扩张剂舒张；适当应用 β_2 受体激动剂也有助于改善纤毛运动和促进分泌物引流。

3. **肺泡的引流**　终末呼吸单位包括呼吸性细支气管、肺泡管、肺泡囊和肺泡,其主要结构是肺泡。肺炎主要是肺泡内的炎症,因此不仅要重视气道的引流,更应重视肺泡的引流。肺泡处于气管-支气管树的末端,且为盲端,无法通过吸引或咳嗽排出分泌物;可根据呼吸生理的特点,充分开放肺泡,促进肺泡内的分泌物、病原菌等向小气道运动,并最终通过纤毛摆动运至气管而排出体外。肺泡结构的完整性和肺弹力纤维的正常功能、适当氮气浓度和适当功能残气量(FRC)、膈肌运动和足够大潮气量(VT)是维持肺泡持续开放的基础;持续应用所谓"小潮气量保护性肺通气"是导致低位肺泡萎陷、引流不畅和发生 VAP 的常见原因。

二、机械通气引流的机制与方法

(一) 常规方法

气道湿化、温化,翻身、拍背,体位引流,咳痰或吸痰等。

(二) 针对性措施

无论是经面罩无创正压通气(NPPV)还是有创通气(IPV),绝大多数时间需要平稳通气改善气体交换,缓解呼吸肌疲劳;与健康人相同,间歇性刺激是维持"洁净气体"进行气体交换的主要手段。

1. 机械通气

(1) 通气模式与参数:对有一定自主呼吸能力的患者应首选压力支持通气(PSV),支持压力(PS)设置为 30 cmH_2O,并设置好辅助参数,其中吸气、呼气压力坡度为 0 或最小值,吸呼气转换水平为流量占峰流量的 25%,PEEP 为 0 或略高于 0;2~3 min 后转换为平时的通气形式;每日操作 4~6 次。若无明显肺损伤或肺过度充气,可用更高压力,推荐 40 cmH_2O。

若患者呼吸能力严重低下时,首选压力辅助/控制通气(P-A/C),操作要求相似,强调设置较慢 RR,8~12 次/min;吸气时间适当延长,出现屏气时间或终末吸气流量接近 0。

(2) 作用机制:直接设置高通气压力,可迅速产生高速气流,刺激咳嗽感受器和纤毛运动,促进咳嗽反射,以及周边气道、肺泡内分泌物向气管转运;随着气流量增大和送气时间延长,VT 明显增大,在重力作用下,气流首先进入上肺和前肺,伴胸肺弹性阻力(Ers)相应增大,必然使部分气体进入明显缩小或萎陷的低位肺泡,导致肺泡开放,肺泡引流迅速改善;VT明显增大伴胸肺弹力增大,咳嗽增强,有助于分泌物的排出。

(3) 不同疾病类型的差别:根据FRC变化大体分三类,具体实施要求有明显不同。

1) 原发性肺外疾病:主要是颅脑疾病和神经-肌肉疾病,气道-肺结构正常或基本正常,患者主要表现为自主呼吸能力显著减弱,呼吸运动大部分或全部被MV取代,膈肌的代偿作用显著减弱或消失;加之MV的正压作用,将发生重力依赖性肺泡陷闭,不仅导致通气血流比例($\dot{V}/\dot{Q}$)失调,也使分泌物和病原菌包绕其中,形成感染灶。肺泡萎陷和低氧将导致周围血管反射性收缩,血流量显著减少,抗感染药物应用后在局部的分布浓度显著降低;两者共同作用导致感染反复加重和难以控制。大VT(12~15 mL/kg)通气容易使肺泡充分开放,肺泡引流和$\dot{V}/\dot{Q}$失调改善,并且是安全的,不会导致机械通气相关性肺损伤(VALI)。

2) 阻塞性肺疾病:主要特点是严重气流阻塞、肺过度充气,如重症哮喘或COPD呼吸衰竭急性加重期,一般不存在肺泡陷闭;呼吸系统压力-容积曲线(P-V曲线)陡直段容积显著减小,为防止VALI,不宜也无必要大VT通气。随着病情改善、FRC降低,重力依赖性肺萎陷将发挥作用;应逐渐增大VT,深慢呼吸不仅符合呼吸力学特点,也有助于防治低位肺区的萎陷和感染;在安全范围内间歇性规范实施更大VT通气的效果更佳;避免叹气样通气。

3) 限制性肺疾病:肺容积显著缩小,常有严重肺损伤和肺泡萎陷,典型代表是急性呼吸窘迫综合征(ARDS),不仅导致严重低氧血症,也是导致肺泡引流不畅、感染发生和不容易控制的原因之一,适当应用PEEP和通气压力,不仅改善气体交换,对改善肺泡引流也有重要作用;随着病情改善、FRC增大,在安全条件下,采用肺开放通气或充分发挥自主呼吸的作用实施较大VT是合适的,也可有效避免"小VT通气""保护性膈肌通气"等矛盾策略带来的混乱。

2. 控制FiO_2 为维持适当肺泡氮浓度,在维持适当氧合($90\% \leqslant SaO_2 \leqslant 97\%$)的情况下,将$FiO_2$尽可能控制在低水平。

3. 发挥自主呼吸的作用　无论各种类型呼吸衰竭还是心肺复苏，在严重病情明显改善后，尽早改用自主或间歇指令通气模式，严格控制镇静-肌松剂的用量，维持一定的自主吸气，可保障适当的膈肌张力和收缩力，防止低位肺区的萎陷。

总之，严格意义上的引流是呼吸器官的引流，涉及从肺泡、支气管到气管的各个环节，各个环节的引流通畅是防治 VAP 的最主要措施；事实上也与改善气体交换、保护膈肌功能和防治 VALI 一致，精通呼吸生理是实施、评估呼吸系统引流的基础和前提。

第十五章

其他呼吸支持技术

氧气疗法、无创和有创正压机械通气(MV)是基本和主要的呼吸支持技术,可较好地治疗绝大部分患者;部分情况下有一定限制,其他措施可能成为重要辅助或主要治疗手段。

第一节 非常规呼吸支持技术

呼吸衰竭是临床常见急危重症,常规 MV 作为主要的救治手段在临床广泛应用,也存在一定局限性,从而导致非常规呼吸支持技术的发展和完善。本节针对非常规技术的特殊性,重点阐述基于病理和病理生理基础上的分析和评估。

一、机械性呼吸支持技术

(一) 负压通气(negative pressure ventilation, NPV)

负压呼吸机是通过胸廓外加压完成通气的机械设备,最早形式是铁肺,在 20 世纪 50—60 年代脊髓灰质炎流行期间得到广泛应用。其后因技术条件限制和应用方法的局限性,特别是正压呼吸机的迅速发展,NPV 逐渐被正压通气(positive pressure ventilation,PPV)取代。近年来随着负压呼吸机的改进和对无创通气的重视,NPV 又取得一定进展;总体适应证有限,尤其是成人,主要用于下述情况。

1. 神经-肌肉疾病或胸廓脊柱畸形所致呼吸衰竭　基本特点是气道-肺阻力基本正常、呼吸肌功能减退,NPV 可取代部分呼吸肌功能,是 NPV 的主要适应证,可用于自然呼吸或气管切开患者,还可与 PPV

联合应用;不适合痰液多、分泌物引流不畅的患者。

2. COPD 所致呼吸衰竭　主要作用机制是改善呼吸机疲劳,可用于急性发作期、慢性迁延期或稳定期。

对前述情况而言,无创正压通气(NPPV)优势明显,NPV 实际应用不多。

3. ARDS　20 世纪 70 年代就有关于 NPV 治疗新生儿及儿童急性呼吸窘迫综合征(ARDS)的报道。总体上,由于保护性肺通气策略进展,表面活性物质在新生儿和小儿的应用,体外膜氧合的快速发展,NPV 在 ARDS 的应用价值非常有限。

4. 家庭应用　在合适的慢性呼吸衰竭患者,NPV 是安全、经济、有效的治疗手段,可提高患者的生命质量;总体上 NPPV 更有优势,NPV 的实际应用也不多。

(二)高频通气(high frequency ventilation, HFV)

高频通气是指呼吸频率(RR)高于正常 4 倍以上,潮气量(VT)接近或低于解剖无效腔的通气方式。HFV 可较好地改善氧合,也有改善通气的作用。HFV 的主要特点:① 在非密闭气路条件下工作,低 VT,低气道压(Paw),有助于减少机械通气相关性肺损伤(VALI)。② 胸腔内压(Ppl)较低,对循环系统影响小。主要用于新生儿及小儿 ARDS 的治疗;对成人患者效果较差。

(三)肺休息疗法

理论上同时改善气体交换和防治 VALI 的最好办法是进行肺外气体交换,让已受损的肺充分休息和修复愈合。常用装置有体外膜氧合(extracorporeal membrane oxygenation, ECMO)、体外二氧化碳清除(extracorporeal CO_2 removal, $ECCO_2R$)等。

1. ECMO　ECMO 由人工心肺机衍化而来,核心是体外血液气体交换装置及控制系统,主要组件是离心泵、氧合器及控制系统,离心泵是动力源,相当于心脏,主要功能是连续抽取患者的静脉血,利用离心力将血液泵入体外循环管道;离心泵对红细胞、血小板等血液有形成分的破坏轻,长时间正规应用是安全的;控制系统通过流量传感器等控制离心泵的转速,实现闭环控制血流量(相当于控制肺血流量)的目的。氧合器相当于肺,采用中空纤维膜式氧合器,类似肺毛细血管,纤维管内气体流动,纤维管外血液流动,气体和血液在膜两侧通过扩散进行氧与 CO_2 交换,然后再输回人体。ECMO 分两种基本模式:静脉-静脉(V-V)转流和静脉-动脉(V-A)转流。V-VECMO 是将静脉血引出,进行气体交换后,再泵入机体的另一静脉,故适合单纯肺功能受损、心功能正常的患者;V-AECMO 是将静脉血引出,进行气体交换后,再泵入动脉,可同时代替心肺功能,故既可用于单纯呼吸衰竭患者,也可用于心肺功能同时衰竭的患者。

由于常规呼吸机定压通气(PTV)和允许性高碳酸血症(PHC)可方便、安全地纠正绝大部分 ARDS 的严重低氧血症。ECMO 应用的代价巨大,故仅可作为急性期重症 ARDS 的辅助手段;在合并循环功能障碍或肺动脉高压(pulmonary hypertension,PH)的低氧血症患者,V-AECMO 有独特价值,可作为常规治疗手段。由于常规 MV 应用水平有限,ECMO 滥用常见。

2. $ECCO_2R$　相当于简化版 ECMO,近似只有氧合器(人工肺),没有离心泵,临床应用简单方便。健康人 CO_2 产生量($\dot{V}CO_2$)与氧耗量($\dot{V}O_2$)之间的关系遵循呼吸商(RQ),即 $RQ=\dot{V}CO_2/\dot{V}O_2$,在 0.7～1;人工肺的干预可以使 $\dot{V}CO_2$ 与 $\dot{V}O_2$ 的依从关系分离。由于高溶解性,CO_2 通过人工肺和自然肺排出,低溶解性的氧大部分通过自然肺输送;反之亦然。具体变化取决于体外灌注血流和气体流量的设置,以及呼吸机的设置。

总体上,熟练掌握呼吸机和呼吸生理,CO_2 排出并不困难;在严重急性气道阻塞的患者,可以采用 PHC,故 $ECCO_2R$ 的理论和应用价值皆非常有限,主要作为缺乏呼吸生理知识和呼吸机应用技术的专业人员的替代和补充手段。

(四) 气管内吹气(intratracheal gas insufflation,TGI)

通过放置于气管或主支气管近端的导管,连续或定时(吸气或呼气时)向气管内吹入新鲜气体。有以下作用:① 减少解剖无效腔,增加肺泡通气量($\dot{V}_A$),降低 $PaCO_2$ 和升高 PaO_2;② 提高气管内氧浓度(特别是呼气期),升高 PaO_2;③ 吸气期 TGI 增大 VT,呼气期 TGI 增大呼气末正压(PEEP)。

TGI 有较大局限性,主要是安全问题:① 当气道发生机械阻塞时,如何防止肺过度充气和避免肺内压的骤然升高;② 如何有效实现气体充分湿化和温化;③ 长期应用 TGI 时对气管黏膜的损伤等。这些问题皆缺乏很好的解决办法。

临床上不能耐受 PHC 的患者不多,需要实施 TGI 的更少,因此 TGI 作为一种辅助通气技术不能盲目扩大适应证,仅限于少部分实施 PHC 的 ARDS 患者的辅助治疗。

二、辅助治疗药物

(一) 液体通气

在 MV 本身不能有效完成气体交换的情况下,可将具有气体交换功能的物质注入肺泡内以替代部分肺的功能。液体通气(liquid ventilation, LV)是以液性氟碳化合物(fluorocarben, PFC)作为通气介质的技术,分全液体通气(LV)和部分液体通气(partial liquid ventilation, PLV),前者指 PFC 的注入量等于肺总量(TLC);后者的注入量等于功能残气量(FRC)。

1. 作用机制　主要有:① 提高氧和 CO_2 的溶解度;② 降低肺泡表面张力(surface tension, ST);③ 使病变肺泡复张,明显改善或恢复至正常 FRC;④ 调节肺内血流分布;⑤ 局部抗炎作用;⑥ 促进分泌物排出。

2. 作用特点和注意事项　与常规 MV 相比,LV/PLV 的技术手段复杂得多,疗效也并非特别突出。首先,采用何种方法保证 PFC 分布至两侧肺,并更均匀地分布于损伤肺区,如何掌握 PFC 的剂量及呼吸机参数的调节等皆未有效解决。其次,虽然 LV/PLV 可替代肺的部分通气功能,但 PFC 仅能作用于有通气和换气功能的肺泡;对完全实变或出现增生病变的肺区、血液循环不良的肺区无效,因此需应用于疾病早期阶段。由于现代通气策略的进步使得常规 MV 能方便、安全、有效地治疗该类患者,PLV 的临床应用必然受限。

(二) 肺表面活性物质(pulmonary surfactant, PS)补充治疗

1. PS 的作用

(1) PS 降低肺泡气液界面 ST,维持肺泡的稳定性和防止肺泡在呼气相萎陷。

(2) PS 降低肺泡 ST,使肺间质静水压升高,降低跨毛细血管壁的静水压梯度,最终使肺泡毛细血管的平均滤过压小于 0,保持肺泡"干燥",防止肺泡水肿。PS 还可促使肺泡内液体经间质向血管、淋巴管转移,改善肺水肿。

(3) PS 降低 ST 的能力随肺泡内径变化。根据 LaPlace 定律:球形气液界面的压力差(肺泡内压,P)与液体 ST 成正比,与球的半径(r)成反比,即 $P=2ST/r$。若 ST 恒定,肺泡越小,r 越小,P 越大,即小肺泡内的压力大于大肺泡,压力差使小肺泡内气体进入与之相连的大肺泡而萎陷,而大肺泡则过度膨胀。实际情况为小肺泡的 PS 薄膜压缩,浓度较高,降低 ST 的作用较强;当肺泡半径增大时,PS 浓度变低,降低 ST 的作用较弱,从而使不同半径肺泡的弹性回缩力相等,充气相对均匀。

2. 外源性 PS 补充治疗　原则上可用于各种导致 PS 缺乏的疾病,主要用于新生儿呼吸窘迫综合征(neonatal respiratory distress syndrome,NRDS)、成人或儿童 ARDS 的治疗。

(1) NRDS:NRDS 发生和发展主要原因是 PS 的原发性缺乏,因此外源性 PS 补充治疗有对因、对症治疗的双重功效,无论是预防还是治疗皆有较好的疗效。新生儿肺比成人肺小得多,对 MV 的要求非常高,通气模式的选择和参数的调节都需特别精细;对 PS 需求量非常小,成本较低,是 PS 疗法的最佳适应证;预防效果更佳。强调有指征时尽早应用,否则肺泡大量实变或肺泡腔内出现大量抑制性物质,PS 的作用必然显著受限。

(2) 成人 ARDS:与新生儿不同,ARDS 主要是多种病因导致的弥漫性肺泡毛细血管膜(ACM)损伤和高通透性肺水肿,PS 改变是继发的,是肺损伤的结果,不仅有总量的下降,也有成分改变、代谢异常和活性下降;PS 丢失和作用减弱是 ARDS 发展和加重的一个环节,理论上补充 PS 可减轻恶性循环,延缓 ARDS 进展,但只要原发病和诱发因素不能去除,失控炎症反应持续存在,内源性、外源性 PS 的破坏和失活就会持续进行,因此外源性补充 PS 的功效显著下降,且作用时间短暂,需要短时间反复补充,成本非常昂贵;肺容积大,需要的 PS 量明显增多。早期用药的效果相对较好,但难以实施,常规 MV 则实施方便,效果佳;实施时机过晚,肺实变显著,PS 难以有效到达病变肺泡,疗效差;实施 PHC 或加用 ECMO 等要方便得多,且有肯定的改善氧合、防治 VALI 的作用。上述特点决定了外源性 PS 补充对成人 ARDS 有一定作用,但总体疗效欠佳,且应用不方便,仅作为次要的辅助治疗措施。

(3) 小儿 ARDS:较大儿童 ARDS 的发病机制和环节与成人相同,肺容积比成人小得多,也容易早期实施,疗效和成本介于新生儿和成人之间,有条件者可及早实施。

(三) 一氧化氮(nitric oxide, NO)吸入疗法

NO 是带有不成对电子的气体,化学性质不稳定,半衰期仅有几秒钟,易形成硝酸盐和亚硝酸盐;有广泛的生物学效应,在呼吸系统主要表现为血管平滑肌和气道平滑肌舒张作用和免疫调节作用,有应用价值。

吸入 NO 有以下特点:① 在肺血管内迅速代谢,仅扩张肺血管,降低肺呼吸阻力(PVR),对体循环和血压基本无影响。② 仅进入通气较好的肺泡,并对局部血管产生扩张作用;对肺泡通气差的血管无扩张作用,因此能改善 $\dot{V}/\dot{Q}$ 失调,提高 PaO_2。

主要缺点:① NO 是自由基气体,吸入浓度不当容易中毒,安全性差。② 疗效有限,大约 50% 的 ARDS 患者有效。③ 短期疗效肯定,长期疗效和副作用不确定。故 NO 吸入疗法实际应用的难度大,价值有限。

(四) 氦氧混合气辅助机械通气

氦气是低密度惰性气体,常压下不容于组织;与氮氧混合气体(包括空气)或氧气相比,氦氧混合气密度非常低,在气道流动时可明显减轻湍流强度,降低气道阻力,改善肺过度充气和内源性 PEEP(PEEPi);降低呼吸功,缓解呼吸肌疲劳,可用于顽固性重度哮喘的治疗。缺点是缺乏标准化来源的气体,应用不方便;随着 PHC 的广泛实施和推广,实际临床价值明显下降。

三、俯卧位通气

典型肺外型 ARDS 的肺下部和背部病变显著,主要与患者习惯于卧位和立位有关,卧位或立位导致下肺部重力大,血流多,通气少,Ppl

高，肺泡容易发生实变或萎陷；采用俯卧位通气（prone ventilation，PV）可逆转 Ppl 梯度，减轻肺底部水肿，扩张陷闭肺泡，提高 PaO_2，可作为 MV 的辅助治疗手段。肺内型 ARDS 无重力依赖性，不适合 PV；较长时间实施 PHC 可出现重力依赖性变化，可加用 PV。

四、血液净化

血液净化（blood purification）不是呼吸支持措施，但可能有辅助治疗价值。将传统血液透析仪作为血液净化装置用于 ARDS 及其他脏器严重损伤的治疗已取得一定共识，特别是持续血液净化对清除过多的炎症介质和代谢产物、维持内环境稳定有一定帮助。尽管疗效仍有争议，但可暂时改善患者全身状况，为 MV 和原发病的治疗提供时机。

第二节 不同呼吸支持技术的联合应用

为了能够更有效、安全地治疗重症或复杂呼吸衰竭患者，临床上更倾向于联合应用不同呼吸支持技术，包括主要呼吸支持技术的交替应用和主要呼吸支持技术与辅助呼吸支持技术的联合应用，前者如 COPD 患者慢性呼吸衰竭急性加重，以 NPPV 为主较快改善呼吸肌疲劳和气体交换，交替应用经鼻高流量氧疗（HFNC）可防治 NPPV 的压迫性损伤，便于患者咳痰、进食、活动，促进康复，维持疗效。简述如下。

基于呼吸器官和呼吸调节系统的特点，治疗难度较大的疾病主要包括严重周围气道疾病、急性肺实质疾病和肺血管疾病。

1. 周围气道疾病 主要是哮喘。发生 VALI 的风险高，人机配合困难；规范治疗后病情缓解快，故单独选择低通气量通气和 PHC 即可；少部分患者缓解缓慢，联合氦氧混合气吸入疗法有助于降低过高的呼吸机支持强度和糖皮质激素长时间应用诱发的副作用。

2. 急性肺实质疾病 主要是 ARDS 和心源性水肿（CPE）。

(1) ARDS：主要用常规 PTV 和 PHC；部分患者 $PaCO_2$ 过高，pH 明显下降，或有明显神经-精神异常或有循环功能障碍，宜联合应用 PV 或 TGI 或 PLV 或 ECOM，或联合两种，如 PV 和 ECMO；不宜更多联合，否则将明显增加管理难度和风险；首选有较多应用经验的治疗措施,最好基于呼吸生理指导。

(2) CPE：MV容易改善氧合和心功能,但心肌梗死或暴发性心肌炎等心肌损伤导致循环功能障碍者,宜及早加用V-AECMO。

(3) 急性PH：如重症肺栓塞、心外科手术后,合并循环功能障碍,MV的治疗作用有限,反而容易抑制右心功能,加重左心室功能障碍,宜及早加用V-AECMO。

第十六章

机械通气患者监测的综合评估

MV治疗意味着患者是呼吸危重症或与呼吸有关的危重症,部分患者病情较轻;重症患者好转阶段或撤机过程与急性期表现出不同的特征。总体上可分为患者适应呼吸机通气、维持通气和逐步撤机三个阶段,不同阶段的通气要求不同。因此,应重视监测,观察病情的动态变化,并能给出准确或符合生理学特点的客观评估。注意参数的可比性和全面性,更要有所侧重,病程的不同阶段有不同要求,见相关章节。本节简述如下。

1. 基础监测 是各种MV患者或高危患者或撤机后患者都必须有的内容,包括生命体征和呼吸形式,后者是重要的监测项目之一,容易被忽视或错误解读。

2. 呼吸参数监测和波形图监测 是MV患者最重要的监测内容,掌握气道压、呼吸流量、潮气量波形图的特点、含义和临床意义是提高MV理论基础和实际操作水平的重要方面。在此基础上,掌握压力-容积环、流量-容积环的监测和临床意义评估将显著提高MV水平。呼吸力学参数的准确测定和正确评估有助于疾病状态的准确评估,指导MV。

3. 动脉血气和无创动脉血气监测 是MV患者的基本监测,但必须与前述监测结合才更有价值。

4. 血流动力学监测 是危重症患者评估手段的主要进展之一,包括右心漂浮导管和脉搏指示心排血量监测(pulse indicator continous cadiac output, PiCCO),尤其是后者的发展、完善有里程碑意义,但对MV患者而言,正确掌握参数的内容和意义,特别是基本血流动力学参数的正确解读和合理评估仍是基础和根本。

5. 呼吸中枢驱动和呼吸肌功能评估　应贯穿于前述监测的之中，掌握具体监测方法有助于提高诊治水平。

6. 微循环和内环境　是重症感染或创伤患者救治的核心之一，但专业医务人员欠缺过多，提高合理评估和预测水平需要长期学习和不断积累。

7. 组织代谢监测　MV的根本目的是改善组织的代谢，掌握反映组织代谢的项目和意义是必要的，与动脉血气结合评估更有意义。

8. 疾病和病情的基本监测　主要是胸部X线片、胸部CT、病原微生物检查等，是MV患者的基本监测。

9. 现代床旁监测手段　床旁重症超声、电阻抗断层扫描（electrical impedance tomography，EIT）等能够无创、实时、无辐射床旁监测肺通气分布、血流分布、膈肌功能、肺水含量等，但必须掌握其局限性，并与呼吸力学、胸部CT检查等结合。

任何检查或监测方法都有明显局限性，尤其是对MV患者；基于呼吸生理及心肺关系的分析对监测方法和结果进行评估更有意义，并有助于不断提高诊治水平。

第十七章

机械通气的撤离技术

现代呼吸支持技术的应用和发展救治了众多危重症患者的生命，但气管插管和机械通气（MV）也不可避免地带来诸多并发症，因此在生命支持作用的基础上，如何充分发挥呼吸机的治疗作用，及早改善病情，改善或维护肺功能，恢复和增强自主呼吸，直至完全脱离呼吸机，是 MV 开始、维持、撤离的全过程中皆必须思考的问题。MV 撤离（简称撤机）是指逐渐减少呼吸支持强度和时间，逐渐恢复和增强自主呼吸，直至完全撤离 MV 的过程。

对于无基础呼吸系统疾病或疾病轻微，短时 MV 后病情就明显缓解的患者，撤机较为简单，也容易成功；对于存在慢性基础疾病，如慢性中枢性低通气、阻塞性睡眠呼吸暂停低通气综合征（OSAHS）、慢性阻塞性肺疾病（COPD）、神经-肌肉疾病、慢性心脏疾病、高龄、严重营养不良或重度肥胖的患者，撤机是一个较困难、复杂、易于反复的过程。撤机方法众多，且不断发展变化，目前比较推崇自主呼吸试验（spontaneous breathing trial，SBT），间断停机仍有重要价值，简述如下。

第一节　撤机标准和撤机原则

精通呼吸生理知识、经验丰富的专业医师能通过简单方法预测患者能否成功撤机和合适的撤机方法，大多数专业人员还是希望有客观预测标准指导撤机，减少对呼吸生理知识和临床经验的依赖，提高撤机成功率，避免或减少通气时间延长和呼吸机依赖。

一、撤机标准

1. 完整标准　原发病或诱发因素明显改善(无需完全控制),生命体征和内环境稳定,血红蛋白(Hb)≥75%,血白蛋白(A)≥30 g/L。

适当动脉血气水平,主要标准:吸入气氧浓度(FiO_2)≤40%或鼻导管吸氧≤5 L/min,呼气末正压(PEEP)≤5 mmHg 时,PaO_2≥60 mmHg,或氧合指数(oxygenation index,OI = PaO_2/FiO_2)≥200 mmHg;pH≥7.3;$PaCO_2$恢复至正常或缓解期水平。

适当呼吸中枢兴奋性,常用标准:0.1 s 口腔闭合压($P_{0.1}$)<4~6 cmH_2O(呼吸中枢疾病除外)。

有一定肺功能储备、适当呼吸肌力和耐力,常用标准为潮气量(VT)≥5 mL/kg,肺活量(VC)≥15 mL/kg,第 1 s 用力呼气容积(forced expiratory volume in one second, FEV_1)≥10 mL/kg;每分钟通气量(VE)≤10 L/min,最大通气量(maximal voluntary ventilation, MVV)≥VE×2;呼吸指数(f/VT)≤80;最大吸气压(MIP)≤−25 mmHg。

不同疾病和不同撤机方法的要求不完全相同,多数情况下无须测定上述全部参数或达到全部标准;作为整体评估的参考是必要的。

2. 简单标准　停机,导管气囊充分抽气,低浓度氧疗(FiO_2≤40%)条件下,患者能稳定自主呼吸 2 h,动脉血气基本稳定,即 PaO_2≥60 mmHg、pH≥7.3,说明患者呼吸中枢及呼吸调节各个环节的功能和机体营养状态皆足以维持稳定自主呼吸。

二、撤机原则

1. 不同情况的撤机原则　大体包括三种情况:① 短时间麻醉、手术,手术结束,患者苏醒,直接撤机;② 急性危重症,如大部分危重支气管哮喘(哮喘),部分重症肺炎、急性呼吸窘迫综合征(ARDS)等,治疗后迅速好转,若达到相当于自主呼吸、鼻导管吸氧的条件,如压力支持通气(PSV),支持压力(PS) 5 cmH_2O, PEEP≤5 $cmHO_2$, FiO_2≤40%、PaO_2≥60 mmHg、pH≥7.3 可直接撤机;③ 有基础肺功能减退或长时间通气的患者,多需要复杂的撤机过程,一般所说的撤机即指该类患者。

2. 基本撤机原则 在一定呼吸中枢驱动范围内,撤机是 MV 的逐渐撤离过程,也是呼吸肌力量和耐力的锻炼过程。呼吸是持续的呼吸肌运动,故撤机过程中,为达到前述鼻导管吸氧的条件,应有适当的呼吸肌训练计划。为达到最佳效果,呼吸肌训练应有训练种类、强度、时间等规范安排。呼吸中枢功能低下或紊乱有不同要求,见后述。

(1) 呼吸肌锻炼的基本要求:使患者在适当的呼吸负荷基础上呼吸,出现疲劳感时即终止呼吸肌锻炼;通过增加呼吸负荷或增加停机时间,逐渐增大呼吸肌训练的强度;每次呼吸肌训练的效果是短暂的,应保持渐进性训练过程,以维持呼吸肌训练效果。

(2) 呼吸中枢调节的基本要求:在维持适当平稳呼吸的基础上,逐渐降低支持强度;加强行为性呼吸调节的作用。其中呼吸中枢疾病缺乏具体标准,需要更强的呼吸生理知识支撑。

(3) 撤机过程中的检测和处理:密切观察病情和通气条件的变化,患者呼吸稳定后方可停机和移走呼吸机。若患者出现呼吸肌疲劳的表现,如呼吸困难或呼吸频率(RR)增快、辅助呼吸肌活动、胸腹矛盾运动、心率(HR)增快、血压(BP)升高或降低、出汗、SaO_2 下降、呼吸性酸中毒或碱中毒;或呼吸中枢驱动明显下降,如无呼吸窘迫表现,但出现 RR 减弱、减慢、意识模糊,$PaCO_2$ 升高等,则必须给予足够呼吸支持;待病情稳定后再降低呼吸支持。无论何种情况,心理治疗、呼吸康复锻炼和全身康复锻炼皆是必要的。

第二节 自主呼吸试验

SBT 是指在人工气道 MV 撤离前,让患者通过 T 管自主呼吸或在低压力水平辅助下呼吸,通过短时间(一般为 30～120 min)的密切观察,判断自主呼吸能力的恢复程度,帮助医务人员决定是否撤机的一种方法。

一、SBT 的概况

SBT 是一项简单、实用、预测准确度较高的综合性试验。该技术有 20 余年的发展历史,广泛应用于 COPD 急性加重、ARDS、CPE、重症肺炎、创伤等疾病导致的呼吸衰竭患者。虽然称为自主呼吸试验,但并非正常的自主呼吸,因为试验时患者需经过人工气道呼吸,且常加用低强度的通气辅助。

二、SBT 的技术原理

1. 呼吸泵和呼吸阻力　从呼吸力学角度而言,人工气道 MV 的主要原因是呼吸泵功能绝对或相对削弱,需要克服的呼吸负荷绝对或相对增加,给予通气辅助才能使呼吸泵功能和呼吸负荷之间达到新的平衡。随着导致呼吸衰竭的原发病或诱发因素逐渐纠正,全身状况逐渐改善,制约呼吸泵功能和增加呼吸负荷的因素被逐步消除或明显改善,患者的呼吸能力又足以克服呼吸阻力,独立完成自主呼吸,不再需要通气辅助,就应尽早撤机,但识别和判断呼吸泵功能是否恢复至足以对抗呼吸负荷需要进行相关的试验判断。

2. SBT 对呼吸泵和呼吸阻力的评估　通过降低通气辅助水平,模拟自主呼吸状态,通过对试验过程中通气、氧合及循环功能等客观指标和相关临床表现进行动态评估,进而判断患者是否通过试验,即判断患者呼吸泵功能是否足以克服呼吸阻力。

三、SBT 的临床应用

1. SBT 的应用指征和时机

(1) 应用指征:① 人工气道 MV 不需要 24 h 的患者,如外科术后、急性 CPE、部分哮喘、某些药物过量、痰堵窒息,因病因迅速逆转,患者自主呼吸能力迅速恢复或呼吸阻力迅速降低,无须进行 SBT。② MV 超过 24 h 后,应每日进行一次评估,以判断是否具备一定的撤机条件,若条件具备者可考虑进行 SBT。③ 长期 MV(一般指 21 天以上),患者常存在呼吸肌失用性萎缩或肌无力和呼吸机依赖,呼吸肌耐力下降更为显著,即使通过 SBT,撤机后维持自主呼吸的时间也可能较短,通过 SBT 判断能否撤机的准确度差。间断停机或 SBT 结合间断停机,强化呼吸肌肌力和耐力锻炼更有价值。

(2) 时机:判断患者是否适合进行 SBT,不仅要主观评估,更要有客观标准(表 17-1)。

表 17-1 进行 SBT 前需要达到的标准

临床表现
适当的咳嗽能力
没有过多的气道分泌物
导致患者气管插管的急性期病情已经缓解或明显改善
适当的意识状态 未用或应用镇静剂情况下,有适当的意识水平或神经系统功能稳定
客观测定
适当的肺功能状态 RR<35 次/min, MIP≤-25~-20 cmH$_2$O, VT>5 mL/kg, VC>10 mL/kg, f/VT≤105,没有明显呼吸性酸中毒和酸血症(pH≥7.30)
心血管功能稳定 HR<140 次/min,收缩压 90~160 mmHg,已停用或仅少量应用血管活性药物
适当的氧合水平 FiO$_2$≤0.4, SaO$_2$≥90% 或 PaO$_2$/FiO$_2$≥150 mmHg, PEEP≤8 cmH$_2$O
代谢功能稳定

(3) 短时间 SBT:普遍认为 SBT 失败大多发生于试验开始的时间段内,故试验早期应密切观察患者的病情变化。实施真正的 SBT 前,一般先进行短时间(1~5 min)SBT,试验方法与 SBT 相同,主要观察指标为 VT 和 RR。在该段时间内,患者如果持续满足 VT>5 mL/kg、RR<35 次/min,即可进行 SBT。

2. **试验方法** 有三种基本方法:T 管试验法、低水平持续气道正压(CPAP,5 cmH$_2$O)法和低水平压力支持通气(PSV,PS 5~7 cmH$_2$O)法。

(1) T 管试验法:将 T 管与气管插管或气管切开的导管相连,利用加温湿化装置加温加湿吸入气,保持 FiO$_2$ 不变,使患者处于自主呼吸状态。该方法无额外正压辅助,人工气道的存在还会使呼吸阻力增大,因此若患者能通过试验,则撤机后失败的机会非常小;容易发生呼吸困难、呼吸肌疲劳,使试验的成功率下降,试验时必须充分抽出气囊内气体。

现代呼吸机能有效提供充足的气流,更适合直接用呼吸机 T 管撤机。详见第六章第八节。

(2) 低水平 CPAP 法：将原通气模式改为 CPAP，调节至 $5\ cmH_2O$，FiO_2 维持不变。一般认为，COPD 和左心衰竭患者更适合该方法，因为低水平 CPAP 有助于维持 COPD 患者陷闭小气道的开放，对抗 PEEPi 引起的呼吸功（WOB）增加；降低左心衰竭患者的左心室跨壁压和后负荷，适当降低前负荷，改善心功能，间接降低 WOB，使试验更安全，成功率更高；拔管后有 WOB 增加或心力衰竭复发的风险。

(3) 低水平 PSV 法：将通气模式改为 PSV 或继续应用 PSV，PS $5\sim7\ cmH_2O$，具体大小取决于人工气道内径、长度（主要是内径）；FiO_2 维持不变；吸气压力坡度设置为 0 或 $\leqslant0.2\ s$，呼气压力坡度设置为 0 或最小。适当 PS 可对抗人工气道阻力，能更准确地评估患者是否具备克服自身通气阻力而进行自主呼吸的能力；改善患者的依从性；撤机后失败风险可能较大。

该方法和低水平 CPAP 法皆属于带机试验。若需终止试验，可迅速返回试验前的通气模式，给予适当通气支持，安全性高；T 管试验法则需要较长时间，安全性稍差。带机试验无须断开呼吸机，直接调节通气模式和通气参数即可，操作简单、方便；T 管试验法则稍烦琐（用呼吸机进行 T 管撤机则方便得多）。不适当的压力选择容易导致试验失败。

3. 试验持续时间　不同学者的报道有差异，大多选择 $30\sim120\ min$。Esteban 等和 Perren 等分别研究了 T 管试验法和低水平 PSV 法的试验时间，皆对 $30\ min$ 与 $120\ min$ 进行随机对照研究，研究对象包括 COPD、肺炎、心力衰竭、神经-肌肉疾病等导致的呼吸衰竭患者，结果发现两组 SBT 的试验成功率、试验成功者 $48\ h$ 的重新插管率、ICU 病死率、院内病死率、住 ICU 时间和住院时间的差异均无统计学意义。鉴于不同疾病的病理生理学特点不同，结合疾病选择试验时间更有价值，举例如下。

(1) COPD：气道阻塞的可逆性小，膈肌和下位肋间外肌处于不利的力学状态，通气时间多较长，常合并呼吸肌失用性萎缩，若 SBT 时间短，仅能评估呼吸肌收缩力而不能准确评估耐力，试验时间需较长，宜 $1\sim2\ h$；其中 T 管试验法可 $1\ h$，低水平 CPAP 法或 PSV 法宜 $2\ h$。

(2) 肺水肿或肺损伤：ACPE、ARDS、重症肺炎的治疗时间多较短，可逆性大，可完全或大部分恢复正常，对呼吸肌功能影响小，SBT 时间宜缩短，可选择 30 min；慢性心力衰竭或心肌功能损伤患者的 SBT 时间过长容易诱发心力衰竭，因为与真正自主呼吸相比，人工气道使呼吸阻力增大，需加强监测，必要时休息 24 h 再次试验。

(3) 长期通气患者：常有明显呼吸肌萎缩或肌无力和呼吸机依赖，2 h 不足以判断呼吸肌耐力，必须通过呼吸肌锻炼，经复杂撤机方法撤机，联合间断停机法常是必要的。

四、SBT 的标准和结果评价

由于上述较多问题，进行 SBT 时需对患者病情综合评估。

1. 评估标准　SBT 成功标准分客观和主观两方面（表 17-2）；ERS/ATS 等五学会提出的 SBT 失败也包括两方面（表 17-3），与 ACCP/ACCM/AARC 有所不同，但差别不大，主要是前者的标准更具体，某些阈值也略有改变，如 PEEP、$PaCO_2$、pH 和收缩压等。

表 17-2　患者耐受 SBT 的标准

客观标准
$SaO_2 \geqslant 90\%$ 或 $PaO_2 \geqslant 60$ mmHg（$FiO_2 \leqslant 0.40 \sim 0.50$），或 $PaO_2/FiO_2 > 150$ mmHg
$PaCO_2$ 升高 $\leqslant 10$ mmHg 或 pH 降低 $\leqslant 0.10$
RR $\leqslant 35$ 次/min
HR $\leqslant 140$ 次/min 或较基础值增加 $\leqslant 20\%$
90 mmHg $\leqslant$ 收缩压 $\leqslant 160$ mmHg 或较基础值的改变率 $\leqslant 20\%$
主观标准
未出现呼吸功增加的体征，如胸腹矛盾运动、辅助呼吸肌过度活动
未出现其他呼吸窘迫的体征，如大汗、焦虑、烦躁

表 17-3　SBT 失败的标准

主观标准
激动不安、焦虑，或精神抑郁
大汗
发绀
呼吸过度用力的表现
辅助呼吸肌活动幅度增大或胸腹矛盾运动
呼吸窘迫的面部体征（张口呼吸等）
呼吸困难

续 表

客观测定标准
　　$FiO_2 \geqslant 0.5, PaO_2 \leqslant 50 \sim 60$ mmHg 或 $SaO_2 < 90\%$
　　$PaCO_2 > 50$ mmHg 或 $PaCO_2$ 升高> 8 mmHg
　　pH<7.30 或 pH 降低>0.07
　　$f/VT > 105$
　　RR>35 次/min 或增加幅度$>50\%$
　　HR>140 次/min 或增加幅度$>20\%$
　　收缩压>180 mmHg 或增高幅度$>20\%$
　　收缩压<90 mmHg
　　新发心律失常或原心律失常加重

2. 不同指标的合理评估　虽然上述标准有较好的适用性,但理想阈值并未确定,也很难确定,因为不同疾病和不同病理生理阶段可以有较大不同。一些指标也缺乏特异性,如 RR、HR 增快皆可因紧张、躁动、恐惧、发热而出现,而不是对撤机不耐受。即使是肺部疾病导致的 RR 增快也有较大差异,肺实质疾病的胸肺弹性阻力(Ers)增大,RR 应该增快,RR 变化作为评估标准的价值较小,判断的阈值宜较大;阻塞性肺疾病的气道阻力(Raw)明显增大,患者的理想状态应该是深慢呼吸,RR 增快是呼吸肌疲劳的指征,其阈值宜较小,如 25 次/min。虽然血气指标是客观的,但目前的阈值标准难以适用 COPD 慢性呼吸衰竭患者,因为在 SBT 期间,$PaCO_2$ 增加>8 mmHg 和 pH 下降幅度>0.07 很容易出现,主要见于肺功能储备有限,基础 $PaCO_2$ 高于正常的患者。部分慢性肺部疾病、慢性心脏病、神经-肌肉疾病需要长期无创或有创通气治疗,上述标准完全不适合。这些情况也可解释成功和失败的部分标准有小幅度重叠。与传统撤机方法相似,SPT 未关注呼吸中枢疾病。

五、SBT 指导撤机的原则及处理对策

在预定的试验时间内,若未达终止试验标准,表示 SBT 成功,可考虑撤机;若 SBT 失败,应立即终止试验,给予充分、稳定的呼吸支持,保障呼吸肌充分休息,并积极寻找失败原因。一旦原因被解除或明显改善,并能通过短时间 SBT,则可继续进行 SBT。原则上,SBT 只需每日进行一次,每日多次 SBT 容易导致呼吸肌疲劳和患者依从性下降,增

加医护人员的工作量,对缩短 MV 时间和提高撤机成功率并无优势。

六、小结

SBT 作为客观评估方法能较准确地反映患者自主呼吸能力,较客观地指导临床医生和呼吸治疗师对患者撤机前的病情进行全面评估,提高撤机成功率;应避免不加区别地过于相信试验结果,应将试验结果与不同疾病和同一疾病的不同病理生理状态综合考虑,以决定是否撤机;在撤机前还应充分评估原发病或诱发因素是否明显改善(不要求完全缓解),其他影响撤机的因素是否解除、呼吸中枢驱动是否稳定,患者上气道是否通畅,咳痰和吞咽功能是否明显恢复。在此基础上,临床医生也必须充分了解、合理评估、科学应用其他撤机方法。

第三节 间断停机法

早期呼吸机无 PSV 或同步间歇指令通气(SIMV)等可以允许自主呼吸的模式,几乎皆采用间断停机法。目前呼吸机的性能和功能皆明显改善,可采用的撤机方法非常多,但间断停机法仍有独特优势——简单、方便、可靠,仍是常用的撤机方法或联合撤机方法。

一、常规撤机方法和基本程序

1. 准备和注意事项

(1)患者心理准备:病情明显改善且趋于稳定,逐渐符合撤机指征时,应告知患者做好撤机准备、大约何时撤机、撤机的理由及目的。允许患者随时表达任何想法和担心,给予恰当解释,以减轻患者的顾虑、恐惧等不良感受。

(2)监测:试验前检测患者的临床表现,如 RR、HR、BP、呼吸运动形式;气体交换参数,如经皮动脉血氧饱和度(SpO_2)、PaO_2、SaO_2、pH、$PaCO_2$、OI 等;还有心电图等。

(3)注意事项:① 有医务人员陪伴或关注,给予安慰及关心,为患者提供良好的撤机环境;② 尽量避免使用镇静剂,以保障患者能最大努力地配合撤机锻炼;③ 如有可能,让患者尽可能坐于病床上或床旁椅子上完成撤机过程。

2. 常规撤机流程

（1）基本方法：开始阶段白天间断停机，夜间通气；初始停机时间较短，10~15 min，避免患者出现明显呼吸困难和情绪紧张，否则需及早恢复 MV；然后逐渐延长停机时间；待患者能稳定自主呼吸 2 h，且动脉血气稳定，可考虑撤机。

（2）注意事项：必须充分抽光气囊内的气体，否则 Raw 过大；停机时间不宜超过 2 h，否则容易导致分泌物干结和阻塞；若患者基础肺功能较差、通气时间较长、可能或已经有呼吸机依赖时，撤机把握不大，则应给气囊充气，继续给予 MV，再进行第二次、第三次的停机流程；最后完全停机。

3. 简单撤机流程　对于无严重基础肺疾病或短期 MV(<1 周)的患者，可直接停机 30 min 至 1 h，若患者能持续稳定自主呼吸，可撤机。

二、非常规撤机方法

对于长期 MV，多次撤机失败，有较强呼吸机依赖的患者宜采用下述方法。若患者一次停机 45 min 出现明显气急，则每次的停机时间缩短，比如 30 min。每次停机后给予 MV 3 h，然后再停机 30 min。其后 MV 时间逐渐缩短至 30 min，即通气 30 min，停机 30 min，最后完全撤机。

第四节　呼吸中枢功能低下或紊乱患者的撤机

呼吸中枢在呼吸衰竭发生、MV 上机和撤机中作用受到重视，但几乎仅限于呼吸中枢驱动增强，对呼吸中枢驱动未增强的重视度较低，在撤机中基本被无视，单独阐述是必要的。

一、呼吸中枢驱动变化与撤机

1. 正常呼吸中枢调节　呼吸是自主节律性运动，基本呼吸中枢在延髓，脑桥呼吸调整中枢和化学性呼吸调节（$PaCO_2$、pH、PaO_2）使呼吸更加完善;疾病状态下,非呼吸化学性调节和物理性调节发挥更重要的作用,如肺牵张反射、呼吸肌本体感受器反射等。正常静息呼吸时 $P_{0.1}$ 维持在 $2\sim4\ cmH_2O$ 的范围内;睡眠后,代谢率降低,呼吸刺激减弱, $P_{0.1}$ 下降,VE 降低,动脉血气正常;运动时,机体代谢率增大,呼吸刺激因素兴奋, $P_{0.1}$ 升高,VE 增大,动脉血气仍正常。

2. 呼吸中枢驱动增强与撤机　呼吸器官疾病导致呼吸阻力增大,必然反射性引起呼吸中枢驱动增强,如 COPD 患者, $P_{0.1}$ $2.4\sim5\ cmH_2O$,急性加重者进一步升高;MV 的 ARDS 患者, $P_{0.1}$ $3\sim6\ cmH_2O$,呼吸明显增强或人机对抗者更高;周围神经-肌肉疾病, $P_{0.1}$ 也明显升高。MV 治疗后疾病好转的过程实质也是兴奋呼吸中枢的物理、化学因素减弱的过程, $P_{0.1}$ 必然下降,降至一定水平可顺利撤机;反之,则意味着撤机失败。

3. 呼吸中枢驱动减弱或紊乱　呼吸中枢疾病或功能障碍,少部分表现为呼吸中枢驱动增强,大部分减弱或紊乱,比如减弱时 $P_{0.1}$ 在 $0.5\sim1.5\ cmH_2O$,主要表现为 VE 下降, $PaCO_2$ 升高,伴 PaO_2 下降,静息时无呼吸窘迫表现;紊乱时表现为 $P_{0.1}$ 的范围扩大,如在 $1\sim3.5\ cmH_2O$,以低驱动和正常驱动为主或有时出现高驱动,RR 和 VE 波动大, $PaCO_2$ 不升高或下降;低呼吸支持,比如用 PSV,给予 PS $10\ cmH_2O$,以浅快呼吸为主,RR 持续达到 $30\sim35$ 次/min 或以上,胸腹式呼吸运动协调;适当增大支持强度,比如 PS 增大至 $16\sim18\ cmH_2O$,将较快出现深慢呼吸;若持续给予低 PS,RR 过快,也会出现呼吸肌疲劳和 $PaCO_2$ 升高。

二、呼吸中枢驱动下降或紊乱的原因与特点

(一) 呼吸中枢驱动下降

1. 常见疾病与高危因素　主要有肥胖低通气综合征、中枢性睡眠呼吸暂停低通气综合征、特发性中枢性低通气、COPD、高龄、缺乏锻炼、垂体或下丘脑疾病、脑卒中患者,呼吸中枢驱动下降的发生率明显升高,中枢性呼吸暂停也不罕见。MV 时应用镇静剂的患者,停用药物后,呼吸中枢兴奋性多迅速恢复,少部分持续低下,尤其是长时间应用者。

2. 基本特点　无论是否为睡眠相关疾病,睡眠时普遍存在呼吸中枢兴奋性下降,夜间 $PaCO_2$ 升高,甚至发生 CO_2 麻醉。

(二) 呼吸中枢驱动紊乱

与呼吸中枢驱动下降的原因相似,但主要见于颅脑疾病、右心衰竭、长时间应用镇静剂后;以浅快呼吸为主,可有陈-施呼吸等不规则呼吸形式。

三、呼吸中枢功能低下或紊乱的机械通气治疗和撤机策略

(一) 呼吸中枢驱动下降

1. 原则　患者容易配合 MV,避免通气绝对或相对过度,除非特殊需求,如颅内高压急性期,避免控制通气(CV)或长时间 CV;尽量保持自主呼吸或自主吸气触发。规律刺激,充分发挥行为性呼吸调节的作用。

2. 通气模式选择和通气参数调节　首选 PSV 或 SIMV+PSV,其他自主或间歇指令模式也可应用,皆应给予较低的辅助强度,保障自主吸气触发;睡眠后部分患者 $PaCO_2$ 明显升高,自主通气模式不能有效运转,可应用 SIMV+PSV,切忌明显增加通气辅助强度,维持 $PaCO_2$ 适当升高、pH≥7.25~7.30 是合适的;随着病情改善和行为性呼吸调节逐渐发挥作用,$PaCO_2$ 必然逐渐下降。个别严重脑干疾病或损伤的患者,维持自主呼吸是困难的,必须 CV;病情稳定后,尽可能促进自主吸气触发,为撤机或长期低辅助通气创造条件。

3. 行为性呼吸调节　制定锻炼规划,促进患者规范化四肢运动或其他运动方式,兴奋大脑皮质,促进呼吸中枢兴奋性的改善;若患者自主运动困难,给予规律性被动运动。

4. 中枢兴奋剂的应用　缺乏作用时间长、效果确切的口服药物。主要是静脉用药,如尼可刹米,可用于急性药物中毒或麻醉苏醒过程。

5. 撤机程序

(1) 基本过程:首选 PSV,在维持稳定或相对稳定呼吸的基础上,逐渐发挥和增强自主呼吸的作用;每小时降低 PS 2~4 cmH_2O,若 $PaCO_2$ 升高导致 pH<7.3,需再次升高 PS 2~4 cmH_2O,终止撤机过程;次日再降低 PS;若经常出现呼吸暂停,则加用 SIMV,预设 RR 4 次/min。联合间断停机效果更佳。

若为 SIMV＋PSV，首先降低预设 RR，每小时减少 2 次，降至 4 次/min；若能有稳定自主吸气触发，改用 PSV，转入 PSV 撤机；若经常出现呼吸暂停，则继续维持预设 RR 4 次/min。

若 PS 降至 5～7 cmH_2O，稳定呼吸 4～6 h 时，氧合达前述撤机标准，且 pH≥7.3，可考虑撤机；拔管后尽可能给予无创正压通气(NPPV)，尤其是睡眠时，仍需避免通气绝对或相对过度。若能稳定呼吸 4～6 h，$PaCO_2$ 升高伴 pH<7.3，需升高辅助强度，次日进入撤机程序。

容积支持通气(VSV)是 PSV 的智能化调节，理论上撤机更方便，但需真正掌握和熟练应用，合理预设目标 VT 和基础压力，并能定期合理调节。

以 PSV 为基础的分钟指令通气(MMV)是较好的撤机模式，可预设 VE，容易评估，缺乏合适的 VE 评估标准，仍以 PaO_2 和 pH 为标准。

(2) 监测要求：除一般撤机要求外，该类患者呼吸平稳，尽管容易发现 VT、RR、VE 下降，但 $PaCO_2$ 升高、pH 降低不易发现；过多动脉血气监测并不合适，可选择呼气末二氧化碳分压（partial pressure of carbon dioxide in end expired gas，$PetCO_2$）监测或经皮 $PaCO_2$ 监测，建议升高幅度≥10 mmHg，增大 PS 至原水平；或调节 FiO_2，使 SpO_2 维持在 95%～98%，SpO_2 下降必然伴 $PaCO_2$ 升高，推荐 SpO_2 下降≥4%，增大 PS 至原水平。反之维持原 PS 通气。

(二) 呼吸中枢驱动紊乱

1. 通气原则　避免 CV 或给予较大辅助强度；在维持相对稳定呼吸的基础上逐渐降低辅助强度；充分发挥行为性呼吸调节的作用。

2. 通气模式选择和通气参数调节　首选 PSV，PS 以维持适当偏快的呼吸为主，建议 20 次/min≤RR≤30～35 次/min，胸腹式呼吸运动协调；若能稳定呼吸 2 h，需降低 PS，每次降低 2 cmH_2O；若 RR 明显增快或出呼吸肌疲劳或 HR 明显增快、BP 明显升高，需增加 PS 至原水平，直至呼吸平稳。初始建议上午、下午操作各一次，若能稳定呼吸 2 h，则增加调节次数，建议间隔 2 h 操作 1 次，从早上 6:00 开始至夜间 22:00，其后不再操作，保障患者充分睡眠。由于呼吸波动大，可简单根据 RR 变化额外增加或降低 PS 2～4 cmH_2O。联合间断停机效果更佳。

PS 5~7 cmH$_2$O,若能稳定呼吸 4~6 h,氧合达前述撤机标准,且 pH≥7.3 可停机。

VSV 是支持压力的智能化调节,应用方法同前。

3. 行为性呼吸调节 制定锻炼规划,促进患者规范四肢运动或其他运动方式,兴奋大脑皮质,促进呼吸中枢兴奋性的调节;若患者自主运动困难,则给予规律性被动运动。

第五节 拔管及拔管后的管理

临床上拔管失败并不少见,其原因主要与对呼吸生理和疾病的认识不足、拔管指征的掌握不足、拔管后的管理欠缺等有关。

一、拔管指征

1. 基本标准 不同学者的报道不完全相同,下列标准供参考:① 达撤机标准或已撤机。② 神志清楚,痰液稀薄,咳嗽有力,达有效咳嗽评估标准;或神志异常,但咳嗽敏感性好,咳嗽有力。③ 能有效吞咽,避免口咽部分泌物和痰液堵塞气道口。④ 导管气囊充分抽气后,用无菌纱布堵塞导管口,无呼吸困难,能发声(提示气道通畅)。

2. 气囊漏气试验(cuff leak trial,CLT) 用于上气道通畅程度的评估。将通气模式改为容积辅助/控制通气(V - A/C),充分吸痰后,稳定通气数分钟,观察和记录吸气 VT 和呼气 VT。吸气 VT 恒定,为预设值;呼气 VT 随通气状态略有变化。然后将气囊内气体充分抽出,正常情况下大量漏气,呼气 VT 显著减小;若减小有限,提示上气道阻塞,称为 CLT 阳性,拔管后容易因气道阻塞而失败。

(1) 具体标准和处理:记录 3 次 VT,取 3 次平均值,若呼气 VT 减少≤110 mL 或(吸气 VT -呼气 VT 的平均值)/吸气 VT≤15%,称为 CLT 阳性,宜延迟拔管,查找原因,如喉镜检查或气道 CT 检查,并给予针对性处理;若阴性,可拔管。

(2) 说明:并非单纯上气道,实际包括气囊部分及以上的气管。若为 OSAHS,在一般情况较好的情况下,CLT 阳性可拔管,并转入无创 CPAP 治疗;若为声门明显充血、水肿,则给予糖皮质激素(激素)治疗,再次评估,阴性后拔管;部分漏气略小,导管较粗,可拔管,并密切观察,必要时再次置管;部分气管切开患者,出现上气道或气管不可逆阻塞或可逆程度很低,经处理后改善有限,需长期带管。

二、拔管前准备

(1) 尽量上午拔管,以利于观察和处理相关问题。

(2) 拔管前 1 h 静脉注射地塞米松 5 mg 或甲泼尼龙 40 mg。

(3) 准备好各种抢救设备和药物(ICU 常规备用抢救车)。

(4) 充分吸出导管和气管内的分泌物,再充分吸出口腔内的分泌物,最后充分抽出导管气囊内气体;必要时再给气囊充气,通气数分钟,使患者适当休息。

(5) 适当增加 FiO_2,使 $SpO_2 \geqslant 98\%$。

(6) 接受经鼻气管插管的患者,沿气管插管的管外壁滴入无菌石蜡油,放松气囊,上下松动插管,防止鼻黏膜损伤或撕脱。

三、拔管程序

(1) 评估肺功能情况。若肺功能储备较差,或气道分泌物较多,可经气管插管导管插入长约 60 cm 的吸痰管或胃管,保证其远端超过气管插管远端内口;否则无须放置。

(2) 嘱患者深呼气,然后深吸气,于吸气期拔出导管。若保留吸痰管,可注入生理盐水湿化、吸痰和气管内供氧;必要时引导重新气管插管。留置吸痰管应在 24 h 内拔除。

(3) 拔管后医务人员应床边观察一段时间,注意可能的并发症;同时安慰、鼓励患者。

(4) 拔管后患者尽可能取坐位或半坐位,减少腹腔脏器对横膈的压迫,有利于膈肌运动;也有利于医务人员对患者进行拍背、理疗等,促进痰液咳出。

四、拔管后的观察和处理

1. **基本监测与评估** 生命体征、呼吸形式和 SpO_2 监测,并合理评估。

2. 气道阻塞的评估与处理　观察呼吸形式，常规听诊，如颈部有无喘鸣音、双肺有无哮鸣音。① 若出现明显呼吸困难和颈部喘鸣音、喉水肿或喉痉挛可能性大，应避免刺激性操作，包括雾化吸入；迅速静脉应用激素，首选甲泼尼龙 40 mg；密切观察患者的症状和体征，必要时再次气管插管或气管切开。② 若出现呼吸困难和哮鸣音，提示哮喘发作或哮喘样发作，迅速静脉应用激素，首选甲泼尼龙 40 mg；缓解或病情稳定后，给予雾化吸入激素 2～3 日。

3. 声带损伤的评估与处理　评估有无声音嘶哑及程度，必要时用喉镜观察。声音嘶哑是常见表现，无须特别处理；若严重嘶哑，则口服激素，如泼尼松(5 mg)、泼尼松龙(5 mg)或甲泼尼龙(4 mg)，建议每次2片，每日 3 次，连用 3～5 日。不建议雾化吸入激素，否则容易因理化刺激诱发声门痉挛。

4. 呼吸肌疲劳的评估与处理　容易识别，重点是早期识别和评估，及早给予 NPPV；基础肺功能较差的患者也应及早 NPPV；若再次发生呼吸衰竭或急性加重，则治疗效果显著变差。

5. 低氧血症或循环功能障碍的识别与处理　常规观察口唇黏膜、肢端的发绀情况和 SpO_2，对高危患者及早针对性检查，早期正确评估与处理。

6. 痰液及清除能力评估与处理　详见第十四章第二节。强调痰液黏稠者应加强护理，必要时可经环甲膜穿刺留置导管，每日滴入生理盐水约 250 mL。

7. 食管反流的评估与处理　拔管后继续鼻饲 24～48 h，试饮水，无呛咳后可拔除鼻饲管，进半流质饮食，逐渐过渡至正常进食。

8. 其他　患者若无明显异常，可于拔管后 2～4 h 和 24 h 复查动脉血气；若病情波动，需密切观察和随访 VT、RR、VE、VC、MIP，并增加随访动脉血气的次数。

五、拔管和拔管后的其他问题及处理对策

1. 延迟拔管　多数撤机患者可以顺利拔出气管导管，恢复自然呼吸；部分患者尽管已恢复了自主呼吸，但需延迟拔管时间，主要原因：① 气道保护功能尚未恢复，误吸风险高；② 损伤的上气道和气管尚未

明显恢复,发生气道阻塞的可能性较大;③ 咳嗽反射较差,发生分泌物阻塞的风险高;④ 呼吸机依赖。主要是在常规护理的基础上,加强针对性治疗。

2. 拔管失败　指拔管后 7 日内需要重新气管插管者。DemLiny 等调查发现 700 例 MV 的外科住院患者,拔管失败率为 4%;烧伤引起的吸入性气道损伤患者,拔管失败率为 13%。强调有早期插管指征者应及早气管插管,反之预后不良。

3. 误吸　若喉部、会厌的保护功能低下,误吸是拔管后的常见并发症。Burge 等观察了 64 例患者,结果显示拔管 30 min 后,33% 的患者发生误吸;20%、5% 的患者分别于拔管后 4 h、8 h 发生误吸。一旦发生误吸,立即做好相应处理。

第三篇

机械通气在不同疾病或不同情况中的应用

第十八章

颅脑及神经-肌肉疾病患者的机械通气治疗

颅脑疾病直接或间接影响呼吸中枢,与单纯呼吸中枢疾病有较大相似性,与周围神经-肌肉疾病的病理生理和临床特点有明显不同,机械通气(MV)要求也有较大差异。

第一节 中枢神经疾病

呼吸中枢位于脑干,主要包括延髓的基本呼吸中枢、脑桥的呼吸调整中枢,任何原因导致脑干直接损害或间接损害皆可发生呼吸衰竭。

一、常见原因

直接损害有功能性和器质性,前者如镇静剂、麻醉剂过量,以及农药中毒、肥胖低通气综合征、中枢性睡眠呼吸暂停低通气综合征和特发性中枢性低通气;后者如脑干外伤、出血。更常见的原因是间接损害,如脑出血、蛛网膜下腔出血、外伤、肿瘤等导致的颅内压升高,压迫呼吸中枢,导致呼吸调节紊乱。

二、基本类型

1. 基本类型与特点 大体分三种:① 呼吸中枢受抑制,表现为呼吸运动减慢、减弱,或伴不规则,出现呼吸性酸中毒和低氧血症,呼吸支持是主要治疗手段;② 呼吸中枢调节紊乱,主要见于脑干疾病,以浅快呼吸为主,胸腹式呼吸协调,可有潮式呼吸,无呼吸性酸中毒,长时间持续紊乱也会发生呼吸肌疲劳和呼吸衰竭,需要呼吸支持,撤机困难(详见第十七章第四节);③ 呼吸中枢受刺激,以深慢呼吸为主,常有呼吸性碱中毒,多见于急性脑卒中导致颅内高压,无需呼吸支持,常需建立人工气道。

本节主要以呼吸中枢受抑制阐述,初发病时气道-肺结构和功能基本正常,故吸空气时,肺泡气 PCO_2(P_ACO_2)升高程度和 PO_2(P_AO_2)下降程度接近,两者之和与正常相似,大约为 104+40=144 mmHg;受生理分流影响,年轻成人约为 140 mmHg;若长时间不缓解,低位肺区萎陷,出现低通气血流比例($\dot{V}/\dot{Q}$),PaO_2 降低,$PaCO_2$ 和 PaO_2 之和明显低于 140 mmHg。

2. 常见问题 部分患者常伴有呼吸道分泌物增加和/或误吸,加之神志障碍,咳嗽反射减弱,分泌物排出困难,导致气道阻力(Raw)升高;周围气道阻塞和微不张,或合并感染,将出现 PaO_2 明显下降,$PaCO_2$ 和 PaO_2 之和远低于 140 mmHg。

三、神经源性肺水肿

神经源性肺水肿指基础心肺功能正常,发生中枢神经损害后突然发生的肺水肿,临床常见,主要见于颅内高压患者,也称为脑源性肺水肿。

1. 发病机制 一般认为通过两种机制发挥作用:① 颅内压升高或脑组织缺氧等使交感神经兴奋,儿茶酚胺释放。由于体循环血管有丰富平滑肌和儿茶酚胺受体,故血管收缩,体循环阻力增加,血压(BP)升高(常是颅内高压的标志性反应);肺血管系统对交感神经-儿茶酚胺的缩血管反应不敏感,导致血液从阻力较高的体循环涌向阻力较低的肺循环,肺毛细血管压力突然升高,发生肺水肿;体循环血管收缩,BP升高,左心室后负荷增大,左心室射血受限,左心房充盈压增加,影响肺静脉回流。② 大量神经介质等诱发肺毛细血管损伤,通透性增加,水肿液的蛋白质含量较高。

2. 临床特点 常有呼吸增强、增快、低氧血症,可伴呼吸性碱中毒;影像学符合心源性肺水肿(CPE);疾病最初 2~3 日,出现低氧血症或 PaO_2(或氧合指数)进行性下降。

四、治疗

(一)基本治疗

除常规治疗外,应合理 MV,若发现患者呼吸减弱或停止,应迅速清除上呼吸道分泌物,使头部后仰,下颌前伸,保持呼吸道通畅;给予高流量氧疗;及时心肺复苏,迅速给予经口气管插管,无须等待动脉血气结果,首选简易呼吸器通气,待呼吸机准备好后接呼吸机通气。MV 要点如下。

1. 呼吸机的选择和通气模式的选择　因气道-肺阻力基本正常或升高不明显,患者呼吸能力差,各种呼吸机皆可,急救时以简易呼吸机为主,可以不同步。治疗过程中,为促进患者的康复,应选择有同步功能的呼吸机。因自主呼吸较弱,以容积辅助/控制通气(V‐A/C)或压力辅助/控制通气(P‐A/C)为主,也可选择分钟指令通气(MMV);若病情改善,应及早改用定压型同步间歇指令通气(P‐SIMV)或定容型同步间歇指令通气(V‐SIMV)或自主通气模式,首选压力支持通气(PSV)、V‐SIMV+PSV 或 P‐SIMV+PSV。

2. 通气参数的设置和调节

(1) 基本原则:保障脑组织适当的血供和氧供,尽可能降低颅内高压。① 选择较高吸入气氧浓度(FiO_2),保障充分氧合,避免因低氧血症导致脑损伤加重。② 大潮气量(VT)、低呼吸频率(RR)通气,尽量避免应用或尽可能降低呼气末正压(PEEP),从而充分预防和开放陷闭肺泡,防治呼吸机相关性肺炎(VAP);又可使通气正压对脑静脉回流和颅内压的影响控制在较低程度。③ 动脉血 pH 和 $PaCO_2$ 维持在正常水平,保持适当脑血流量。

(2) 具体设置和调节:① FiO_2 初始设置,保障 $SaO_2 \geqslant 97\%$。因气体交换基本正常,低氧血症容易纠正,无须强调氧中毒。若脑损伤恢复或病情稳定,应降低 FiO_2,使 $90\% \leqslant SaO_2 \leqslant 97\%$;$PEEP \leqslant 3\ cmH_2O$。多数患者呼吸驱动较弱,通气阻力不高,建议压力触发:$-1.5 \sim -0.5\ cmH_2O$,流量触发:$0.5 \sim 1.5\ L/min$(后同)。② 若选择 V‐A/C,VT 设置 $12 \sim 15\ mL/kg$,且保障平台出现,流量方波或递减波皆可,适当应用流量坡度,不超过 0.3 s;RR $10 \sim 16$ 次/min,以维持 pH 和

$PaCO_2$ 正常为原则;吸呼气时间比(I∶E)为 1∶2～2.5。若选择 P-A/C,一般选择通气压力 15～20 cmH_2O,适当加用吸气压力坡度(≤0.3 s)。若选择 PSV,支持压力(PS)比 P-A/C 的通气压力略低,吸气压力坡度要求相同,达到与 V-A/C 类似的深慢呼吸形式和动脉血气稳定。其他智能化或非智能化模式的要求相似。

在上述基础上,应经常进行高压力或大 VT 通气;也可加用叹气样通气,改善气管、支气管、肺泡的引流,防治 VAP。详见第十四章第三节。

(3) 注意事项和通气参数的调节:① 稳定通气 20 min 左右、1～2 h 皆需复查动脉血气,并且在最初 1～2 日,应比较频繁复查动脉血气,根据动脉血气结果调整通气参数。因为昏迷患者的代谢率下降;部分患者采用物理和药物降温,使代谢率进一步下降,体温每下降 1℃,CO_2 产生量下降 10%～15%,按常规方法计算的每分钟通气量(VE)容易导致呼吸性碱中毒;刚建立人工气道时,气道分泌物较多,生理无效腔(VD)较大,随着分泌物引流改善,VD 减小,肺泡通气量($\dot{V}_A$)可能会逐渐增大,容易导致呼吸性碱中毒,因此疾病初期需多次复查动脉血气。② 通气不足时,以增加 VT 为主,以提高通气效率,预防肺泡陷闭;通气过度时,以降低 RR 为主,以利于快速降低 $\dot{V}_A$。③ 加强湿化、温化和吸痰。④ 间歇性采用高支持压力或控制压力(30 cmH_2O)产生更大 VT(>15 mL/kg)。⑤ 在颅内高压或脑出血患者宜监测食管内压(Pes),Pes 反映胸腔内压(Ppl),便于指导 MV,维持适当脑血流量。

3. 撤机 患者 Raw 和胸肺弹性阻力(Ers)基本正常或升高不明显,呼吸肌功能健全;咳痰能力较差,容易合并感染,因此只要患者神志清醒,有较完善的咳痰能力即可停机、拔管,无须强求控制原发病。若患者长时间昏迷或咳嗽反射微弱,应尽早气管切开。

(二) 神经源性肺水肿

1. 评估 除积极处理原发病和降低颅内压外,一旦出现 PaO_2 明显下降或需要的 FiO_2 明显升高,应考虑肺水肿的可能,需摄胸部 X 线片或 CT 片进一步判断。

2. 糖皮质激素(激素)的应用 一旦诊断或高度怀疑,应及早应用。一般选择地塞米松 5～10 mg 静推或静滴,q12 h;也可选择甲泼尼龙 40～80 mg,q8 h。激素不仅能改善肺水肿,也可改善脑水肿和降低颅内压。

3. 机械通气 以自主通气模式为主,参数选择需兼顾对肺水肿的治疗作用,但不宜采用较高水平 PEEP。高水平 PEEP 可有效改善肺水肿和氧合,也可能明显升高 Ppl,颅内静脉回流受阻,升高颅内压,因此应控制 PEEP;若需较高水平 PEEP,应抬高头部,加强 Pes 监测。

(三) 慢性呼吸中枢功能低下

常见于各种情况的中枢性低通气,患者神志清醒,呼吸平稳,首选呼吸锻炼,充分发挥行为性呼吸调节的作用;明显影响生活质量时应给予经鼻罩或面罩无创正压通气(NPPV),以家庭应用为主,尤其是睡眠时应用,必须有指令通气保障,如选择双水平正压(BiPAP)呼吸机的 PSV/PCV 模式(S/T 键)或传统 SIMV+PSV 模式,预设 RR 6～8 次/min,避免过度通气。详见第十七章第四节。

(四) 呼吸中枢调节紊乱

容易实施 MV,需给予针对性撤机策略。详见第十七章第四节。

(五) 急性脑卒中或颅脑手术(外伤)后颅内高压

呼吸中枢受刺激,以深慢呼吸为主,无呼吸衰竭或伴呼吸性碱中毒,无需呼吸支持;多神志不清,需建立人工气道,以经口气管插管为主,人工气道建立必然伴 Raw 明显增大,刺激呼吸肌本体感受器;临床习惯用 PSV,给予较低 PS,如 5 cmH_2O,不足以克服增大的 Raw,刺激呼吸肌本体感受器兴奋,VT、VE 进一步增大,呼吸性碱中毒加重,容易加重缺氧性脑损伤,因此需适当升高 PS,推荐 PS 8～12 cmH_2O;或 5 cmH_2O,加用自动导管补偿(ATC);控制 PEEP≤3 cmH_2O;必要时适当应用镇静剂,维持 $PaCO_2$ 和动脉血 pH 正常和相对稳定;无论何种情况,间歇性大 VT 改善呼吸系统引流是必要的。一般经过 3～5 天的脑水肿高峰期,必然恢复至正常呼吸,意识状态明显改善,容易撤机、拔管;若仍神志不清、气道分泌物过多,且持续≥1 周,宜气管切开引流,无需 MV。

第二节 周围神经疾病或肌肉疾病

脊髓、运动神经、神经-肌肉接头或呼吸肌疾病,皆可导致呼吸肌收缩力、耐力下降，VE 不足，出现 $PaCO_2$ 升高和 PaO_2 下降。

一、病因和发病机制

1. **脊髓、运动神经元或周围神经疾病** 如吉兰-巴雷综合征、运动神经元病、脊髓侧索硬化症。基本发病机制是运动神经不能有效产生或传导神经冲动，骨骼肌收缩力下降；病程较长者可导致神经性肌肉营养不良和肌肉萎缩；若影响呼吸肌或相应的神经，将导致呼吸肌收缩力、耐力下降和肌肉萎缩。

2. **神经-肌肉接头疾病** 如抗胆碱酯酶的毒物（有机磷农药）或药物（新斯的明、氨基糖苷类抗生素）中毒、重症肌无力、肌松剂使用不当或中毒导致肌病，皆可使神经冲动不能有效传导至呼吸肌，导致呼吸肌收缩力下降或呼吸肌萎缩。

3. **肌肉疾病** 如进行性肌营养不良、多发性肌炎或皮肌炎，导致呼吸肌收缩力、耐力下降，慢性者皆伴呼吸肌萎缩。

4. **电解质紊乱** 主要见于急、慢性低钾血症，也见于慢性低钠血症、低镁血症、低磷血症，以及急性高钾血症。主要影响神经-肌肉的静息或动作单位，导致呼吸肌无力。

二、临床表现和呼吸衰竭的特点

1. **基本特点** 由于呼吸肌收缩力和耐力下降，患者常感明显呼吸困难，表现为呼吸运动幅度减弱，VT 降低，RR 增快；随着疾病加重，出现辅助呼吸肌活动、胸腹矛盾运动、三凹征及张口呼吸。轻症或早期患者可保持适当 $\dot{V}_A$ 而不发生呼吸衰竭；活动少，肺底部和背部淤血，肺泡萎陷，容易出现低氧血症。重症或晚期患者多发生呼吸性酸中毒和严重低氧血症。

2. **呼吸衰竭特点** 病初患者气道-肺实质的结构和功能基本正常，吸空气时，$PaCO_2$ 升高幅度和 PaO_2 下降幅度基本相同，两者之和接近 140 mmHg。因呼吸浅快，容易发生低位肺淤血、肺微不张和感染；常合并口咽部肌肉麻痹和咳嗽反射减弱，容易发生误吸、阻塞性肺不张和肺感染，因此随着病情加重或 MV 时间延长，PaO_2 的下降幅度常超过 $PaCO_2$ 上升幅度。患者也常因分泌物阻塞或肺炎而突然诱发急性呼吸衰竭，因此应密切观察呼吸肌功能和通气功能的变化，以及呛咳和咳嗽能力的变化。

三、机械通气治疗

1. 治疗原则　积极治疗原发病或诱发因素或合并症，对慢性患者，早期应加强呼吸形式的锻炼，如腹式呼吸、深慢呼吸、间歇性尽力深呼吸；还应锻炼咳嗽和吞咽，尽可能延长自主呼吸时间，改善生命质量；达指征时合理 MV，首选 NPPV。急性患者或慢性重症患者，应建立人工气道。

2. 人工气道 MV 指征　① RR 30～40 次/min 或以上；② $VT<5\ mL/kg$；③ 肺活量（VC）$<15\ mL/kg$；④ 最大吸气压（MIP）$>-25\ cmH_2O$；⑤ 发生中、重度高碳酸血症（$PaCO_2>60\ mmHg$），伴 $pH<7.25$，或鼻导管吸氧或低浓度氧疗（$FiO_2\leqslant 40\%$）条件下出现中、重度低氧血症（$PaO_2<60\ mmHg$）；⑥ 出现分泌物阻塞，如阻塞性肺不张、阻塞性肺炎或窒息等。

3. 通气模式和参数的选择与撤机　与一般中枢神经疾病相似，不赘述。强调：① 患者呼吸肌收缩力显著减弱，气道-肺实质的阻力接近正常，容易配合呼吸机通气；无论何种模式，皆首选较大 VT 和较慢 RR；不需应用镇静-肌松剂，否则是 MV 应用不当的表现，容易加重疾病。② 一旦出现人机对抗，应积极查找原因，必要时用简易呼吸器通气过渡，在排除气道或连接管路阻塞、呼吸机应用不当的情况下，人机对抗是呼吸肌功能恢复的征象；通过处理相关因素、调节通气模式和通气参数缓解人机对抗，避免应用镇静-肌松剂。③ 患者常合并肌肉的神经营养不良性或失用性萎缩，控制通气（CV）将加重呼吸肌结构和功能的减退；若病情改善，应及早改用辅助通气（AV）或自主通气模式（主要是 PSV 及其衍生模式）。④ BiPAP 呼吸机宜作为经鼻罩或面罩通气的首选呼吸机。⑤ 部分患者需长期家庭通气。若痰液不多或无明显吸入，以 NPPV 为主；反之，需气管切开 MV。

第十九章

慢性阻塞性肺疾病患者的机械通气治疗

慢性阻塞性肺疾病(COPD)简称慢阻肺,以不完全可逆气流受限为特征,呈进行性发展,与肺部对香烟烟雾等有害气体或有害颗粒的异常炎症反应有关。

一、基本病理和病理生理特点

COPD累及气道、肺实质、肺血管,还可引起全身(也称肺外)不良反应,但主要累及周围气道和肺实质。慢性炎症导致周围气道壁损伤和修复反复发生,引起气道狭窄和阻塞;引起肺实质破坏,表现为小叶中央型肺气肿,伴肺毛细血管床减少。此为基本病理改变,是引起一系列生理和病理生理变化的基础。COPD早期可引起肺血管炎,以血管壁增厚为特征,但主要是低氧血症所致,故重症或晚期患者多出现慢性肺动脉高压和慢性肺源性心脏病。

COPD是发生慢性呼吸衰竭或慢性呼吸衰竭急性加重的最常见疾病,呼吸衰竭类型可以是单纯低氧血症型或高碳酸血症型,前者主要因$\dot{V}/\dot{Q}$失调所致,多见于病情较轻的急性发作期患者,呼吸肌本体感受器等兴奋,呼吸增强和肺泡通气量($\dot{V}_A$)增大;后者是重症患者的必然结果,主要由$\dot{V}_A$不足引起,$\dot{V}/\dot{Q}$失调也有重要作用。呼吸功(WOB)增加和呼吸肌疲劳对两类呼吸衰竭的发展和加重皆有重要影响。弥散对运动性低氧血症有一定作用,对静息低氧血症影响不大;静动脉血分流率($\dot{Q}s/\dot{Q}t$)基本正常,一旦升高说明病情严重或发生严重并发症。

二、机械通气治疗

机械通气(MV)是改善呼吸衰竭或呼吸肌疲劳的最有效治疗手段,本节主要针对 COPD 的基本变化阐述;重症 COPD 的合并症或并发症较多,在基本变化不能解释的情况下,需进一步行生理学分析和鉴别诊断,并进行针对性治疗。

(一) 与 MV 有关的基本生理和病理生理变化

1. 呼气受限和肺过度充气　主要是气道阻力(Raw)增大和气道陷闭限制呼气完成。

基本变化和变化机制:Raw 增加、肺弹性回缩力下降,呼气期气道陷闭,使呼气缓慢且不完全,形成肺过度充气(pulmonary hyperinflation, PH)和内源性呼气末正压(PEEPi)。重症 COPD 患者的缓解期与发作期均存在 PEEPi,大致范围为 1~19 cmH_2O。缓解期主要为静态肺过度充气(static pulmonary hyperinflation, SPH),PEEPi 低;急性发作期出现动态肺过度充气(dynamic pulmonary hyperinflation, DPH),PEEPi 升高;理论上,将呼气时间(Te)充分延长,肺泡内压(Pal)将逐渐降至 0,此时的容积称为"动态平衡容积",反映 SPH。导致 DPH 的因素主要是气道陷闭,即周围气道结构及其弹力纤维支架破坏,吸气期胸腔内压(Ppl)降低,气道可较充分开放,气体可较充分吸入;呼气期,Ppl 明显升高,气道陷闭,呼气严重受限。气道水肿、平滑肌痉挛或分泌物潴留,以及用力呼气皆可加重 DPH。

2. 呼吸负荷显著增加　主要有:① Raw(包括人工气道阻力)增加。② 呼气受限导致功能残气量(FRC)显著增大、气体陷闭和 PEEPi 形成。PEEPi 是额外增加的吸气阻力。③ 严重肺过度充气使呼吸系统顺应性(Crs)明显下降或弹性阻力(Ers=1/Crs)明显增大,因为 FRC 超过肺总量(TLC)的 67% 后,胸廓对吸气不再是动力,而是阻力;FRC+潮气量(VT)超过 TLC 85%~90%,将超过呼吸系统或肺压力-容积曲线(P-V 曲线)的高位拐点(UIP),Ers 显著增加。

3. 呼吸能力和效率显著下降　呼吸负荷持续过度增大导致呼吸肌疲劳;PH 导致横膈低平,使吸气肌,主要是膈肌和低位肋间外肌处于不利力学位置,肌纤维和肌节的初长度显著缩短;膈肌供血相对不足。多种因素共同作用导致呼吸肌收缩力和耐力下降。

4. 呼吸中枢驱动增强　常用 0.1 s 口腔闭合压($P_{0.1}$)增大表示。通气负荷增大,通过多种呼吸调节反射使呼吸中枢驱动增强;呼吸肌收缩力减弱加重呼吸中枢驱动增强,其中 Raw 显著增大和 PEEPi 导致呼吸肌本体感受器反射发挥核心作用。由于呼吸衰竭为慢性或以慢性为主,以及早期氧气疗法(氧疗)等因素影响,低氧、高 CO_2 血症兴奋化学性感受器的作用有限。

在重症高碳酸血症患者,容易出现 CO_2 麻醉,呼吸中枢驱动下降;部分 COPD 患者合并中枢性低通气,呼吸中枢驱动下降。

5. 换气功能障碍　主要表现为严重气体分布不均和 $\dot{V}/\dot{Q}$ 失调,以及弥散膜面积减少。

通气和换气功能下降导致 PaO_2 下降、$PaCO_2$ 上升,PaO_2 下降幅度明显超过 $PaCO_2$ 上升幅度。

6. 循环功能和重要脏器功能相对稳定　多为慢性呼吸衰竭或慢性呼吸衰竭急性加重,机体有较好的代偿和适应,特别是心血管功能的代偿和适应。

(二) 机械通气原则与具体应用

1. 通气原则

(1) 符合 MV 的基本原则:① 在尽量避免或减轻呼吸机相关性肺损伤(VALI)和 MV 抑制循环功能的基础上,改善气体交换,维持生命。② 发挥 MV 的治疗作用。③ 为诱发因素的治疗提供时间。

(2) 符合 COPD 的基本特点:① 初始通气,选择较小 VT,尽量取得较好人机配合;随着肺过度充气减轻,使 VT 和呼吸频率(RR)逐渐符合深慢呼吸的特点。② 适当应用呼气末正压(PEEP)对抗 PEEPi,使疲劳的呼吸肌得到充分休息。③ 维持适当每分钟通气量(VE),避免"肺过度充气",使动脉血 pH 维持在正常范围或 pH≤7.50。④ 控制吸入气氧浓度(FiO_2),避免因 $PaCO_2$ 升高导致通气负荷增加。⑤ 患者比较容易接受 MV,一旦人机对抗,应积极查找原因,避免不加区别地长时间应用镇静-肌松剂。

2. 体外负压通气　主要用于缓解呼吸肌疲劳和轻度高碳酸血症,总体应用有限。

3. 双水平(BiPAP)呼吸机经面罩无创正压通气(NPPV) 是轻中度呼吸衰竭患者的一线治疗手段,对缓解呼吸肌疲劳、改善通气和气体分布有肯定效果;应用得当,在重度患者也有较好的效果。在人工气道MV 患者撤机后,可用 NPPV 过渡、康复治疗或家庭支持治疗。重症 COPD 患者麻醉和手术前可用 NPPV 适应,术后辅助治疗。

4. 人工气道 MV　随着 NPPV 的不断完善和简化,人工气道 MV 的应用显著减少。

(1) 人工气道指征

1) 分泌物引流困难:如患者一般较差,咳痰能力显著减弱;分泌物较多,不利于感染控制,发生窒息的可能性大。

2) $PaCO_2$ 重度升高($PaCO_2>80$ mmHg):$PaCO_2<80$ mmHg 可通过机体的代偿恢复正常或接近正常的 pH 水平,一旦超过该水平不可能完全代偿;且 $\dot{V}_A$ 与肺泡气二氧化碳分压(P_ACO_2)的关系曲线呈陡直的线性,VT 或 VE 的轻微下降即可使 $PaCO_2$ 显著升高,若呼吸管理有欠缺,应建立人工气道。

对 COPD 患者而言,$PaCO_2$ 重度升高不是人工气道 MV 的主要标准。若 $PaCO_2$ 重度升高,pH>7.25,患者神志尚清,宜 NPPV 治疗,或联合经鼻高流量氧疗(HFNC)。若 $PaCO_2$ 重度升高引起患者嗜睡,NPPV 1~2 h 多明显改善,继续 NPPV;若无效,pH<7.25,宜建立人工气道。

3) $PaCO_2$ 中度升高(60 mmHg<$PaCO_2\leqslant 80$ mmHg),且有进行性升高的趋势:P_ACO_2 或 $PaCO_2$ 与 $\dot{V}_A$ 表现为一定程度的曲线关系,病情轻度加重将进入陡直段,导致 $PaCO_2$ 明显上升和 pH 下降;病情轻度改善也会进入安全的平坦段,因此该类患者需加强管理,及早给予 NPPV;若 NPPV 无效或病情恶化时,应考虑人工气道。

4) 顽固性低氧血症:① 低浓度氧疗($FiO_2\leqslant 40\%$)或经鼻导管低流量氧疗($\leqslant 5$ L/min),$PaO_2<50$ mmHg;② 需要高 FiO_2,$PaCO_2$ 明显上升而 pH 下降至 7.2 以下者。

若中、高浓度氧疗,PaO_2 上升不明显,是出现严重并发症或合并症的表现,应在合理呼吸生理学分析的基础上,给予针对性检查;若短时间内不能明确诊断,应建立人工气道,通过 MV 和高 FiO_2 使患者度过危险期,并继续积极检查、治疗合并症或并发症。

5) 呼吸微弱:RR 6~8 次/min 及以下是病情危重的征象,应迅速建立人工气道。

(2) 建立人工气道指征的合理评估

1) 强烈指征:分泌物引流困难、出现明显神志障碍、呼吸微弱、严重低氧血症、pH 显著下降和 $PaCO_2$ 进行性上升。

2) 患者的基本特点:COPD 患者长期低氧血症,对低氧的耐受性和代偿性良好,故选择 MV 的紧迫性远较一般急性呼吸衰竭患者低得多。与低氧血症相比,高碳酸血症对机体的影响更小,且慢性患者的代偿和适应良好,故 $PaCO_2$ 的绝对值水平仅有较低的参考价值,需结合基础 $PaCO_2$ 水平、动脉血 pH、临床表现等决定。

3) 撤机评估:建立人工气道前对撤机的可能性做出较明确的估计是困难的,主要取决于患者的基础状况、操作者水平和团队总体管理能力。一般平时即卧床或不能从事轻体力劳动或基础 $PaCO_2$ 水平较高者撤机较困难;该类患者对 NPPV 的耐受性和依从性良好,应尽可能避免建立人工气道。社会经济因素对临床决策也有重要影响。

4) 气管插管时机的评估:国内普遍存在气管插管时机过晚的问题,患者出现昏迷、窒息、NPPV 数天无改善时才使用。此时多有肺外脏器严重受累,严重内环境紊乱,即使气管插管也难以改善预后,因此强调早期使用。只要 NPPV、呼吸兴奋剂或 HFNC 短时间治疗无效就应建立人工气道;若有发展为严重呼吸衰竭或痰液窒息的趋势,也应尽早建立人工气道。

随着 NPPV 在 COPD 的广泛应用,人工气道的需求明显降低,应根据患者的具体情况、本单位条件、NPPV 或人工气道 MV 的熟练程度选择治疗方式。

(3) 人工气道方式的选择

1) 经口气管插管:操作方便、快捷,可采用较大内径的导管(一般 8 号或 8.5 号,个别 9 号,不宜≤7 号),主要用于窒息、严重呼吸衰竭的急救;也可作为气管切开或经鼻气管插管的过渡措施。一般塑料导管或硅胶导管保留 1 周。

2) 经鼻气管插管:用于需建立人工气道,又允许一定时间操作的患者;或经口插管短期内不能拔管的患者。大部分COPD呼吸衰竭患者的发病相对较慢,通气时间较长,故适合经鼻气管插管。目前基本采用高容低压气囊的塑料导管,可维持数月,原则上每4周换管1次。

3) 气管切开:主要用于:① 肺功能损害严重、咳痰困难或容易误吸,反复发生严重呼吸衰竭的患者;② 鼻腔疾病,不宜气管插管,又需长时间保留人工气道的患者;③ 呼吸道分泌物引流困难的气管插管患者。气管切开后常发生一定程度的气管狭窄,再次实施气管插管或气管切开皆比较困难;重症COPD患者容易反复发生呼吸衰竭,故应严格掌握指征。

5. 通气模式的选择与调节

(1) 基本要求:主要取决于患者的自主呼吸能力,选择余地较大。自主呼吸较弱或严重呼吸肌疲劳的患者,首选容积辅助/控制通气(V-A/C)或压力辅助/控制通气(P-A/C)或其智能化衍生模式,如流量适应容积辅助/控制通气(A/C+autoflow)、压力调节容积控制通气(PRVCV);病情改善后需及早改用自主通气模式。自主呼吸能力较强的患者首选自主通气模式,最常用压力支持通气(PSV)和容积支持通气(VSV);理论上神经调节辅助通气(NAVA)、成比例通气(PAV)更合适,但多数专业人员缺乏相应知识和技术。介于两者之间的定容型同步间歇指令通气(V-SIMV)、定压型同步间歇指令通气(P-SIMV)或SIMV+PSV、P-SIMV+PSV或其衍生模式皆可选择,强调自主呼吸弱或严重呼吸肌疲劳者以指令部分为主,反之以自主呼吸部分为主;无论何种情况,皆应尽可能保留自主吸气触发;病情改善后,及早改用自主通气模式。万能通气模式,如双水平气道正压(BIPAP)、适应性支持通气(ASV)应用更方便,初始以指令通气为主,病情好转后及早过渡至自主通气为主。

(2) 实际应用:绝大多数COPD呼吸衰竭患者有一定自主呼吸能力,首选PSV、VSV、NAVA等自主通气模式或万能通气模式,能较快缓解呼吸肌疲劳,改善呼吸衰竭。

(3) 部分支持通气的"陷阱":主要见于V-SIMV或P-SIMV+PSV模式,可以是通气过度、相对通气过度或通气不足。详见第六章第十一节和第十二节,此不赘述。

6. 通气参数的具体设置、调节和监测

(1) 基本要求：与呼吸力学变化特点一致。

1) 初始通气：存在严重气道阻塞和气道陷闭，Raw 明显增大；伴明显 DPH 和高 PEEPi，FRC 显著增大，Crs 下降，横膈低平；P-V 曲线陡直段容积明显缩小，故应给予较小 VT，如 6～8 mL/kg；或较低支持压力(PS)，如 10～15 cmH$_2$O；RR 可略快，如 20～25 次/min，不宜太快，否则需适当应用镇静剂。

2) 治疗过程：患者适应后，DPH 减轻，Crs 增大，陡直段容积增大，横膈低平改善，膈肌收缩力增强；逐渐增大 VT 或 PS，深慢呼吸必然出现，气流的湍流强度和 Raw 显著下降，容易人机同步，WOB 降低。无论何种模式，一般要求 VT 12～15 mL/kg；RR 12～16 次/min；吸呼气时间比(I∶E)一般为 1∶2.5～1∶3.0，呼气时间(Te)过短将导致呼气不足，继续延长 Te 多不能增大 VE，相反 Ti 过度缩短，容易导致 VT 和 $\dot{V}_A$ 下降。适当加用 PEEP，见后述。

(2) 维持适当 pH 和 PaCO$_2$ 水平

1) pH 水平：VE 或 $\dot{V}_A$ 是否合适不是主要根据 PaCO$_2$ 是否正常评估，应根据 pH 是否合适判断。COPD 呼吸衰竭患者常有肾功能代偿，一旦 PaCO$_2$ 迅速下降至正常，将导致代谢性碱中毒或碱血症；CO$_2$ 可迅速通过血脑屏障，碳酸氢根离子(HCO$_3^-$)通过非常缓慢，而脑脊液严重缺乏缓冲物质，一旦 PaCO$_2$ 迅速下降和发生碱血症，脑脊液碱中毒的程度将更严重。因此，在呼吸性酸中毒明显代偿或合并碱中毒的患者，应逐渐增加 VE，使 PaCO$_2$ 逐渐下降，pH 维持在正常或略高于正常的水平(pH≤7.5)。

2) 基础 PaCO$_2$ 水平：多数 COPD 患者基础 PaCO$_2$ 正常；部分高于正常，若强行使 PaCO$_2$ 降至正常，将导致 VE 超过通气需求，抑制自主呼吸，容易发生呼吸肌失用性萎缩；一旦停机将导致患者用力呼吸，发生呼吸肌疲劳，PaCO$_2$ 上升。脑脊液酸中毒更明显，导致呼吸中枢驱动增强和呼吸困难，容易发生呼吸机依赖和撤机困难。

(3) 公用参数的设置：符合基本要求，且体现 COPD 患者的特点。

1) 触发灵敏度(S)：患者的自主呼吸能力多较弱，需要的通气压力较低；压力或流量触发的 S 皆应较敏感，一般要求压力触发为

$-1.5\sim-0.5$ cmH_2O,流量触发为 $0.5\sim1.5$ L/min。

2) FiO_2：原则上维持 $90\%\leqslant SaO_2\leqslant97\%$ 时尽可能降低 FiO_2，避免 $SaO_2>97\%$。在此原则下，FiO_2 多保持在 30% 以下；更高 FiO_2 明显加重 $\dot{V}/\dot{Q}$ 失调和升高 $PaCO_2$，增加通气需求，需更大 VT 和 VE。若 FiO_2 在 40% 以上，$PaO_2<60$ mmHg，说明 $\dot{Q}s/\dot{Q}t$ 可能在 15% 以上，应考虑合并严重肺感染或黏液栓阻塞或合并肺栓塞（pulmonary embolism，PE）、阻塞性睡眠呼吸暂停低通气综合（OSAHS）、气胸等，进行相应检查和处理。

3) PEEP：① 基本方法，一般直接测量 PEEPi，通常以其 $50\%\sim85\%$ 作为 PEEP 的选择标准或直接设置 $4\sim6$ cmH_2O；由于没有兼顾个体差异，部分可能过低，达不到有效治疗效果，部分可能过高，导致 DPH。② 最佳方法，应用定容型模式，在通气稳定的情况下，逐渐增加 PEEP，每次 $1\sim2$ cmH_2O，气道峰压（Ppeak）和平台压（Pplat）不变或略有降低，达一定水平后开始升高，升高前的 PEEP 为最佳 PEEP；应用定压型模式，开始 VT 稳定或有所增加，达一定水平后开始减小，VT 减小前的 PEEP 为最佳 PEEP。病情波动或明显好转需再次调节。

(4) 不同通气模式的参数选择、调节与监测：涉及基本参数和辅助参数，详见第六章。强调皆需达呼吸稳定，气道压、流量、潮气量波形图规整；符合 COPD 的呼吸力学要求。还需注意下述几点。

1) 气道高压：主要是 Ppeak 和 Pplat。在呼吸形式和 PEEP 符合要求的情况下，气道高压、通气压力将在合适的水平，无须特别控制；限制高压的目的是防止 VALI，原则上以 Pplat 不超过 UIP 或控制通气时不超过 35 cmH_2O 或平稳辅助通气不超过 30 cmH_2O。Ppeak 包括克服 Raw 和 Ers 的压力，不能准确反映 DPH，但影响 Pplat 在不同时间常数（RC）肺区的分布，最高平台压可能接近 Ppeak，伴局部肺过度充气，故要求定容型模式的 Ppeak$\leqslant50$ cmH_2O。

2) 驱动压（DP）：与急性呼吸窘迫综合征相比，COPD 的合适 PEEP 较低；PEEPi 存在，以自主吸气触发为主，故 DP 测定无理论和实际价值。

3) 人机关系：由于跨肺压、切变力是引起 VALI 的直接原因，应避免患者自主呼吸过强和人机对抗。合适 MV 不增加或降低严重 COPD

患者的跨肺压和切变力。

4) 送气时间和屏气时间：对持续指令或间歇指令的定容、定压模式而言，应有平台时间，一般占呼吸周期（Ttot）的5%～10%，有助于保障送气和改善气体分布。

5) 送气F：以保障合适的VT和I∶E为原则。因COPD患者以深慢呼吸为主，方波或递减波皆可，一般要求方波F 40～60 L/min，递减波60～90 L/min；避免F过低。定容型模式为方波或递减波，定压型模式为递减波，自主通气模式近似递减波，故尽可能选择后者。流量坡度或吸气压力坡度需根据自主呼吸强弱选择，自主呼吸较强时宜较快，反之宜较慢，皆不宜超过0.3 s。

7. 镇静剂的应用　COPD患者容易配合MV；呼吸肌处于不利的力学位置，也有一定程度的营养不良，收缩力弱，故除非气管插管时或插管初期，无需也不应该应用镇静剂；一旦出现人机对抗，应积极查找原因，在不能明确原因或患者躁动不安时，可给予手压简易呼吸器通气，再考虑短时间应用镇静剂和查找原因。

8. 撤机条件　符合一般要求，详见第十七章第一节；同时体现COPD特点。若神志-精神状态较好，气道引流较好，无明显反流，若未达撤机条件，也可提前拔管，给予NPPV；较多患者合并中枢性低通气或OSAHS或慢性左心衰竭，应合理评估，及早转入相应治疗。

三、营养支持与康复治疗

COPD患者的基础肺功能显著减退，持续处于高通气负荷和低呼吸效率状态，加之部分患者的全身慢性炎症反应和焦虑状态，WOB显著增加，约60%的患者合并营养不良；发生呼吸衰竭后处于高分解状态，对营养的需求更高，能量消耗增加20%～30%；尿氮排出明显增加；痰液丢失蛋白质也增加，一般MV患者每日丢失约4 g。因此，合理康复治疗和营养支持是必要的。

（一）康复治疗

核心是呼吸效率的提高（主要深慢呼吸、腹式呼吸、适当CPAP/PEEP或缩唇呼气）、吸气肌力量锻炼和全身功能锻炼，尤其是前者常成为决定MV成败、患者生命质量的关键因素。

(二) 营养支持

1. 一般要求　基础能量增加约30%,蛋白质供给需增加20%~50%;同时增加钾、镁、磷和水溶性维生素的补充。

2. 能量供给　以碳水化合物(糖类)为主,避免过多摄入;适当增加脂肪的比重,特别是撤机过程中,以免CO_2产生量显著增加,增加通气负荷。

3. 能量和蛋白质的组成　糖类50%~60%,蛋白质15%~20%,脂肪20%~30%;相当于脂肪1.5 g/kg(标准体重),蛋白质1.2~1.5 g/kg(标准体重),其余为糖类。蛋白质补充还有其他作用,因为MV时,蛋白质输入使呼吸中枢对CO_2的通气反应增强,有利于患者恢复。病情好转后以支链氨基酸的补充为主,同时加强肌肉训练,有助于呼吸肌功能和体力的恢复。

第二十章

支气管哮喘患者的机械通气治疗

支气管哮喘(哮喘)是一种以嗜酸性粒细胞浸润为主的慢性气道炎症性疾病,以气道高反应性为特征,临床表现为发作性呼吸困难伴哮鸣音。重症哮喘表现为气喘、咳嗽、胸闷突然加重或原有症状进行性加重,患者被迫采取前弓位,辅助呼吸肌活动,出现三凹征,双肺满布响亮哮鸣音,心率(HR)>120次/min,血压(BP)升高;患者只能说字词,烦躁、大汗;动脉血气 $PaCO_2 > 45$ mmHg,$PaO_2 < 60$ mmHg,$SaO_2 < 90\%$。危重哮喘表现为不能讲话,嗜睡或意识模糊,呼吸浅快,胸腹矛盾运动,三凹征,呼吸音减弱,心动徐缓,动脉血气提示严重低氧血症和呼吸性酸中度。

一、病理和病理生理变化

哮喘的基本病理改变是气道炎症导致的黏膜充血、水肿,平滑肌痉挛,呈发作性加重和缓解,肺实质结构正常,基本病理生理改变是阻塞性通气功能障碍,FEV_1下降,肺总量(TLC)正常;气道阻塞有较大程度可逆性或完全可逆性,换气功能相对完善。若出现气道重塑,可逆程度降低,但仍较慢性阻塞性肺疾病(COPD)轻得多。气道阻塞呈不均匀性,导致气体分布不均匀;气道阻力(Raw)增大导致呼吸肌本体感受器兴奋,呼吸中枢驱动增强,其他多种因素也兴奋呼吸中枢,患者深慢呼吸,潮气量(VT)和每分钟通气量(VE)增大;肺血流量代偿性增加,$\dot{V}/\dot{Q}$失调,故动脉血气表现为低氧血症、呼吸性碱中毒。以糖皮质激素(激素)为核心的正规药物多能迅速缓解。

随着气道阻塞加重,深慢呼吸不能充分呼气,功能残气量(FRC)、残气容积（RV）升高，伴 RV/TLC、FRC/TLC 升高，以减轻增大的 Raw；肺容积增大至一定程度，肺弹性阻力明显增大，限制深呼吸，VT 降低，呼吸频率（RR）增快；FRC/TLC 超过 67%，胸廓弹性也表现为吸气阻力，胸肺弹性阻力（Ers）明显增大，VT 和 VE 减小，$PaCO_2$ 升高；呼气不充分，肺过度充气（PH）、内源性呼气末正压（PEEPi）形成和增大。因此 $PaCO_2$ 恢复正常，特别是处于正常高限时是病情危重的信号；$\dot{V}/\dot{Q}$ 失调加重，PaO_2 继续下降。

危重哮喘的 Raw、PEEPi 明显增大，横膈低平，膈肌和下位肋间肌处于不利的力学状态，自主呼吸不能有效克服 Ers、PEEPi 和 Raw，呼吸变浅快，RR 常在 30 次/min 以上，出现通气不足和高碳酸血症；$\dot{V}/\dot{Q}$ 失调明显加重，PaO_2 显著降低。

二、机械通气治疗

机械通气是危重哮喘患者的主要救治措施，应用得当可使病死率几乎降至 0，应用不当也会出现较多问题。

(一) 人工气道机械通气的适应证

在保守治疗效果不佳的情况下，气管插管常是必然的救治手段；气管插管和 MV 的并发症较多，应掌握指征。

1. 紧急适应证　意识不清，精神错乱，心率、呼吸减慢或骤停，严重呼吸衰竭。MV 可挽救生命。

2. 一般适应证　经积极药物治疗，病情无好转或呈进行性加重，RR、HR 加快，一般情况恶化，呼吸衰竭加重。机械通气的主要目的是改善呼吸衰竭，缓解呼吸肌疲劳，为药物治疗提供时机和创造条件。

(二) 建立人工气道的方式

1. 经口气管插管　经适当药物治疗后，哮喘多迅速恢复，故经口插管是首选方式。

2. 经鼻气管插管　一般不需要，也不合适。若镇静-肌松剂和激素联合应用导致重症肌无力和撤机困难，或其他原因使患者不能在 1 周内撤机时，可改用经鼻气管插管。

3. 气管切开　因哮喘控制快，且再次危重发作的机会较大；气管切开必然导致气管狭窄，使急救时再次气管插管的难度增大，故即使是在撤机困难的情况下也应尽量避免。

(三) 机械通气治疗的要求

1. 通气参数的调节

(1) 低通气量通气:小 VT($6 \sim 8$ mL/kg)、慢 RR(一般 $8 \sim 12$ 次/min)、长 I∶E(一般 1∶2.5~1∶3)。具体操作时注意实际参数(不是预设参数)达上述要求;还可适当增大吸气流量(F),如定容型模式选择方波,将流量坡度降至 0 或最低;定压型模式将吸气压力坡度降至 0 或最低;可应用低水平 PEEP($\leqslant 3 \sim 5$ cmH$_2$O)。检测和严格限制肺过度充气,使吸气末肺容积(Vei)$\leqslant 20$ mL/kg 或平台压(Pplat)$\leqslant$ 35 cmH$_2$O;控制驱动压(DP)或应力基本无价值。

(2) 允许性高碳酸血症(PHC):是低 VE 通气的必然结果。在维持正常动脉血气与限制肺过度充气不能兼顾时,需控制通气强度,允许 PaCO$_2$ 逐渐升高,pH 适度下降($\geqslant 7.20 \sim 7.25$)。慎用于高颅内压、其他颅内疾病和重度心力衰竭的患者。酸血症可降低激素及解痉药物的敏感性,因此若药物治疗效果欠佳,可适当补充碱性药物,维持 pH $\geqslant$ 7.3。

2. 通气模式的选择　自主通气模式,如压力支持通气(PSV)或成比例通气(PAV)仅能用于相对较轻的患者或病情好转的患者。容积辅助/控制通气(V-A/C)或压力辅助/控制通气(P-A/C)可用于危重症患者的初始通气,需镇静-肌松剂充分抑制自主呼吸。定容型同步间歇指令通气(V-SIMV)+PSV 或定压型同步间歇指令通气(P-SIMV)+PSV 既能保障适当 VE,又能在出现自主吸气动作时适当辅助,减轻人机对抗和减少镇静-肌松剂的剂量,宜首选。前述模式的智能化形式不容易实现保护性通气,不适合选择,除非有较强的呼吸生理知识、MV 技术和临床经验。双相气道正压(BIPAP)、适应性支持通气(ASV)能较好兼顾自主呼吸和辅助通气,实现闭环通气,也可作为首选通气模式。

3. 镇静-肌松剂的应用　插管时首选镇静剂、全身麻醉剂和局部麻醉药。MV 时首选镇静剂,按需加用肌松剂,也可短期选用麻醉药。注意三种药物之间有交叉作用,如地西泮是镇静剂,静脉快速也有较强的中枢性肌松作用。

(1) 镇静剂：主要是苯二氮䓬类，地西泮是最常用药物，药效学特点：较强的镇静作用和一定的中枢性肌松作用，对呼吸中枢抑制作用弱，副作用小。药动学特点：作用迅速，持续时间短；脂溶性强，容易储藏于脂肪，并缓慢释放。故静脉应用能迅速、安全发挥作用，实现人机配合；若用量大、持续时间长，容易导致呼吸肌无力和撤机困难，特别是肥胖及老年患者。若应用时间较长或剂量较大时，应选择水溶性药物，主要是咪达唑仑。

(2) 麻醉剂：利多卡局部麻醉，起效快，安全性高，可首选；静脉首选丙泊酚、氯胺酮。

(3) 肌松剂：短时用药可用罗库溴铵或琥珀胆碱；较长时间用药首选长效制剂，也可用短效制剂持续静脉点滴。

(4) 注意事项：① 用量适度，除气管插管初期外，尽可能保留一定程度自主吸气触发；② 避免长时间应用，以免发生呼吸肌无力和撤机困难；③ 注意对循环功能的影响，因容易导致低血压，故需适当补充液体和电解质，适当应用升压药；④ 加强监测，防止参数调节不当；⑤ 避免应用可能诱发气道平滑肌收缩的药物，主要是吗啡和部分肌松剂。

4. 机械通气的撤离

(1) 基本撤机方式：由于疾病的高度可逆性和神经-肌肉功能的完整性，可较快控制病情，原则上 CO_2 潴留纠正即可停机、拔管，无需哮鸣音消失、感染或其他诱发因素控制。保留人工气道，容易诱发感染；各种非特异性刺激，如吸痰、导管移位、冷空气等容易诱发气道痉挛加重。简单而言，哮喘恢复至轻、中度水平后可撤机、拔管，不需要严格撤机试验。

(2) 其他撤机方式：部分患者出现重症肌无力，需合理评估；撤机是较缓慢的过程，应进行最大吸气压测定和规范撤机试验。其他严重并发症或合并症也应进行撤机试验。

三、院前急救与经面罩无创正压通气的合理应用

危重哮喘患者主要表现为严重低 VE 和 $\dot{V}/\dot{Q}$ 失调，发生严重低氧血症和呼吸性酸中毒，气管插管 MV 是主要治疗手段。患者一旦建立人工气道，影响预后的主要因素为机械通气相关性肺损伤(VALI)和循

环功能的过度抑制,因此强调低 VE 通气。上述措施的实施确实使 MV 的并发症显著减少,住院患者的病死率显著下降,但总体死亡率并未明显减少,气管插管滞后或插管时间过长是导致患者死亡的主要原因。

(一) 院前急救

普及哮喘的急救知识和急诊处理知识是降低病死率的根本措施。根据笔者经验,发病后和转运过程中,除应反复吸入气道扩张剂外,应尽快口服激素,首选中效活性制剂,如泼尼松龙 30 mg 或甲泼尼龙 24 mg,顿服;若有条件迅速建立静脉通路,可给予甲泼尼龙或氢化可的松静脉滴注;不宜首选地塞米松等,后者起效慢(后同)。进展快者,为速发型哮喘反应,应给予肾上腺素 1 mg,皮下注射,先给 1/3;观察数分钟,效果不佳,再注射 1/3;避免静脉用药或肌内注射,除非心搏骤停或接近心搏骤停。还应强调高流量氧疗和人工呼吸。

(二) 急诊急救

主要措施是在高浓度氧疗、静脉应用激素的基础上合理使用简易呼吸器进行无创正压通气(NPPV),及时建立人工气道,必要时应用肾上腺素。

1. 简易呼吸器 NPPV 应首选;若能熟练应用,也可用呼吸机进行 NPPV。

(1) 主要依据:① 操作迅速、简便;② 严重呼吸性或混合性酸中毒可较快改善:在 MV 基础上,可迅速静脉应用碱性药物,改善酸中毒;③ 可迅速提供高吸入气氧浓度(FiO_2)或纯氧,从而迅速改善致死性低氧血症;④ 可同时应用镇静剂和肌松剂,降低氧耗量,改善患者的精神状态,降低气道高反应性和气道痉挛;⑤ 可同时雾化应用气道扩张剂;⑥ 若效果不佳,也方便应用肾上腺素,用法同前述。

(2) 后续措施:若迅速缓解,给予药物治疗即可。若患者情况无好转;或有好转,但未明显缓解,应尽快经口气管插管。

2. NPPV 的主要价值 尽管哮喘的病理基础相似,但有较大个体差异,部分为速发型过敏反应,以气道痉挛为主,发病迅速;用 NPPV,并配合吸入气道扩张剂和静脉应用激素,皮下应用肾上腺素,可迅速缓解病情,避免气管插管。部分患者病情进展相对缓慢,短时间内难以良好控制气道阻塞,因为气道炎症、水肿起主要作用。应用镇静剂、局部麻醉配合NPPV可迅速改善患者的躁动不安状态,降低气道高反应性,提高气管插管的安全性。

3. NPPV 的指征　无条件迅速气管插管或气管插管困难;病情迅速恶化。

4. NPPV 方法　首选简易呼吸器,随患者呼吸运动按压气囊,用浅而略快的呼吸形式配合患者的呼吸形式;逐渐增大 VT,减慢 RR,降低湍流强度和 Raw,使 FRC 逐渐下降。用呼吸机时,首选 PSV＋PEEP。

四、危重哮喘患者的综合治疗

MV 是危重哮喘患者的主要生命支持手段,基本无治疗作用,应尽快实施以激素为主的综合治疗,促进哮喘缓解。

1. 补液　强调补充充足水分和适量电解质。哮喘急性发作时,经呼吸道丢失水分增多,加之呼吸窘迫,多汗,丢失更多;呼吸道湿化温化功能下降,故需增加补液。由于哮喘发作时胸腔内压(Ppl)显著下降,肺血流量增加,补液过多过快有发生肺水肿的可能,故应控制滴速。建立人工气道后,MV 将显著削弱自主呼吸的代偿作用,在肺过度充气和镇静-肌松剂的作用下,容易发生低血压,应增加补液的量和速度。由于肺过度充气或呼吸过度增强,中心静脉压(central venous pressure,CVP)和肺动脉楔压并不能准确反映前负荷,CVP 价值更低,因此对 HR、BP 的监测更重要,床旁心超的价值相对有限。在血容量较充足的情况下,若 BP 仍较低,可适当应用升压药。

2. 纠正或减轻酸中毒　虽然强调 PHC 减轻或避免 VALI,但酸中毒会降低平喘药和激素的疗效,容易诱发低血压,必要时适当补充碱性药物,使 pH≥7.30。

3. 糖皮质激素

(1) 用药原则:大剂量、短疗程应用,保障一次用药充分起效,24 h 内能维持疗效。初次用药时,首选起效快的制剂,维持用药时可选择各种类型的激素。结合患者情况选择维持用药,如有高血压、高钠血症、低钾血症或水肿,宜选用钠水潴留作用弱的地塞米松;若有低钠血症,宜选择潴钠作用强的氢化可的松。避免一日单次用药或持续低剂量静滴用药;也不能作为平喘药物临时加用。

(2) 具体用药:首选起效快的甲泼尼龙,每日剂量 120~360 mg;一般更大剂量并不增加疗效,反而增加副作用;每 8 h 一次给药,首剂加倍。若选择地塞米松,12 h 用药一次;若选择氢化泼尼松,则宜 4~6 h 用药一次。

(3) 注意问题:用药时间短,主要副作用是高血糖、胃酸分泌过多;若用药 3~5 日,则可能发生钠水潴留、低血钾;一般不会出现免疫功能减退和骨质疏松,除个别需要长时间应用的患者。若同时应用大剂量镇静-肌松剂,患者容易发生重症肌无力,延迟撤机,故应严格控制用药时间;一旦病情明显好转,应迅速减量和停药,改用雾化制剂。

4. 茶碱　首选静脉制剂,且 24 h 内均匀应用;避免大剂量、快速用药。避免口服和静脉同时应用,以免药效高峰时间叠加导致副作用增加。目前应用最多的是氨茶碱,0.75~1.0 g/d;也可选择相当剂量的多索茶碱或喘定等。

5. β_2 受体激动剂和抗胆碱能药物　可通过呼吸机连接管路用射流雾化器反复雾化吸入;也可用定量气雾剂通过连接管路雾化吸入。注意:① 连接雾化器的管路应非常短,否则药物不能有效进入气道。② 雾化液的浓度应为等渗液,雾化温度接近气道温度,否则容易诱发或加重哮喘。③ 用多种雾化药物时,宜分开应用。④ 射流雾化液体量为 2~4 mL;气流量要适当,观察到明显的气雾喷出,一般氧流量或空气流量为 6~10 L/min。⑤ 射流雾化器要垂直放置,否则会显著削弱雾化效果。

6. 其他药物　可常规加用孟鲁司特等抗炎药物。在顽固性哮喘患者,硫酸镁、钙通道阻滞剂也可能有效;容易发生低血压,故应严格控制剂量和滴速,加强监测。

7. 抗菌药物　细菌感染是诱发危重哮喘发作的主要原因之一;一旦建立人工气道,感染机会将显著增加,因此强调早期应用抗菌药物;病情缓解后及早停药。

第二十一章

急性呼吸窘迫综合征患者的机械通气治疗

急性呼吸窘迫综合征(ARDS)是指心源性以外的肺内外因素导致的急性、进行性低氧性血症性呼吸衰竭。发病原因可以是感染或非感染因素,两者多非直接致病,而是通过一系列炎症介质和炎症细胞的作用间接致病。ARDS 的主要病理改变为肺泡毛细血管膜(ACM)的通透性增加,肺间质和肺泡水肿,肺泡陷闭和透明膜形成。典型病变的分布有一定重力依赖性,即下肺区和背侧肺区病变重,上肺区和前侧肺区病变轻;从肺前部到背部可分为相对正常、陷闭和实变三部分,称为肺外型 ARDS;反之则为肺内型 ARDS,是重症间质性肺炎的主要表现形式。ARDS 的主要病理生理改变是肺内静动脉分流率($\dot{Q}s/\dot{Q}t$)明显增大,一定程度的 $\dot{V}/\dot{Q}$ 失调和弥散功能障碍,肺顺应性(C_L)显著减退;呼吸中枢驱动增强。临床表现为进行性呼吸窘迫和顽固性低氧血症;部分患者无明显呼吸窘迫,称为静默性低氧血症。

一、病理和病理生理变化

各种原因所致 ARDS 的病理变化基本相同,大体分渗出期、增生期和纤维化期三个相互关联和部分重叠的阶段,伴相应的病理生理变化。

(一)病理分期

1. 渗出期 发病后第 1 周。24 h 内出现肺微血管充血、出血、微血栓形成,肺间质和肺泡内炎症细胞浸润,肺泡内充满富蛋白质的水肿液,灶性或大片性肺泡萎陷,肺泡 Ⅰ 型上皮细胞变性、坏死。72 h 后,纤维素网络血浆蛋白、细胞碎片可形成透明膜。

2. **增生期** 发病后1~3周。肺泡Ⅱ型上皮细胞增生,并覆盖脱落的基底膜,肺泡囊和肺泡管可见纤维化,肌性小动脉出现纤维细胞性内膜增生,导致管腔狭窄。

3. **纤维化期** 若病变迁延不愈至3~4周,将出现肺泡隔增厚、胶原纤维增生,导致弥漫性或不规则肺纤维化,广泛肺血管床管壁增厚,肺动脉扭曲、变形,肺毛细血管扩张。肺容积明显缩小。即使是非感染因素导致的ARDS也常发生肺感染。若治疗得当,病变迅速好转,不出现该期,也可无增生期改变。

(二)急性期的病理变化特点

1. **相对正常肺泡** 正常肺泡上皮和毛细血管内皮的基底膜融合,称为ACM(图21-1A)。ACM非常薄,表面活性物质(PS)作用正常,适合肺通气和换气。ARDS的部分肺泡病变轻微,与正常肺泡的功能相似,能有效完成通气和换气。

2. **陷闭肺泡和实变肺泡**

(1)发生机制和基本病理特点:炎症反应损伤ACM,血管内皮和肺泡上皮的基底膜分开,通透性增加,血浆成分大量渗入肺间质;肺泡上皮损伤相对较轻,液体不能迅速、大量进入肺泡,而是在肺泡周围逐渐积聚,肺间质静水压逐渐增大,导致肺泡陷闭(图21-1B);随着PS作用的显著下降和肺泡上皮损伤加重,液体成分逐渐进入肺泡,故肺泡容积明显减小,肺泡含水量少,因此实变肺泡可以视为病变程度较重的陷闭肺泡(图21-1C)。上述病理特点对理解ARDS的呼吸力学变化和通气策略有重要价值。

(2)临床意义:患者反应性呼吸增强,吸气期胸腔内压(Ppl)和肺间质压(Pin)显著下降,跨肺泡压相应增大,陷闭肺泡可充分开放,呼气期则随Ppl增大而陷闭;若呼气期给予适当呼气末正压(PEEP),则陷闭肺泡持续开放,有效实现通气和换气。实变肺泡内含水少,若给予足够高的跨肺压,如肺开放通气,也可使其开放,有效完成通气和换气。

3. **急性期的基本病理类型** 大体分两种类型:肺外型和肺内型(图8-1)。肺外型主要由肺外感染、创伤引起,部分由肺内局限性炎症或感染引起;局部病变激活的大量炎症细胞、炎症介质等进入肺循

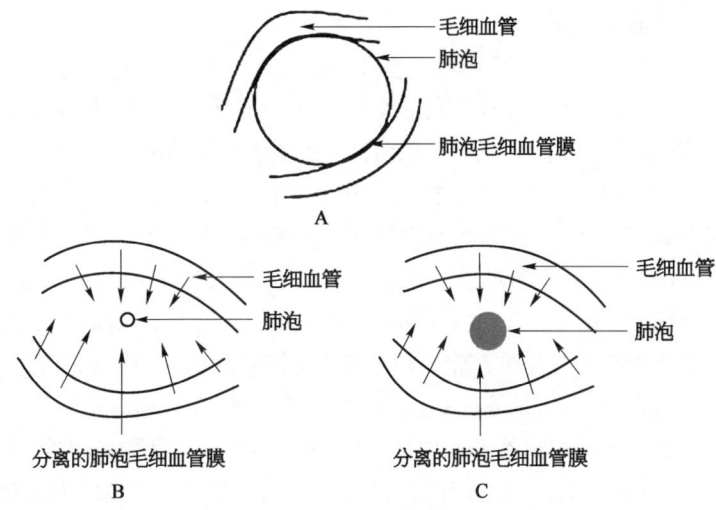

图 21-1 ARDS 不同肺泡类型模式图
A. 正常肺泡;B. 陷闭肺泡;C. 实变肺泡

环,首先损伤肺泡毛细血管内皮;其病变特点为双肺弥漫性渗出、实变,且呈重力依赖性。肺内型主要由吸入性气体、液体等损伤引起,首先损伤肺泡上皮,然后是 ACM 的广泛性损伤。病毒、肺孢子菌、非典型病原体感染直接或间接通过免疫反应异常导致 ACM 损伤,表现为肺内型。

(三) 呼吸力学和换气功能变化

呼吸力学和换气功能变化是 ARDS 最基本的病理生理变化,且两者之间有直接关系,前者主要表现为肺或呼吸系统压力-容积曲线(P-V 曲线)异常。

1. 正常 P-V 曲线　呈双曲线形,分为二段一点,即陡直段和高位平坦段,二段交点为高位拐点(UIP)。在陡直段,压力和容积的变化呈线性关系,较小的压力差即能引起较大的潮气量(VT)变化,是自主呼吸和 MV 的合适部位。正常功能残气量(FRC)可保障最佳的力学关系、最低的肺循环阻力(PVR)、最小的呼吸功(WOB)和正常动脉血气水平,是呼气末的最佳容积。在高位平坦段,较小 VT 即可导致压力显著升高,显著增加机械通气相关性肺损伤(VALI)的机会,并加重 MV

对循环功能的抑制。

2. ARDS 的 P－V 曲线　呈 S 形,出现低位平坦段和低位拐点(LIP),FRC、UIP 的容积、肺总量(TLC)皆下降,UIP 的压力基本不变,陡直段肺容积显著减小。如前述,典型肺外型 ARDS 具有重力依赖性,大体分为高位相对正常肺区 30%、中间陷闭肺区 20%～30%、低位实变肺区 40%～50%;弥漫性"均匀"肺损伤是肺内型 ARDS 的典型表现,也可大体分为相对正常肺组织 30%、陷闭肺组织 20%～30%、实变肺组织 40%～50%。在肺泡内压(P_{al})较低的情况下,肺容积增大仅能导致相对正常肺泡的扩张,故 C_L 较低,出现低位平坦段;随着肺容积增大或压力升高,大量陷闭肺泡开放,LIP 出现;其后相对正常肺组织和开放的陷闭肺组织的容积增加,表现为陡直段,C_L 增加;超过一定限度,将出现 UIP 和高位平坦段,因此 P－V 曲线的低位平坦段为相对正常肺泡容积变化的结果,LIP 为陷闭肺泡的开放点,大约相当于正常功能残气位。由于 Ppl 梯度存在和肺泡损伤程度的不一致等原因,LIP 为较小的一段区间,而不是真正的一点。不同部分反映不同肺组织的变化特点,具有不同的病理生理学效应。

(1) 相对正常肺区或肺组织:肺泡内径和 $\dot{V}/\dot{Q}$ 处于比较理想的状态,能充分完成气体交换,给予较高 MV 压力将增大肺泡内径,引起局限性肺过度充气,增加局部 PVR。

(2) 陷闭肺区或肺组织:肺泡吸气期开放、呼气期闭合,可导致:① 呼气相间歇性分流,吸气期,Ppl 显著下降使肺泡开放,进行气体交换,肺泡毛细血管的 PO_2 明显升高;呼气期,Ppl 明显下降,肺泡萎陷,不能通气,血流存在,发生严重低氧血症。氧疗不能明显升高 PaO_2。② 切变力损伤,肺泡周期性开放导致高切变力,陷闭肺区与相对正常或实变肺区的顺应性不同,肺扩张或回缩也产生高切变力。呼吸显著增强增快使切变力增大,导致 ARDS 加重。③ 肺循环阻力增加,陷闭肺泡 PO_2(P_AO_2)下降,引起周围肺血管反射性收缩,PVR 增大。

若 PEEP 足够大,可使陷闭肺泡在呼气期开放,消除或减轻上述效应,最大限度地提高 PaO_2,改善 C_L,减轻肺损伤,降低或基本不增大 PVR。进一步提高 PEEP,肺泡扩张,肺容积继续增加,PaO_2 仍可有所升高;同时压迫周围肺血管,使 PVR 增加,传导至胸腔的压力增大,影响体循环;较低水平的PEEP不能使陷闭肺泡扩张,改善氧合的作用有限,也不能消除切变力损伤和改善肺循环。

(3)实变肺区或肺组织:自主呼吸或MV正压(如PEEP)不能使实变肺泡扩张(肺开放通气除外),故表现为持续性分流和顽固性低氧血症,PVR升高。随着炎症好转,实变肺泡的水分逐渐吸收变为陷闭肺泡后,PEEP才能发挥治疗作用。该部分肺泡严重损伤,好转过程中容易发生VALI,因此一旦符合停机指征,及早停用MV。

二、机械通气治疗

基本原则是MV应符合ARDS的呼吸生理学变化,加强综合治疗,改善组织供氧。首先是尽可能避免或减轻VALI,故强调最佳PEEP、控制平台压(Pplat)、正常VT或小VT,镇静-肌松剂抑制过强自主呼吸,称为保护性肺通气,主要是定压通气(PTV)和允许性高碳酸血症(PHC);在此基础上促进膈肌功能恢复,对顽固性低氧血症或合并循环功能障碍的患者加强右心功能监测和处理。ARDS的初始治疗、维持治疗、撤机过程必然是符合呼吸生理的自然过程,而不是"小VT通气""保护性膈肌通气""保护性右心通气"的矛盾策略或混乱应用;也不是过度强调单纯控制驱动压(DP)或控制应力、应变。其次,无论如何通气,不能以单纯改善PaO_2或SaO_2为目的,必须改善组织供氧,包括改善动脉血氧运输量(DaO_2)、微循环和内环境。再次是积极治疗原发病和控制诱发因素。

针对ARDS,近20年不断出现大量治疗和评估手段,但也有较多问题,如MV合并体外膜氧合(ECMO)历时数月屡见不鲜,真实死亡率下降有限或上升。基于呼吸生理学和改善组织代谢的原则是指导MV的基础和关键。

(一)呼吸机的连接方式

大体分为无创正压通气(NPPV)与有创正压通气(NPV)。

1. **基本原则** 人工气道MV是治疗ARDS的主要手段;因患者神志清醒,选择适当的情况下,部分患者也容易配合NPPV。

(1)非感染性患者:致病因素容易去除,症状相对较轻,能较好地耐受鼻罩或面罩连接,容易选择较低的通气压力和PEEP,能间断停用呼吸机,并发症少,经短时治疗后多能迅速好转;容易与经鼻高流量氧疗(HFNC)自由交换,维持疗效,可先选择 NPPV。若短时间治疗氧合改善不佳或患者依从性差,应及早改用气管插管。

(2) 感染患者:① 病程长,病情重,呼吸过强过快,产生高跨肺压和高切变力,病灶吸收缓慢,需持续通气,并发症较多,应及早建立人工气道。② 轻症患者,特别是对糖皮质激素(激素)治疗反应良好者,可先选择 NPPV;表现为静默性低氧血症的患者,呼吸窘迫不明显,人机配合好,也可首选 NPPV。③ 强调:主管医生团队具有丰富呼吸生理学知识,对患者病情能充分把控。

2. 人工气道类型　首选经口气管插管。若估计患者短期内(一般不超过 1 周)不能拔管;或插管已达 1 周,病情未明显好转,或需有效改善分泌物引流,应及早气管切开。强调导管尽可能粗,一般为 8.5 号或 8 号,避免≤7 号。不建议经鼻气管插管。

(二) 机械通气的基本策略——PTV 和 PHC

1. 适当 PEEP　是 MV 治疗 ARDS 的主要手段。

(1) 最佳 PEEP 的设置

1) 最佳 PEEP 的选择:若 PEEP 水平恰好使大量陷闭肺泡扩张,可使含气肺泡数量增加 20% 以上,从而使含气肺总量超过 50%,并消除部分分流,减轻肺损伤,总体上改善或基本不影响肺循环,故称之为最佳 PEEP,相当于 P-V 曲线的 LIP 水平,经验设置为 8~12 cmH_2O(有稳定自主吸气触发)或 10~15 cmH_2O(控制通气)。

2) 疗效观察:合理应用 PEEP 后,65% 的陷闭肺泡迅速扩张,35% 在数十分钟后扩张,因此可通过经皮动脉血氧饱和度(SpO_2)或动脉血气较快评价疗效。

3) 说明:PEEP 维持陷闭肺泡开放的范围较大,且对相对正常肺泡的过度扩张持续存在,故理论上的最佳 PEEP 是相对的;其后发展了多种设置和评估方法,如电阻抗断层扫描(EIT)监测评估也是相对的。基于呼吸力学设置 PEEP 的科学性高,可操作性强,本书仍主要采用该方法进行阐述。

4) 具体要求:无论如何选择,在 PaO_2 明显改善的基础上,具体 PEEP 设置以 Crs 或 C_L 改善或不明显下降为原则。

(2) PEEP 的调节：PEEP 扩张陷闭肺泡的作用有时间依赖性,陷闭肺泡一旦扩张,所需压力会有所下降;陷闭肺泡严重受损,顺应性显著减退,扩张后继续增加压力也不可能使容积明显增大,改善通气的作用有限,因此 PEEP 的主要作用是减少分流,改善换气,病情好转后应逐渐降低 PEEP,即治疗过程中的最佳 PEEP 是可变的;随着陷闭肺泡的持续开放和扩张,最佳 PEEP 逐渐下降。若病情明显改善,自主呼吸降低 Ppl 的作用充分发挥,需要的 PEEP 明显下降;若病情明显加重或慢性化,多伴随陷闭区的显著减少,PEEP 作用也明显下降、副作用明显增多,应降低 PEEP,而不是临床上常用的增大 PEEP。

(3) PEEP 应用的其他问题

1) 对循环功能的影响：PEEP 对肺循环和体循环的影响不同步。低于最佳 PEEP 时,随着 PEEP 增大,PVR 增加;压力传导有限,对体循环基本无影响。一旦达 LIP,随着陷闭肺区开放和反射性肺血管舒张,局部 PVR 下降,总 PVR 下降或相对稳定;C_L 显著改善,压力向胸腔传导增加,可能影响静脉血回流量;继续增加 PEEP,对肺循环和体循环的抑制作用皆增强,总体上仍以增加 PVR 为主;若 PEEP 使 Pplat 超过 P-V 曲线的 UIP,对肺循环和体循环的影响基本相同,表现为 PVR 急剧上升,中心静脉压(CVP)显著升高,心排血量(CO)下降。

2) 俯卧位通气(PV)的协同作用：若采用 PV,使原来低位肺区变为高位肺区,Ppl 梯度逆转,有助于降低 PEEP,改善 PaO_2。主要限于肺外型 ARDS,长时间应用才能发挥作用。

2. 控制高压　PEEP 的主要作用是维持陷闭肺泡扩张,吸气末肺泡正压使陷闭肺泡开放,应用不当增加 VALI 的机会,加重对循环功能的抑制。合适高压大体上相当于跨肺压为 $25\sim30\ cmH_2O$,限度是 UIP。一般情况下,UIP 相当于肺容积占 TLC 的 $85\%\sim90\%$ 和跨肺压 $35\sim50\ cmH_2O$,大体上相当于 Pplat $35\ cmH_2O$(控制通气)或 $30\ cmH_2O$(稳定辅助通气)。若自主呼吸显著增强,Ppl 明显下降,跨肺压显著增大,伴 Pplat 显著下降,用 Pplat 评估无价值。

(1) 同步持续指令通气(SCMV)或同步间歇指令通气(SIMV)：前者可以是容积辅助/控制通气(V-A/C)或压力辅助/控制通气(P-C/V);后者可以是定容型同步间歇指令通气(V-SIMV)或定压型同步间歇

指令通气(P-SIMV),常规加用压力支持通气(PSV)。其是多数 IPV 患者初始通气的首选模式。

1) 吸气时间(Ti)和屏气时间:以保障适当 VT 和合适呼吸形式(适当浅快呼吸)为原则。平台时间为呼吸周期(Ttot)的 5%～10%;在效果不佳的情况下可延长屏气时间,但不超过 Ttot 的 15%,避免引起循环功能抑制。

2) 自主吸气触发:意味着自主呼吸持续整个呼吸过程,使 Ppl 下降,伴 Pal 下降和跨肺压增大,故需要控制的 Pplat 更低(≤30 cmH$_2$O);需要的 PEEP 也更低。若自主呼吸过强,Ppl 显著下降,跨肺压和切变力显著增大,需镇静-肌松剂抑制过强的自主呼吸。

(2) 自主通气模式:标准模式是 PSV,无屏气或平台压,最高 Pal 等于预设高压,即控制高压等同于控制有自主吸气触发的 Pplat(前述);事实上因自主呼吸引起 Ppl 下降常更明显,高压控制常更严格。其主要用于轻、中度 ARDS 或静默性低氧血症患者。

(3) 其他通气模式:如双相气道正压(BIPAP)可调节出从 SCMV、SIMV 至自主呼吸,具有一定程度智能化的万能定压通气模式,可加用 PSV;适应性支持通气(ASV)则是高度智能化的万能定压通气模式,可取代上述模式,应用更方便。单纯保障 VT 的智能化模式,不合适保护性通气原则,不建议选用。高压控制标准与前述相同。

3. 适当呼吸形式

(1) 潮气量

1) 常规 VT 和 PTV:由于肺渗出、实变,ARDS 患者的含气肺容积显著下降,FRC 下降更显著。文献报道,ARDS 患者的 FRC 平均约为 876 mL,用 10 cmH$_2$O PEEP 后升至 1 560 mL,以成年男性 TLC 5 000 mL 为标准,高低压力的限制使 VT 位于陡直段,最大容积约为 1 000 mL,故可允许常规水平 VT。ARDS 为限制性通气功能障碍,理论上应采取小 VT,由于一系列机械或化学因素兴奋呼吸中枢,不仅 RR 显著增快,VT 也较大,故 VT 的设置或监测值一般为常规水平,即 8～12 mL/kg,RR 以维持适当每分钟通气量(VE)和正常动脉血 pH 为原则,因此适当应用镇静剂即可,对循环功能和气道分泌物排出的影响有限,且能保护膈肌功能。

若患者呼吸过强,VT 过大,超过 12 mL/kg,将增加肺泡扩张和回缩的切变力和时间常数(RC)不同肺区之间的切变力,增加镇静剂用量或加用肌松剂是必要的。

2) 小 VT 和 PHC:若病情持续加重,使 P-V 曲线陡直段的肺容积显著下降,采用 PTV 将导致小 VT(6~8 mL/kg),$PaCO_2$ 逐渐升高和适度酸血症(pH≥7.2~7.25),即 PHC,需大剂量应用镇静-肌松剂,对循环功能抑制和膈肌功能抑制显著增强;部分患者容易发生急性肺动脉高压(PH)、急性肺心病和顽固性低氧血症,右心检查或评估是必要的。

3) 吸气流量(F):患者呼吸 F 较高,故常规 VT 情况下应采用或出现较高吸气峰流量(PIF)。定容型模式递减波的 PIF 为 60~90 L/min;若选择方波,F 为 40~60 L/min。定压型模式、自主通气模式为递减波或近似递减波,容易满足吸气需求,且为因变量;若合并持续气流、流量触发或开放自动导管补偿(ATC)则更有利于满足吸气初期的 F 需求。若应用镇静-肌松剂完全或显著抑制自主呼吸,应降低吸气 F。

(2) 呼吸频率:患者 RR 增快主要是肺水肿和肺容积缩小导致的机械性或化学性感受器兴奋所致,MV、氧疗和一般镇静剂应用并不能降低 RR,因此应用 PSV 等自主通气模式时,RR 可较快,但不宜超过 30 次/min(20~30 次/min);应用 SCMV 时,RR 以 20~25 次/min 较合适,过慢不符合呼吸生理,也不宜维持正常 pH;过快则导致切变力增大,诱发或加重 VALI。

(3) 吸呼气时间比(I:E):实际 I:E 以大约 1:1.5 为宜。氧合改善不佳时可延长 Ti,必然伴 I:E 缩短;不宜出现明显反比通气。延长 Ti 改善氧合的作用较缓慢,一般需数小时。

(4) 呼吸形式的综合设置:VT、I:E、RR、F 之间有密切的关系,设置或监测时应综合考虑,特别是实际值而不是预设值(控制通气时两者也不一定相等),要符合呼吸生理。

4. 公用参数　PEEP 是核心治疗,见前述。

(1) 触发灵敏度(S):因呼吸频数高容易诱发假触发,故常规 VT 时 S 宜较大,首选流量触发,一般以 1.5~2.5 L/min 为宜;压力触发一般以-2.5~-1.5 cmH_2O 为宜;若有持续气流功能时,应使用较大 F

(8~12 L/min)。

(2) FiO_2：是改善低氧血症的主要措施之一；FiO_2 过高、时间过长又容易导致氧中毒。一般 $FiO_2 \leqslant 60\%$ 是安全的，故在维持适当氧合的基础上，应尽量将 FiO_2 降至 60% 以下。若 $SaO_2 < 90\%$，尤其是 $< 85\%$，容易导致重要脏器的缺氧性损伤，必须提高 FiO_2；待氧合改善后，再将 FiO_2 降低至安全水平。MV，尤其是合理应用 PEEP 时，氧中毒机会减少。无论 FiO_2 和其他参数如何调节，尽可能维持 $90\% \leqslant SaO_2 \leqslant 97\%$。

5. 辅助参数　因患者呼吸强，除非完全抑制自主呼吸，吸气压力坡度或流量坡度宜较短，推荐 $\leqslant 0.2$ s；PSV 及其智能模式的吸呼气流量转换水平宜稍高，推荐 $25\% \sim 35\%$。

(三) 肺开放通气

选择控制通气(首选 PCV)，RR 较慢，在避免人机对抗的条件下，用足够的高压和 PEEP 打开肺，然后保持肺开放。具体包括两个阶段，首先在短时间内用较高的压力使肺泡充分开放，建议高压 $40 \sim 60 \ cmH_2O$，PEEP $20 \sim 30 \ cmH_2O$，持续时间 $60 \sim 120$ s；然后用较低的压力(前述 PTV)维持肺泡开放。若氧合恶化，可多次实施肺开放。

至于是首选 PTV 和 PHC 还是肺开放通气，并无一致意见，建议首选前者，在改善氧合效果不佳的情况下尽早应用后者。

(四) 镇静剂和肌松剂的应用

前述多方面因素皆说明较长时间应用镇静-肌松剂的必要性。适当用药可明显改善患者的不适感，降低氧耗量；改善人机配合，抑制过大 VT 和过快 RR，降低跨肺压和切变力，有效减轻 VALI。也应注意，ARDS 实变或陷闭肺泡的进展与重力有密切关系。较大剂量药物完全抑制膈肌的收缩力和张力，使低位 Ppl 升高，与通气正压共同作用，加重肺实变。较长时间的应用，特别是肌松剂应用还可抑制咳嗽反射和神经-肌肉功能，延迟撤机。因此，强调通气早期可充分应用镇静-肌松剂，随着人机关系好转或病情明显改善，应较快减量和停用，镇静剂一般不超过 72 h，肌松剂按需应用；及早诱发自主吸气触发和改用自主通气模式，改善膈肌功能、循环功能和呼吸道引流。

临床上不得不较长时间应用镇静-肌松剂的情况并不少见，需加强综合管理。

(五) 机械通气的撤离和拔管

患者基础肺功能好(除非合并严重慢性气道-肺疾病),核心是换气功能障碍,故撤机要求较简单,详见第十七章第一节;但应充分体现疾病特点。① 过度应用镇静-肌松剂和激素和控制通气,较高比例患者发生肌力明显下降或重症肌无力,需规范撤机流程。② 病情明显改善后,肺泡壁仍处于损伤状态,需较慢的修复过程;间质水肿液吸收,对肺泡壁"支架作用"减弱,容易肺泡破裂,因此达撤机指征,应及早撤机,避免加用 NPPV"过渡"。

三、吸入气氧浓度和呼气末正压的关系

FiO_2、PEEP 是改善低氧血症的主要手段,应用不当皆有一定负效应,甚至严重影响患者的预后。如何协调两者的关系是临床医生经常面临的问题,故将该部分内容单列阐述。

1. 救治时首选提高氧浓度 如气管插管前后、吸痰前后。多数情况下需要纯氧吸入,无须过度关注 PEEP。因常有明显人机对抗,暂时降低 PEEP 可能更安全。

2. 治疗时首先设定合适 PEEP 原则上应设置"最佳"或适当 PEEP 以维持陷闭肺泡开放;然后根据 SaO_2 调节 FiO_2。对无明显并发症或合并症的患者而言,最佳 PEEP、$FiO_2 \leqslant 60\%$、$SaO_2 \geqslant 90\%$($90\% \leqslant SaO_2 \leqslant 97\%$)是理想结果。最佳 PEEP 水平时,若 $SaO_2 < 90\%$,应首先提高 FiO_2 或实施肺开放通气;反之,若 $SaO_2 \geqslant 90\%$、$FiO_2 \leqslant 60\%$,应首先降低 PEEP。

3. 根据病情变化调节 PEEP 水平 治疗过程中,特别是治疗初期,若设置 PEEP 太低,无论 SaO_2 大于还是小于 90%,皆应增大 PEEP 至"最佳水平",以发挥 PEEP 的综合治疗作用;若治疗后明显好转,扩张肺泡需要的跨肺压降低,加之自主呼吸引起的 Ppl 降低和跨肺压增大,PEEP 应及早降低,并准备撤机;若病情迁延时间较长或已出现慢性化,则陷闭肺泡显著减少,PEEP 的治疗作用明显减弱,负效应明显增大,即使 $FiO_2 > 60\%$ 也不宜长时间增大 PEEP,必须发挥综合治疗的优势(如维持适当 Hb 浓度和 A 水平)或联合其他辅助呼吸支持手段。

四、非常规呼吸支持技术的应用

与多数呼吸衰竭类型不同,对 ARDS 患者,在常规 MV 效果不佳(如达到或接近保护性肺通气的极限)或某些特殊情况下(如新生儿),非常规呼吸支持手段有重要价值。

1. 高频通气(HFV) 有效改善氧合,也有改善通气作用;非密闭气路条件下工作,低 VT,低 Paw,有助于减少 VALI;Ppl 低,对循环功能影响小。HFV 主要用于新生儿及小儿 ARDS 的治疗。

2. 肺休息疗法 理论上同时改善气体交换和防治 VALI 的最好办法是通过肺外进行气体交换,让已受损的肺充分休息和修复愈合,称为肺休息疗法。常用体外膜氧合(ECMO),效果肯定,代价巨大,一般无须应用;合并急性肺心病或循环功能障碍的患者,可作为重要治疗手段。

3. 气管内吹气(TGI) 有助于减少解剖无效腔,增加 $\dot{V}_A$,降低 $PaCO_2$ 和升高 PaO_2。缺点是无统一的 TGI 的设备;导管本身和高速气流皆可能损伤气管黏膜。TGI 主要用于 PHC 时严重酸血症患者的辅助治疗。

4. PS 补充治疗 对新生儿患者有对因、对症的双重效果,可作为常规治疗方法。成人 ARDS 的病因和发病机制复杂,PS 为继发性缺乏、消耗量过度或失能,肺容积较大,PS 需要量大,作用时间短等,故效果有限,建议有条件的单位将其作为辅助治疗手段。

5. 俯卧位通气 肺外型 ARDS 的肺下部和背部病变显著,采用 PV 可逆转 Ppl 梯度,减轻肺底部水肿,扩张陷闭肺泡,提高 PaO_2,可作为 MV 的常规辅助治疗手段。肺内型 ARDS 无重力依赖性,不适合 PV;若长时间 PHC 必然出现重力依赖性改变,应用 PV 是合适的。

五、综合治疗

ARDS 常是脓毒症或严重创伤的一种表现,且容易导致循环功能障碍和内环境紊乱,故强调综合治疗。

(一)治疗原发病和诱发因素

原发病是影响 ARDS 预后和转归的关键因素之一,如普通创伤、骨折、手术等诱发因素为一次性，预后较好。复合性创伤、化脓性感染，只要清创彻底，也可取得较好疗效。肺部感染者预后最差，主要与损伤部位血液循环差、局部抗感染药物浓度低及敏感药物选择困难等有关；肺感染患者常有持续应激反应，容易发生微循环障碍、内环境紊乱，是影响预后的重要因素。随着器官移植和其他各种免疫抑制患者的增多，以及类似禽流感病毒、新型冠状病毒等的传播，病毒性肺炎伴ARDS的发生率和诊断率明显升高；多数情况下无合适药物或丧失应用的时机，个体化综合治疗更重要。非典型病原体作为单独致病因素或合并因素导致 ARDS 也比较多见，肺孢子菌感染也时有发生，需注意鉴别和适当治疗。真菌导致 ARDS 少见，常作为继发性感染的病原菌加重病情。

(二) 改善组织供氧与降低组织代谢

改善组织供氧与降低组织代谢是 ARDS 评估、治疗的核心之一。详见第八章第一节。

(三) 系统性炎症反应和应激反应评估与处理对策

系统性炎症反应和应激反应评估与处理是 ARDS 的重要方面，常被严重忽视或错误解读，本节针对常见问题简述如下。

1. 利尿剂的应用　静脉应用可短时间内降低血流量和 $\dot{Q}s/\dot{Q}t$，改善 PaO_2；ARDS 患者肺组织间液的胶体渗透压明显升高，利尿剂对炎症性水肿基本无作用，反而消除正常组织的水分，容易导致循环血流量不足和电解质紊乱，加重组织缺氧；通过控制液体入量也可获得前述效果，并能避免不良反应，因此利尿剂不宜常规应用。部分 ARDS 患者有明显的应激反应和钠、水潴留，也容易发生心力衰竭，需适当应用。

2. 糖皮质激素的应用　激素应用一直有较大争议，有效、无效、增加死亡率的报道皆多见；持续数年的新型冠状病毒感染证实适当应用能降低重症肺炎患者的死亡率，但也导致临床滥用。病情的复杂性决定了无论何种实验结果，合理的生理学和生物学分析皆是必要的。

(1) 非感染因素所致者：如气体或液体吸入性、脂肪栓塞、羊水栓塞，特别是化学物质损伤所致者，疗效较好，首选激素，强调早期、大剂量、短疗程应用。

(2) 细菌感染：不主张应用；某些特殊情况，如难以控制的高热导致呼吸显著加快，PaO_2下降或人机配合不良时，临时应用激素，发挥其抗炎症作用，有助于降温，降低氧耗量和改善人机配合；存在严重毛细血管渗漏时，也可短时应用。

（3）特殊病原体感染：对肺孢子菌、病毒感染导致的 ARDS，若应用适当也有较好的疗效，避免过早应用和停用过晚。对非典型性病原体导致的重症间质性肺炎和 ARDS 也有一定效果，注意避免过早应用和停用过晚。

第二十二章

重症肺炎患者的机械通气治疗

重症肺炎有多种不同类型,单纯就肺部情况而言,表现为广泛肺实质病变,出现严重低氧血症,符合急性呼吸窘迫综合征(ARDS)的临床标准;不同肺炎类型与 ARDS 的关系更为复杂,临床上容易混淆。本章根据解剖和病理特点将重症肺炎分为三种类型:① 多叶、段大叶性肺炎;② 局限性肺炎伴弥漫性肺损伤;③ 广泛间质性肺炎。

一、单纯大叶性肺炎

1. **基本特点** 绝大多数由细菌感染引起,主要致病菌是肺炎链球菌、肺炎克雷伯菌,急性起病,影像学表现为双肺多发实变、渗出,氧合指数(OI)显著下降。主要病理特点是肺泡毛细血管膜(ACM)通透性增强,但结构完整,大量水分、纤维蛋白、中性粒细胞、巨噬细胞、红细胞等挤满肺泡,肺泡容积增大(图 22-1);与 ARDS 的陷闭和实变(图 21-1)有显著区别。与轻症大叶性肺炎局限的叶、段渗出、实变不同;表现为多叶实变,病变肺叶与正常肺叶的边界清楚(图 22-2),与肺内型、肺外型 ARDS 的影像学变化也明显不同,因此其病理本质不是 ARDS。

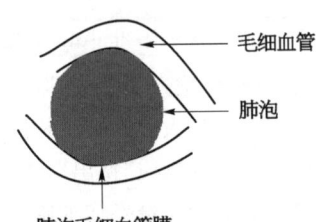

图 22-1 大叶性、小叶性肺炎的病理改变模式图

2. **MV 作用特点** 无论采取较低压力的定压通气(PTV)、允许性高碳酸血症(PHC)或高压力的肺开放通气,皆不可能将肺泡内物质"挤出",自然不会明显改善低氧血症。

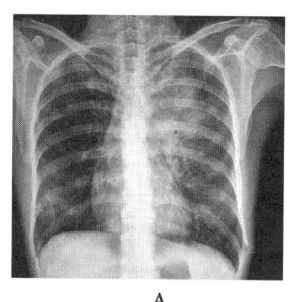 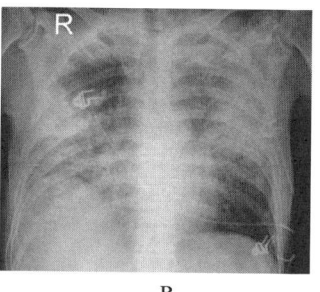

图 22-2　单纯重症大叶性肺炎的影像学变化

A. 轻症肺炎,左上叶实变;B. 重症肺炎,双肺大片实变,限于右肺中下叶、左肺上叶,与正常肺叶边界清楚;右横膈抬高乃膈肌麻痹所致

3. **主要治疗方法**　合适抗感染药物治疗,一旦诊断,应至少在 6 h 内进行病原学检查,尽早经验性抗感染治疗。超过 24 h 用药,死亡率将明显升高。

4. **呼吸支持要求**　尽可能不用机械通气(MV),以经面罩高浓度氧疗或经鼻高流量氧疗(HFNC)为主;一旦建立人工气道,主要通过提高吸入气氧浓度(FiO_2)改善低氧血症,严格控制高压和呼气末正压(PEEP),适当应用镇静-肌松剂抑制过强的自主呼吸。

二、小叶性肺炎合并弥漫性肺损伤

实质是局限性小叶性肺炎合并 ARDS。基础病变为小叶性肺炎,由病原菌(绝大多数为细菌,以革兰阴性杆菌为主)感染直接引起,主要病理特点与大叶性肺炎相同,无论 PTV、PHC 或肺开放通气皆不可能将肺泡内的物质"挤出",不会明显改善低氧血症;主要是抗感染治疗。继发病变为大量炎症细胞集聚和炎症介质释放引起的失控炎症反应,导致 ACM 损伤,实质是肺外型 ARDS,与 ARDS 的通气要求相同,即同时兼顾抗感染治疗和 ARDS 的 MV 治疗。

三、广泛性或弥漫性间质性肺炎

病毒或非典型病原体感染是导致急性间质性肺炎的主要病原体,以细胞内致病为主,主要病理改变是 ACM 损伤和间质肺水肿,与 ARDS 的病理改变相似。重症患者表现为双肺弥漫性或广泛性渗出性(图22-3),不仅有病原体致病,也出现失控性炎症反应,故可称为急性间质性肺炎合并ARDS,是典型肺内型ARDS,故可选择PTV、PHC或肺开放通气。部分患者肺实质广泛损伤且程度较重,肺间质和肺泡内含水量皆比较多,尽管还是肺内型ARDS,但对MV治疗反应差;部分有明显的细胞增生,治疗反应更差,需加用体外膜氧合(ECMO)等。

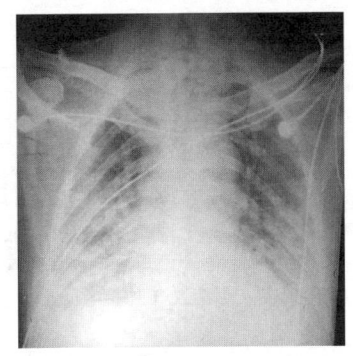

图22-3 重症间质性肺炎的影像学变化

第二十三章

左心功能不全患者的机械通气治疗

各种原因导致的左心衰竭或左心房压升高,使肺静脉和肺毛细血管淤血,静水压升高,水分进入肺间质或伴进入肺泡,称为心源性肺水肿(CPE),轻者或慢性患者多发生单纯肺间质水肿,急性重症患者多同时发生肺间质和肺泡水肿。本章主要阐述急性心源性肺水肿(ACPE)。

第一节 急性心源性肺水肿

一、病理生理特点

正确认识病理生理特点,特别是心肺之间的关系,是正确评估病情、指导临床治疗的关键,但常被严重忽视或错误解读。

(一)ACPE 的常见病因

急性心肌梗死、急性瓣膜损伤和血液反流、高血压心脏病、心律失常、心瓣膜置换术或冠状动脉搭桥术是发生 ACPE 的基础病因,在此基础上输液过多、过快容易诱发、加重左心衰竭;若基础心功能正常或基本正常,输液过多、过快,导致前负荷突然增加,也可发生 ACPE。

(二)胸腔内压(Ppl)与左心功能的相互关系

ACPE 导致代偿性呼吸增快增强和 Ppl 下降,并直接影响左心功能。

1. **左心室后负荷** 左心射血时遇到的阻力。常用血压(BP)表示,事实上胸腔内动脉受 Ppl 影响,实际压力要比胸腔外高,因此用胸腔内血压表示更准确。由于心室射血还受心室流出道和心瓣膜影响,因此用左心室内压与心室周围压(Ppl)之差,即左心室跨壁压表示后负荷较胸腔内血压或 BP 更可靠。健康人 Ppl 约为 -5 mmHg，BP 与心室内压直接相关，可较好地表示后负荷。呼吸增强，Ppl 显著下降，左心室跨壁压将显著高于血压，后负荷明显增大。

2. **左心衰竭的左心室前负荷基本不变、后负荷显著增大** 自主呼吸导致的 Ppl 周期性降低是前负荷增加的主要动力，但 Ppl 增加前负荷有一定限度。由于静脉壁缺乏弹性支持，Ppl 显著下降会使中心静脉压(CVP)下降，甚至变为负压，并在胸腔(高负压)与腹腔(高正压)交界部位引起静脉塌陷，血液回流阻力升高；Ppl 越低，静脉塌陷越明显，静脉血回流阻力越高，出现限流效应，即回心血流量不能继续增加，前负荷也相对稳定(图 23-1)；严格讲为右心室前负荷，但血流通过肺循环进入左心室，也可较好地反映左心室前负荷。根据 Starling 定律，随着前负荷增大，心排血量(CO)增加；若前负荷过高，左心室舒张末压超过 15～18 mmHg 时，CO 将不再增大；Ppl 降低导致左心室跨壁压显著增大(选择性升高后负荷)，总体效应是 CO 下降。如此恶性循环，将产生致命性呼吸衰竭和心力衰竭。

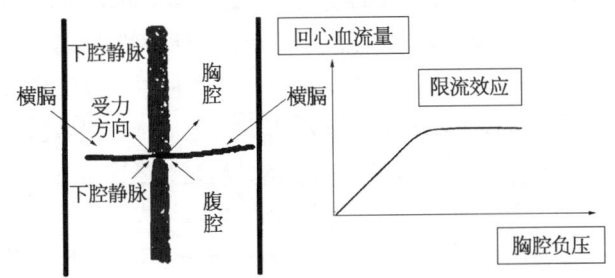

图 23-1 胸腔负压显著增大导致限流效应模式图

3. **适当 MV 对左心衰竭的效应** 若给予适当持续气道正压/呼气末正压(CPAP/PEEP)，Ppl 适当升高，前负荷基本不变或维持在适当水平，同时避免限流效应；左心室跨壁压明显下降(选择性降低后负荷)，CO 必然增大。

(三) 心源性肺水肿与胸腔内压

1. **正常肺循环** 一般认为影响肺毛细血管液体运转的因素有肺毛细血管静水压(pulmonary capillary hydrostatic pressure, Ps)和胶体渗透压(pulmonary capillary colloid osmotic pressure，Pp)、肺间质静水压(pulmonary interstitial hydrostatic pressure，Pis)和胶体渗透压(pulmonary interstitial colloid osmotic pressure，Pip)，其中 Ps、Pip 是促进毛细血管水分进入间质、间质水分进入肺泡的主要因素；Pp、Pis 则是对抗毛细血管液体漏出，促进间质液回流的主要因素。液体滤过压相当于(Ps+Pip)−(Pp+Pis)，滤过压大于 0，水分进入间质；反之则进入毛细血管。在毛细血管动脉端，滤过压较高，部分水分进入间质；在毛细血管静脉端，间质水分回流入血管，少部分进入淋巴管回流，总体上 Ps 非常低，肺动、静脉的静水压也比较接近，淋巴管回流充分，进出液体量相同，肺间质液体维持动态平衡，肺泡保持相对"干燥"。

2. 心源性肺水肿

(1) 肺间质水肿：ACPE 发生的主要病理生理基础是 Ps 升高，与 Pis 也有一定关系。在肺泡周围，肺泡上皮和毛细血管内皮融合形成肺泡毛细血管膜(ACM)，周围压力受肺泡内压(Pal)的影响较大，平均滤过压小于 0，水分不能滤出，即肺泡周围也是"相对干燥"的，从而保障气体交换的顺利进行；真正肺间质的毛细血管称为肺泡外毛细血管，其周围压力受 Ppl 影响较大，平均滤过压大于 0，水分进入间质，最终经淋巴管回流，从而保障液体交换的动态平衡。各种原因导致的肺静脉和肺毛细血管压升高，滤过压显著增大，超过淋巴管的回吸收能力则形成肺间质水肿。肺血容量增加和肺间质水肿通过刺激容量感受器和毛细血管 J 感受器等兴奋呼吸中枢，使潮气量(VT)增大，呼吸频率(RR)增快，每分钟通气量(VE)增大，伴呼吸性碱中毒；常有干咳；因不影响 ACM，PaO_2 多正常或仅轻度下降。在交感神经-儿茶酚胺的作用下，患者 BP 升高，心率(HR)异常增快。

(2) 肺泡水肿：肺血容量增加和间质水肿导致呼吸加快、加深，Ppl 和 Pis 下降，ACM 的滤过压也超过 0，水分进入肺泡，形成肺泡水肿。气体与液体混合，表面张力迅速增大，血浆成分也显著削弱肺表面活性物质(PS)的作用和促进其代谢，液体加速进入肺泡；$\dot{V}/\dot{Q}$ 失调，重者气体不能进入肺泡，形成分流；持续时间较长者，气体吸收也可发生肺泡萎陷，因此在呼吸性碱中毒的基础上，出现严重低氧血症。气体和液体在肺泡混合，将出现白色泡沫样痰，严重者红细胞漏出，呈粉红色泡沫样痰。低氧血症和肺容积下降进一步兴奋呼吸中枢,使呼吸加快、加深。由于受重力影响,下肺区或背侧肺区水肿更严重。随着心血管系统的代偿作用减弱,BP 降低,HR 进一步增快,出现休克。随着有效肺容积显著下降,呼吸代偿作用逐渐减弱,呼吸性碱中毒逐渐缓解,甚至出现呼吸性酸中毒。

若原发因素或诱发因素改善,Pal 升高,滤过压逐渐下降至 0,渗出和回吸收也可逐渐达到动态平衡,则低氧血症多不严重。

二、机械通气的治疗作用

通过直接作用和间接作用的多个环节改善肺水肿和气体交换,降低呼吸功(WOB)。

1. 直接作用

(1) MV 正压增加 Pal 和 Pis,促进肺泡液和间质液回流入血管腔;促进水分由肺泡区向间质区分布;扩张陷闭肺泡,必然伴肺水的回吸收增多;加压气流可使肺泡内泡沫破碎,促进肺泡功能恢复,有利于改善通气和 $\dot{V}/\dot{Q}$ 失调。

(2) 前述效应必然伴功能残气量(FRC)增大和肺顺应性改善。

(3) 直接提高吸入气氧浓度(FiO_2)。此为 MV 改善气体交换,提高 PaO_2 的主要机制。

2. 间接作用

(1) 降低氧耗量:MV 可取代或部分取代自主呼吸,降低 WOB,间接提高 PaO_2。健康人静息呼吸的氧耗量不超过总氧耗量的 5%,ACPE 患者可达 30% 以上,到达呼吸肌的血流量相应增加,体循环其他部位则可能处于"限流状态";适当 MV 降低 WOB,保持适当的氧供需平衡。

(2) 改善心功能:如前述,适当 MV 可适当升高 Ppl,通过直接降低左心室后负荷间接改善肺水肿,必然降低呼吸中枢兴奋性,减慢 RR,降低 WOB,提高 PaO_2。

三、机械通气改善左心功能的机制与特点

1. 增加心排血量 适当 MV 使过低的 Ppl 升至适当水平,比如由 -28 mmHg 升至 -8 mmHg(接近正常),则左心室跨壁压(后负荷)

大约下降 20 mmHg;回心血流量和前负荷基本不变或维持在适当水平,即选择性降低后负荷,CO 增加,BP 改善。心力衰竭患者的前负荷多在过高水平,即处于 Starling 定律的平坦段,CO 对其变化不敏感;与后负荷关系密切,即使前负荷有所下降,CO 仍将增加。

适当 MV 改善换气功能和左心功能的作用皆非常显著;压力过大也会显著减少回心血流量,降低前负荷;还可导致肺过度充气,降低舒张末期心室壁的顺应性,使 CO 下降;压力不足,则不能升高过低的 Ppl,CO 不能改善,甚至恶化,因此维持适当通气压力是必要的。

2. 改善心肌供血 CO 增加使心室舒张末期容积减少,心肌张力下降,冠状动脉供血改善,因此 MV 可用于一般心力衰竭患者,也可用于心肌缺血伴 BP 下降的患者,应用得当,较药物治疗有更多优点。

3. 间接改善心功能 通过改善低氧血症和减少 WOB 间接改善心功能。

四、机械通气的临床应用

1. 应用指征及方法

(1) 应用指征:主要用于常规药物治疗效果不佳的左心衰竭患者,包括心肌梗死伴 BP 下降的患者。强调及早"主动"应用,特别是呼吸代偿明显、病情有加重趋势的患者。

(2) 通气方法:首选 BiPAP 呼吸机、用 CPAP 或压力支持通气(PSV)+ PEEP 经面罩无创正压通气(NPPV)。从低压力开始,如 CPAP 4~6 cmH$_2$O 或高压/PEEP 8~12 cmH$_2$O/4~6 cmH$_2$O,逐渐增加,原则上 Ppl 接近正常高限水平(-7~-5 mmHg)是 MV 压力合适的指征;若出现 RR 减慢、HR 减慢、BP 恢复也可认为是通气压力合适的表现,压力水平一般为 CPAP 8~10 cmH$_2$O 或 PS/PEEP 12~16 cmH$_2$O/6~10 cmH$_2$O。若低氧血症明显改善,说明肺水肿明显好转,应降低压力,否则会抑制心功能。

(3) 建立人工气道的指征:详见第十一章第三节。

2. 机械通气的撤离 对于单纯补液量增多导致的急性左心衰竭患者,肺水肿改善后,能在较短时间内撤机。对于有基础心脏病的患者,若突然撤机,容易导致 Ppl 降低,心脏前、后负荷突然增加,可能再次诱发左心衰竭,需逐渐降低通气支持,加强药物治疗。

五、综合治疗

MV对原发病或诱发因素的治疗作用有限,比如心肌梗死,应尽早溶栓或介入治疗;严重心律失常者也需尽早复律或有效减慢心室率;其他发生心力衰竭的诱因也应尽早明确并纠正。还应重视镇静剂的使用,一般选择地西泮或吗啡5~10 mg静脉缓注;15 min后可根据病情重复使用。镇静剂不仅能减少烦躁带来的额外氧耗量和心脏负担,还可扩张血管,降低心脏前后负荷;改善人机配合。在进行NPPV的老年人或低血压患者应注意药物的副作用,特别是吗啡。强心、利尿、扩血管药物的应用与一般急性心力衰竭相似;进行MV的患者病情相对较重,且变化较快,容易发生药物的副作用,宜选择静脉用药和作用时间短的药物。在合并低血压的患者,应控制利尿剂使用,因为BP下降多是有效循环血容量不足的表现,必然伴肾小球滤过率下降,利尿无效;若利尿有效,将进一步降低有效循环血容量,加重循环功能障碍。

对于危重患者,应注意电解质紊乱、酸碱平衡失调、反应性高血糖的预防和纠正,特别是低钾血症、代谢性碱中毒和高血糖的纠正。危重患者的低血容量、应激反应及利尿剂的应用容易导致代谢性碱中毒、低钾血症,后者将加重心功能抑制和多脏器功能损伤。

第二节 机械通气相关性肺水肿

实际MV时,一般比较注意避免通气压力和VT过大;通气不足产生不良效应容易被忽视。

一、发生机制

人工气道、呼吸机应用不当、人机对抗,导致通气阻力过大,呼吸肌本体感受器兴奋,呼吸肌收缩力增强,呼吸加深,Ppl和Pis显著下降,发生负压性肺水肿;左心室跨壁压升高、后负荷增大,诱发或加重左心衰竭,发生CPE,形成恶性循环。在有基础心肺疾病患者,如冠心病、高血压、间质性肺炎患者,心肺的防护功能下降,更容易发生CPE。

二、常见原因

主要有：① 人工气道、连接接头过细或不完全阻塞（常为分泌物阻塞），气道阻力显著增大；② 通气压力或 VT 的大小不足和设置不当；③ 漏气；④ 初始吸气流量不足，包括设置流量不足、吸气压力坡度或流量坡度设置不当；⑤ 其他参数设置不当，如 RR、吸气时间设置不当，将导致呼吸机输送的气流形式不符合患者的实际需求；⑥ 呼吸机性能下降或滤网阻塞；⑦ 其他不适当操作，如气管镜检查、吸痰时间过长，胸腔穿刺放液速度过快。

三、处理原则

适当应用镇静剂抑制过强的自主呼吸；查找、分析、评估和处理诱发因素。

第三节 慢性左心衰竭

慢性左心衰竭（chronic left heart failure，CLHF）是各种心脏病的终末阶段，多项大规模临床试验显示血管转换素酶抑制剂和 β 受体阻滞剂对 CLHF 有较好的疗效，被认为是 CLHF 治疗的重要进展之一。近 20 年来，NPPV 作为 CLHF 的辅助治疗方法也取得了较好的疗效。

一、NPPV 对 CLHF 患者呼吸系统的影响

1. 基本呼吸功能变化　CLHF 患者左心房压升高，肺静脉回流障碍，肺淤血、水肿。由于肺间质水肿和肺泡水肿，肺顺应性降低，通气阻力增大；$\dot{V}/\dot{Q}$ 失调，加之 ACM 增厚，引起气体交换障碍和低氧血症。与健康人相比，CLHF 患者的吸气、呼气肌力和耐力均降低。

2. MV 的作用　MV 有利于克服呼吸阻力；PEEP 可扩张终末气道和肺泡，增加 FRC，改善低氧血症；肺泡内正压对肺间质有挤压作用，可减少肺毛细血管的漏出，促进肺间质水肿消退；加压气流可使肺泡内泡沫破碎，有利于通气和 $\dot{V}/\dot{Q}$ 失调改善。MV 还可降低 WOB，改善呼吸肌疲劳，提高生命质量。

二、NPPV 对 CLHF 患者血流动力学的作用

1. 改善后负荷　与 ACPE 相似，CLHF 的左心室跨壁压增大，后负荷增加，但 Ppl 变化幅度较小，后负荷的增加幅度远不如急性者；适当 CPAP/PEEP 可使 Ppl 适当增大，左心室跨壁压减小，后负荷相应下降，CO 增大。

2. 改善前负荷　CLHF 的前负荷明显增加，MV 可降低回心血流量，减小左心房及左心室舒张末期张力；尽管暂时不影响 CO，但左心室舒张末顺应性改善，冠状动脉供血相应改善，故长期疗效好。当然也有不同报道，如 Kiely 等发现 CLHF 合并心房纤颤（atrial fibrillation，AF）患者，在觉醒状态下应用 NPPV 后，CO 降低。考虑原因为：心房收缩使心室充盈明显增加，出现 AF 后该功能消失；合并 AF 的 CLHF 患者的心室血流充盈及排空受不规则心律影响，应用 CPAP 后更容易发生前负荷明显减少，CO 降低。AF 是 CLHF 患者较常见的心律失常，应慎用 NPPV。

三、NPPV 对 CLHF 合并睡眠呼吸障碍患者的治疗作用

(一) CLHF 患者的呼吸调节障碍

CLHF 患者睡眠呼吸障碍（sleep related breathing disorder，SBD）的发生率高，睡眠呼吸暂停低通气综合征（sleep apnea hypopnea syndrome，SAHS）是 SBD 的主要表现，分为阻塞性（OSAHS）、中枢性（CSAS）和混合性，以阻塞性最多见。左心室射血分数<45% 的 CLHF 患者，CSAS 或 OSAHS 的发生率在 50% 以上。反复发作 SBD 引起低氧血症和高碳酸血症，周围交感神经兴奋，HR 增快，BP 升高，导致心功能恶化。CLHF 患者的舒张末期心室压和心房压升高，将使上气道静脉充血，软组织水肿，气道管径缩小，容易诱发或加重 OSAHS。CLHF 患者出现的神经内分泌和代谢紊乱也影响呼吸中枢调控机制，出现 CSAS。两者互相影响，加重心力衰竭。

(二) MV 的作用

1. 经鼻罩 CPAP 治疗

(1) OSAHS 的治疗：经鼻罩 CPAP 是 CLHF 并发 OSAHS 患者

的首选治疗,通过增加咽腔内正压对抗吸气负压,防止上气道塌陷,消除呼吸暂停、低通气和打鼾,从而改善睡眠时低氧血症和睡眠质量,降低交感神经张力和儿茶酚胺浓度,改善 BP,伴左心室射血分数和临床症状改善,有助于提高患者的远期生存率。

(2) CSAS 的治疗:对于合并 CSAS 的 CLHF 患者,经鼻罩 CPAP 增加呼气末负荷,使 VE 降低,导致 CO_2 轻度潴留,$PaCO_2$ 高于窒息阈值,减少 CSAS 的发生机会和程度。Naughton 等观察到,在治疗压力为 10.2 ± 0.5 cmH_2O 时,不仅 $PaCO_2$ 升高,VE 降低,呼吸紊乱指数也相应下降。通过 CPAP 还可获得较好的血流动力学效应,Sin 等对 66 名 CLHF 患者(其中 29 位合并 CSAS)进行随机对照试验,CPAP 组和对照组的 CO 均没有明显增加;合并 CSAS 的患者使用 CPAP 3 个月时,CO 显著升高($P=0.019$);不合并 CSAS 的患者,CPAP 组和对照组的 CO 仍没有明显差别。试验结束时(平均观察时间为 2.2 年),CPAP 治疗组合并 CSAS 的患者的死亡率或需心脏移植的比例均明显下降。

2. 经鼻罩或面罩 BiPAP 治疗 若 CLHF 合并 CSAS 的患者选择 BiPAP 呼吸机的 PSV/压力控制通气(PCV)(S/T 键)治疗,设置较慢 RR(8~12 次/min),既可改善心功能,也可明显减轻 CSAS;强调避免碱血症或相对过度通气,可能有更好效果。

总之,NPPV 在 CLHF 患者中的应用明显增多,能明显改善症状和心功能,合并 SBD 患者有较好的远期治疗效果,合并 AF 者需慎用。原则上 CLHF 合并 OSAHS 或 CSAS 以 CPAP 治疗为主;合并 CSAS 也可选择 BiPAP,主要是 PSV/PCV 模式,但需严格控制预设 RR。压力大小以明显改善呼吸紊乱和维持适当 Ppl 为原则,避免过度通气;若病情明显改善,需降低压力。

第二十四章

特殊疾病状态的机械通气

前几章阐述了不同疾病的机械通气(MV),某些特殊情况会显著影响 MV 的选择和调节,进而影响患者的预后,简述如下。

第一节 单　　肺

单肺通气在胸部手术常见,临床上的单肺主要见于肺结核所致毁损肺、一侧肺不张和一侧肺切除后。由于单肺患者特殊的气道-肺容积变化和相应呼吸力学变化,其通气特点与正常双肺有明显不同。

单肺患者在丧失肺泡的同时,也丧失相应的气道,使解剖无效腔明显减小,通气效率提高,故与正常双肺相比,同样每分钟通气量(VE)的条件下,相同潮气量(VT)对单肺而言是明显增大的,即用常规 VT 和 VE 通气将可能导致呼吸性碱中毒。单肺本身表现为中度限制性通气功能障碍,应采用浅快呼吸形式,用较小的 VT、较快的呼吸频率(RR)、缩短的吸呼气时间比(I∶E)进行 MV。无论呼吸衰竭的直接原因是气道阻塞还是肺实质病变或神经-肌肉疾病,皆应兼顾该特点。

单肺患者发生慢性高碳酸血症而进行 MV 时,常错误设置为常规 VT 和 VE,容易发生严重碱血症;临床医生常小幅度降低 VT,导致碱血症持续不能缓解。正确防治措施:VT 和 RR 皆应较低,建议 VT 300～350 mL(6～7 mL/kg),RR 12～20 次/min(取决于呼吸衰竭原因和类型);且需在短时间内连续复查动脉血气。若发生轻度碱血症,应降低 VE;一旦出现严重碱血症,VE 降低 1/3～1/2,以降低 RR 为主。30 min 复查动脉血气,根据情况进一步调节。

第二节 肺 大 疱

一般认为 MV 高压容易导致肺大疱破裂，诱发或加重气胸；随着 CT 扫描的广泛应用，发现肺大疱（包括张力性大疱）的机会明显增多，使临床医生的顾虑更趋增大。

一、肺大疱破裂的基础

正常肺泡结构完整，相互之间有肺泡孔相通，压力容易平衡，加之胸廓的保护作用，在高压作用下不容易破裂。与正常肺泡相比，肺大疱结构的完整性遭到破坏，相互之间的肺泡孔明显减少，压力不容易平衡，特别是张力性大疱，故在 MV 高压下容易破裂。

二、跨肺压和切变力增大是发生气压伤的直接和主要原因

1. 肺泡高压不是导致肺大疱破裂的直接原因　习惯认为肺泡高压容易导致肺大疱破裂，事实上并非如此，跨肺压或切变力过大导致的肺泡过度扩张、变形是气压伤或机械通气相关性肺损伤（VALI）的直接原因。若平缓用力呼吸，肺泡内压（Pal）升高，胸腔内压（Ppl）也相应升高，跨肺压不大；吸气或呼气流量（F）变化幅度小，切变力不大，故不容易发生气压伤，因此肺大疱患者能正常生活，发生气胸的机会少。

2. 高气道压（Paw）不是肺大疱破裂的直接原因　习惯认为 MV 导致 Paw 升高必然导致 Pal 升高，容易发生大疱破裂，也是误区。Paw 首先消耗在气道阻力（Raw）上，进入肺泡内的压力，即吸气末压或平台压不一定明显升高。同样气道峰压（Ppeak）条件下，Raw 大者平台压（Pplat）低，如慢性阻塞性肺疾病（COPD）和支气管哮喘（哮喘）患者；胸肺弹性阻力（Ers）大者 Pplat 高，如急性呼吸窘迫综合征（ARDS）患者。

3. 跨肺压和切变力增大是发生气压伤的直接和根本原因　突然用力呼吸，Pal 骤然升高，Ppl 来不及迅速升高，导致跨肺压增大；大疱和周围正常肺组织的顺应性不同，呼吸运动增强必然产生高切变力。跨肺压和切变力共同作用导致气压伤发生；自发性气胸也主要发生于突然提重物、咳嗽等情况下。

(1) 哮喘：在中央肺区，气道短，MV 时，Pal 明显升高，跨肺压大；在周边肺区，气道长，Pal 升高幅度小，跨肺压小，故中央肺大疱容易破裂而发生间质和纵隔气肿。

(2) COPD：常存在不均匀的气道病变和肺弹性纤维破坏，一般下肺病变轻、上肺病变重，周边病变重、中心病变轻，在 MV 高压和重力作用下，容易导致周围肺泡破裂，发生气胸。

三、适当 MV 减少呼吸衰竭患者肺大疱破裂的机会

1. 疾病加重导致跨肺压和切变力增大　气道-肺实质病变加重导致呼吸衰竭后，患者多有呼吸增强增快，Ppl 明显下降，跨肺压和切变力增大。COPD 患者的 Raw 增大和呼吸增强必然导致内源性呼气末正压(PEEPi)形成和增大，从吸气动作出现到克服 PEEPi 和 Raw 产生吸气气流常有较长的时间差。在该段时间内，有吸气动作而无气流产生，呼吸肌本体感受器兴奋，呼吸显著增强，Ppl 必然明显下降，如下降至 $-60 \sim -30\ cmH_2O$ 或以上，即吸气气流产生前的跨肺压可增大至 $30 \sim 60\ cmH_2O$ 或以上；肺大疱和周围肺区顺应性明显不同，过强呼吸运动也必然产生高切变力。高跨肺压和高切变力共同作用导致肺损伤。

2. 适当 MV 降低跨肺压和切变力　适当 MV 使患者呼吸逐渐平稳，肺大疱与周围肺区之间的切变力显著减小；Ppl 增大，跨肺压明显降低。若 MV 高压 $20\ cmH_2O$，Ppl 升至 $-7\ cmH_2O$(可保障良好的静脉血回流)，则跨肺压＝$20\ cmH_2O-(-7\ cmH_2O)=27\ cmH_2O$，将显著低于自主呼吸时的跨肺压。切变力和跨肺压减小使发生 VALI 的机会显著减少。

四、MV 不当是发生 VALI 的常见和主要原因

1. 通气压力不足是导致 VALI 的常见原因　为减少 VALI，临床医生倾向于设置较小 VT 或较低压力，导致通气压力不足以克服增大的 Raw 和 Ers；患者代偿性呼吸增强增快不能缓解或加重，必然导致跨肺压和切变力增大，VALI 的发生机会反而增加。

2. 人机对抗是导致 VALI 的最主要诱发因素　通气模式选择或参数设置不当将导致吸气触发困难、患者和呼吸机的吸呼气时相不一

致,前者可导致 Ppl 下降和跨肺压明显增大;后者容易导致吸气时 Ppl 或 Pal 的骤然下降或升高,必然导致跨肺压显著增大,同时产生高切变力,是诱发 VALI 的最常见原因。

3. 其他因素　人工气道、连接管路、滤网堵塞、新型通气模式的不合理选择和应用等,皆导致通气阻力增大,伴患者代偿性呼吸增强和跨肺压、切变力增大。

五、机械通气策略的选择

既然较高的通气压力不宜设置,不能缓解呼吸窘迫的较低压力更不宜设置;气道-肺病变的不均匀性容易导致高切变力,定容型模式不是理想选择,应首选定压型或自主通气模式;给予适当通气压力或辅助强度,以缓解呼吸窘迫、避免人机对抗、保持稳定呼吸为原则;必要时适当应用镇静-肌松剂抑制过强的自主呼吸。

第三节　低　血　压

较多学者或临床医生习惯认为 MV 必然加重低血压,事实上并非如此。MV 对低血压的影响主要取决于低血压的发生原因、呼吸衰竭的严重程度和通气策略的选择等。

一、低血压原因是影响 MV 策略的主要因素

1. *血容量不足*　在失血性休克或脓毒症休克患者,血容量不足是低血压的主要原因,MV 高压将导致回心血流量减少和左、右心室前负荷降低,加重低血压。通气正压越高,对低血压的影响越显著,故需补液,特别是胶体液和晶体液;适当控制压力或 VT,避免或减少镇静剂的应用。

2. *左心衰竭*　特别是急性患者,常有明显呼吸增强和 Ppl 过度下降,在限流效应的作用下,前负荷变化不大,左心室跨壁压(后负荷)明显增大,心排血量(CO)降低。

(1) 适当 MV:可明显降低左心室跨壁压,对前负荷影响不大,CO 增大,改善低血压。

（2）过高压力：将显著降低回心血流量和前负荷，加重低血压。

（3）压力或流量不足：导致患者代偿性呼吸过度增强或人机对抗，Ppl 明显下降，显著增大左心室跨壁压，降低 CO，加重低血压。

综上所述，MV 以缓解呼吸窘迫和维持适当自主呼吸为原则，MV 过度或不足皆不合适。

3. 血管张力下降　若为镇静剂、肌松剂、麻醉剂应用过量导致的低血压，为血管张力下降所致，MV 将加重血压下降。首选血管收缩剂，适当补充血容量。

二、呼吸衰竭的严重程度影响低血压患者 MV 策略

严重低氧血症可导致心肌损伤、心律失常和心肌功能减退，严重呼吸性和代谢性酸中毒也可导致心肌功能减退和周围器官功能障碍，加重低血压。适当 MV 可迅速改善低氧血症和酸中毒，从而改善心肌功能，改善或纠正心律失常，增加 CO，改善低血压。CO 改善将使组织器官血供、氧供改善和内环境紊乱逐渐纠正，低血压进一步改善。适当 MV 也会抑制过强的自主呼吸，降低氧耗量，间接促进心脏氧供的改善，改善低血压。

三、通气不足或人机对抗是加重低血压的重要原因

与对肺大疱的处理相似，临床上比较注意通气压力和 VT 过大对循环系统的抑制；实际通气不足诱发或加重左心衰竭、肺水肿和发生低血压更常见。详见第二十三章。

四、机械通气的策略

为避免前述不良效应，应注意选择合适的人工气道，避免或减少漏气，"常规"更换滤网，评估呼吸机性能，选择合适的通气模式和通气参数，不仅要注意避免通气压力和 VT 过大，更应特别注意通气压力、VT 或 F 不足，以及人机对抗。在呼吸较强的患者应首选自主通气模式，若必须选择持续指令或间歇指令通气应适当使用镇静-肌松剂。在所谓"高档呼吸机"，应特别注意各种通气参数的精细调节，防止实际 VT 过低、F 不足和人机对抗。

第二十五章

救治力量受限条件下的呼吸支持技术选择

数年的新型冠状病毒(新冠病毒)感染,无论是大流行状态还是常态化管理时期,阶段性感染人群基数巨大,重症患者众多,对无创和有创机械通气(MV)需求巨大,尤其是有创通气(IPV),无论是医疗专业人员的数量、水平,还是设备数量、性能、管理都面临巨大挑战,更多气管插管、气管切开 MV 或联合体外膜氧合(ECMO)患者面临巨大的治疗代价和较高的病死率。今后相当长的一段时间内,类似状况反复出现是大概率事件。因此,在救治条件受限条件下,减少 MV,特别是 IPV 和 ECMO,加强各种呼吸支持技术的合理评估、管理、应用是根本措施。

一、区分疾病状态是合理应用呼吸支持技术的基础

自 2003 年严重急性呼吸综合征(SARS)以来,历次较大规模疫情的主要挑战皆为重症肺炎,需要呼吸支持的重症患者并非单纯重症肺炎,大体分四种情况:① 重症肺炎,以低氧血症为主要表现,实质是肺内型急性呼吸窘迫综合征(ARDS);② 病毒感染引发基础呼吸系统疾病,主要是慢性阻塞性肺疾病(COPD)、支气管哮喘(哮喘)、慢性肺间质病等急性加重或发作;③ 心脑血管病等急性发作或加重等导致中枢呼吸功能下降或肺水肿;④ 与病毒感染无关的其他疾病。两种或数种情况并存常见,不同疾病和病理状态需要的呼吸支持方式和强度有较大差异。

二、呼吸支持技术的分类

既然面临巨大压力，根据实施难度分类是必要的，如此可分两大类：氧气疗法（氧疗）和呼吸机支持通气，前者指正常大气压条件下提高吸入气氧浓度（FiO_2）的措施，后者指无创正压通气（NPPV）和 IPV，也包括加用俯卧位通气（PV）、一氧化氮（NO）吸入、ECMO、血液净化等辅助技术，其中 MV 是对专业人员呼吸生理知识和应用水平要求最高的呼吸支持技术。

（一）氧气疗法

1. 理想氧疗方法　FiO_2 稳定、可调节范围大，能较好湿化温化，应用简单、方便，不影响进食、咳痰，患者依从性好。目前基本达该要求的是经鼻高流量氧疗（HFNC）。

2. 实际应用　鉴于 HFNC 获取有一定难度，价格昂贵，氧气浪费巨大，鼻导管（或鼻塞）或面罩获取和应用极其方便、简单、价格低廉，患者依从性好，故首选鼻导管或鼻塞；其次是面罩（可以是多种类型）；最后是 HFNC。三者最主要区别是最高 FiO_2 差别较大，并在较大程度上决定氧疗方法的升级、降级应用策略，以及糖皮质激素（激素）等药物治疗的应用指征和疗效评价等。

（1）经鼻导管或鼻塞氧疗：最高 FiO_2 为 40%，最高氧流量为 5 L/min；更高氧流量刺激鼻黏膜，且大量漏失，不能进一步提高 FiO_2，故应用指征为最低级别。

（2）经面罩氧疗：最高 FiO_2 为 60%，最高氧流量为 10 L/min；进一步提高氧流量不能明显提高 FiO_2，故为氧疗的第二级。当然不同类型面罩的最高 FiO_2 有差异，额外人为干预的 FiO_2 可达 80% 以上或 100%，可作为短时间的过渡救治措施，学会如何操作是关键。

1）面罩的选择与固定：用通气面罩取代吸氧面罩，宽松固定在面部，以无不适感或明显不适感为原则，长时间应用不会出现面部压迫性损伤。

2）吸氧导管的放置和吸氧流量：不连接在面罩上，而是经面罩连接管放置于罩内，用胶布固定，将吸氧流量开大至 ≥10 L/min 对罩内呼出气充分清洗，FiO_2 可达 ≥80%。

3) 用储氧袋连接吸氧导管：将面罩经吸氧导管连接在储氧袋上，开大氧流量，至储氧袋适度充盈，避免过度充盈或充盈不足；如此操作，FiO_2 达 100%。

因此，宽松固定通气面罩后的两种氧疗方法皆可用于重症低氧血症患者，既能维持适当氧合，又不增加患者的不适感，直至条件合适时过渡至 MV；也可在病情改善后，降低吸氧流量或增加空气吸入量，逐渐降低 FiO_2 至安全水平，维持疗效，直至撤离氧疗。

(3) HFNC：最高 FiO_2 100%，调节方便，简单培训即可应用，故为氧疗的第三级(后述)。由于为开放性供氧，HFNO 的预设 FiO_2 并非真正吸入气道的氧浓度，而是较后者低，具体大小取决于漏气程度和流量大小。

(二) HFNC 与 NPPV

较多"诊治指南"将两者并列应用有较大问题。HFNC 是完善的氧疗装置或技术；尽管其有一定的持续气道正压(CPAP)和通气效应，但非常有限，对重症肺炎或 ARDS 的治疗作用可以忽略；对较轻的心源性肺水肿(CPE)或阻塞性睡眠呼吸暂停低通气综合征(OSAHS)有较弱的治疗作用，但两者皆有更简便、有效的治疗措施，即无创 CPAP 治疗。NPPV 是有完善治疗作用的通气技术，需要较高水平的专业人员实施；病情相对稳定的慢性轻症患者容易实施，可家庭应用。较高强度的 HFNC 达不到有效治疗效果时应改用 NPPV，而不是 HFNC 或 NPPV 达不到治疗效果改用 IPV。

(三) NPPV 与 IPV 及其他辅助措施

强调需要 MV 的患者首选双水平(BiPAP)呼吸机进行 NPPV，不建议应用其他呼吸机；严格控制 IPV 的应用。与 IPV 相比，NPPV 是对呼吸生理知识和应用水平要求更高的呼吸支持技术，前者可在较大范围内"随意"应用镇静-肌松剂，弥补呼吸机性能下降和应用水平不足，前者则难以实施。推荐及早应用 NPPV、控制 IPV 是因为在"真正专业医生或专业技术人员"严重不足的情况下，若人机配合不良，患者或护工可随时断开面罩与呼吸机的连接，能继续保持高浓度氧疗，安全性高；BiPAP 呼吸机的体积小，绝大多数不需要额外的高压氧，放置、调节方便，显著降低对人力需求。

1. NPPV

(1) 指征与要求：经面罩氧疗或 HFNC，未达合适氧合水平（90%≤SaO_2≤97%）；或出现明显呼吸肌疲劳的表现；或 $PaCO_2$ 进行性升高（多为基础病、并发症或呼吸肌疲劳所致），及早正规应用 NPPV，治疗 1～2 h，要求达到上述氧合水平，呼吸肌疲劳明显改善，动脉血 pH≥7.3；达不到要求需根据实际情况应用 IPV。

(2) BiPAP 呼吸机的合理设置

1) 原则：平时完成安全设置，调节简单、方便，兼顾治疗作用和患者依从性；并备好面罩。

2) 具体设置：① 开机检查，呼吸机运转良好；② 置于 S/T 键，即压力支持通气(PSV)/压力控制通气(PCV)，避免其他复杂设置，尤其是避免智能化设置；③ 呼气相正压(EPAP)设置在 2～4 cmH_2O，吸气相正压(IPAP)10～16 cmH_2O；呼吸频率(RR)12～16 次/min，吸气时间占呼吸周期的比值(Ti/Ttot)33%；④ 吸气、呼气压力坡度皆设置在第 1 档，若有吸呼气转换设置则设置为占峰流量的 25%；其他设置皆关闭。

3) 具体应用时的检查与连接：① 开机，检查和确认上述设置；呼吸机运转良好；② 选择通气面罩及固定带，必须与患者面型匹配；③ 固定好面罩，让患者参与，保障面罩贴服的密闭性和舒适性；④ 面罩固定的同时，将吸氧流量调节至 5～10 L/min；⑤ 最后连接面罩与呼吸机。

(3) 通气参数的调节：达不到前述要求，首选增大吸入气氧流量；若 SaO_2 仍低或呼吸肌疲劳无明显改善或 $PaCO_2$ 不下降，提示需增加 EPAP、IPAP 或请有足够专业能力的医务人员调节。

1) 低氧血症不能有效改善：提示换气障碍，首选开大氧流量，一般达 10～15 L/min 即可；更高氧流量或两路供氧是常见错误。如此操作后，FiO_2 可达 80% 以上，若氧合不能改善或改善有限，提示病情非常严重，容易错失救治时机，且干扰呼吸机运转，故两路供氧仅能作为短时间的救治手段。若氧合无改善或改善不明显，需确认是否为急性肺实质疾病；若是，则逐渐增大 EPAP，每次增加 2 cmH_2O，最大至 10 cmH_2O，并同步增大 IPAP；若不是，需积极查找原因。呼气末正压(PEEP)仅对急性肺损伤和肺水肿有改善氧合的作用；更高 EPAP 水平，患者常难以耐受；且高水平的 IPAP 和 EPAP 导致漏气量增大和 FiO_2 下降，不利于低氧血症改善。

2) 高碳酸血症或呼吸肌疲劳不能有效改善：提示通气压力不足，需逐渐增大 IPAP，每次增加 2 cmH_2O，5～6 min 增加 1 次，直至出现较平稳呼吸和 SaO_2 升高，并保障患者有较好的耐受性。经皮动脉血氧饱和度（SpO_2）监测极其方便，氧合改善提示有效通气量增大和/或呼吸肌疲劳改善。

2. IPV　目前各种多功能呼吸机足以满足 IPV，但性能差别较大，呼吸机性能明显下降不能满足通气需求是常见问题，包括部分新呼吸机（常见），应用一定时间后无保养或缺乏有效保养的呼吸机（常见），需提前维修，并有专业人员评估；基于呼吸生理指导 MV 是另一关键。

呼吸机性能较差或显著下降，但在医院 ICU 中继续应用是普遍现象，必然导致成倍应用镇静-肌松剂，明显增加应用技术含量较低、代价巨大的 ECOM；一旦降低镇静强度，必然导致人机对抗，故建议应用团队中至少有一人，尤其是指导"专家"，能清楚说明呼吸机性能的评估方法和评估标准，并能演示；反之慎用 IPV。

(1) 指征：NPPV 治疗 1～2 h 无效或出现急性气道阻塞表现是 IPV 的指征，需结合患者总体情况和家属意见尽快决定是否实施 IPV。

(2) 人工气道的选择：一旦决定 IPV，需及早经口气管插管，不推荐经鼻气管插管。导管内径一般 8 号或 8.5 号；除非特殊需求，避免≤7 号，否则将显著增加呼吸气流的湍流强度和气道阻力，明显增大镇静-肌松的强度和引流难度，并导致长期预后明显变差。预计插管时间超过 1 周或已超过 1 周，应气管切开。

(3) 有评估呼吸机性能的能力：每个单位或互助单位至少有 1 人。详见第五章。

(4) MV 的基本要求：气道压、呼吸流量、潮气量的波形图规整；达上述氧合要求；动脉血 pH≥7.3；平台压≤30 cmH_2O。

把波形图规整放在第一条，就不会出现太差的 MV，在此基础上提出动脉血气和压力控制的标准才有价值。避免加用驱动压标准或应力、应变等标准，仅控制平台压的标准，符合要求（有 PEEP 标准）又操作简便。

(5) 具体通气要求：以呼吸生理学指导 MV 是基本原则，首先区分是阻塞性还是限制性肺疾病，前者以慢呼吸为主，即实际 RR 8～16 次/min，实际吸气时间(Ti)与呼气时间(Te)的比值(I：E) = 1：2.5 左右；后者以适当快呼吸为主，即实际 RR 20～30 次/min，实际 I：E = 1：1.5 左右；大部分患者选择常规潮气量(VT)(8～12 mL/kg)；重症患者选择小 VT(6～8 mL/kg)；大部分情况下，PEEP 8～12 cmH$_2$O 对急性肺实质疾病是合适的，PEEP 3～5 cmH$_2$O 对阻塞性肺疾病是合适；肺外疾病或混合性通气障碍介于两者之间。随着病情改善，阻塞性肺疾病逐渐转为以深慢呼吸为主，限制性肺疾病逐渐转为以适度浅快呼吸为主。由于总体应用呼吸机的能力不强，强调用平时自己最熟悉的模式；再者已提出应用和评估的基本要求，只要达要求，就不会太差。若应用水平较好，更合理的要求是选择传统定压型模式，首选压力辅助/控制通气(P-A/C)或定压型同步间歇指令通气(P-SIMV)加 PSV，不推荐智能型模式(保护性通气原则下，保障最低及恒定 VT 是不合适的)；随着病情改善，逐渐改为 PSV。过强过快的呼吸加重病情，需适当应用镇静剂或加用肌松剂。

(6) 关键专业人员：少部分单位有高水平专业人员，再配备 2～3 位思路清晰、有一定专业水平的助手，作为医院的管理或协调力量，进行合理分类和指导，对重点患者进行调节。尽管该部分人员不多，但为决定救治成功率的关键力量。

(四) 俯卧位通气(PV)

包括肺炎较轻或不太严重时的清醒患者和充分镇静-肌松进行控制通气(CV)的患者。由于新型冠状病毒感染患者的清醒 PV 被错误阐述或夸大，导致许多问题，故本章单列阐述。从 SARS 开始，历次疫情主要表现为急性间质性肺炎，重症患者实质是肺内型 ARDS，没有重力依赖性，PV 没有治疗作用，也不能防重症，反而导致多数患者的严重不适或出现并发症，尤其是老年患者，故不提倡。CV 必然有重力依赖性肺泡陷闭，适当 PV 是可行的。无论何种疾病或病理状态，只要没有禁忌证，定期更换体位是改善引流、防治压疮等的必要措施。

(五) 抑制过强的呼吸

IPV 部分仅简单涉及，单独阐述是必要的。对于有损伤的肺而言，过强过快的呼吸意味着跨肺压、切变力显著增大,加重肺损伤;肺间质负压显著增大,引发负压性肺水肿;胸腔负压显著增大,左心室跨壁压(后负荷)显著增大,引发或加重心源性肺水肿,故无论是普通氧疗还是不同形式的 MV,该类患者皆需适度镇静,控制过快过强的呼吸。对 IPV 患者而言,应用的基本原则是呼吸平稳,胸腹式呼吸协调,RR 在 25~30 次/min 或以下,可以 CV,也可以有自主吸气触发;一旦病情明显改善,尽早停用肌松剂,减量镇静剂,并过渡至 PSV,对改善膈肌功能和循环功能、改善引流、改善通气血流比例失调等皆有重要意义。无论何种疾病,充分镇静的主要问题是血压下降,需适当加用升压药,首选去甲肾上腺素;适当补充胶体液或晶体液。

(六) ECMO 等体外辅助技术

人力、物力消耗过大,除少部分情况外,实际效果并不比 MV 突出,应严格控制应用。提高呼吸生理水平和呼吸机应用技术,必然导致 ECMO 应用的显著减少。

总之,在重症患者众多,呼吸支持能力严重受限的情况下,优化组织、协调能力,充分扩大简易呼吸支持技术是必由之路。对于需要 MV 的患者,首选 NPPV,并提前固定好模式和参数设置;在此基础上,严格控制 IPV,特别是控制 ECMO 应用将显著提高救治效率,显著改善患者预后,并大幅度降低医疗成本。

参考文献

[1] 朱蕾. 机械通气[M]. 5版. 上海：上海科学技术出版社，2025.
[2] 朱蕾. 临床呼吸生理学[M]. 上海：上海科学技术出版社，2020.
[3] 刘又宁，朱蕾. 呼吸病学名词[M]. 北京：科学出版社，2018.
[4] 朱蕾，钮善福，李善群，等. 经鼻（面）罩通气治疗急性呼吸窘迫综合征[J]. 中华结核和呼吸杂志，2000，23：225-227.
[5] 连宁芳，朱蕾，王齐兵，等. 持续气道正压对急性心源性肺水肿犬呼吸和呼吸功能的影响[J]. 中华结核和呼吸杂志，2005，28：382-384.
[6] Tobin MJ. Principles and practice of mechanical ventilation[M]. New York：McGraw-Hill，Inc.，1994.
[7] Hill DB, Button B, Rubinstein M, et al. Physiology and pathophysiology of human airway mucus[J]. Physiol Rev, 2022，102：1757-1836.
[8] Vitacca AM, Paneroni M, Bianchi L, et al. Maximal inspiratory and expiratory pressure measurement in tracheotomised patients[J]. Eur Respir J, 2006，27：343-349.
[9] Kaneko H, Suzuki A, Horie J. Relationship of cough strength to respiratory function, physical performance, and physical activity in older adults[J]. Respir Care, 2019，64：828-834.
[10] Famous KR, Delucchi K, Ware LB, et al. Acute respiratory distress syndrome subphenotypes respond differently to randomized fluid management strategy[J]. Am J Respir Crit Care Med, 2017，195：331-338.

[11] Ranieri VM, Rubenfeld GD, Thompson BT, et al. Acute respiratory distress syndrome: the Berlin Definition[J]. JAMA, 2012, 307: 2526-2533.

[12] Fan E, Del Sorbo L, Goligher EC, et al. An official American thoracic society/European society of intensive care medicine/society of critical care medicine clinical practice guideline: mechanical ventilation in adult patients with acute respiratory distress syndrome[J]. Am J Respir Crit Care Med, 2017, 195: 1253-1263.

[13] Khan A, Frazer-Green L, Amin R, et al. Respiratory management of patients with neuromuscular weakness: an American college of chest physicians clinical practice guideline and expert panel report[J]. Chest, 2023, 164: 394-413.

[14] Fossali T, Pavlovsky B, Ottolina D, et al. Effects of prone position on lung recruitment and ventilation-perfusion matching in patients with COVID-19 acute respiratory distress syndrome: a combined CT scan/electrical impedance tomography study[J]. Crit Care Med, 2022, 50: 723-732.

[15] Vignon P, Evrard B, Asfar P, et al. Fluid administration and monitoring in ARDS: which management? [J]. Intensive Care Med, 2020, 46: 2252-2264.